人体运动功能评定及恢复改善训练丛书

U0740849

基于运动功能的
选择性拉伸
上肢

[日] 林典雄 主编 [日] 鹈饲建志 编著

王兆天 译 韩天然 审校

人民邮电出版社

北京

图书在版编目（CIP）数据

　　基于运动功能的选择性拉伸：上肢 ／（日）林典雄
主编；（日）鹈饲建志编著；王兆天译. -- 北京：人
民邮电出版社，2022.8
　　（人体运动功能评定及恢复改善训练丛书）
　　ISBN 978-7-115-57838-9

　　Ⅰ. ①基… Ⅱ. ①林… ②鹈… ③王… Ⅲ. ①康复训
练 Ⅳ. ①R493

　　中国版本图书馆CIP数据核字(2022)第041158号

内 容 提 要

　　拉伸是运动康复与防护重要的应用技术。本书讲述的拉伸方法为"选择性拉伸"，强调在三个运动平面内使肌肉的起点和止点互相远离。因此，本书从功能解剖学角度出发，首先对上肢的40余种肌肉的起点、止点、支配神经、神经节、走向与功能进行了讲解，然后采用真人示范、分步骤图解的方式，对肌肉的固定和拉伸操作方法进行了解析。物理治疗师、运动康复师、队医，以及运动康复相关专业师生等均可从本书中受益。

◆ 主　　编　[日] 林典雄
　　编　　著　[日] 鹈饲建志
　　译　　　　王兆天
　　责任编辑　刘　蕊
　　责任印制　周昇亮

◆ 人民邮电出版社出版发行　　北京市丰台区成寿寺路 11 号
　　邮编　100164　　电子邮件　315@ptpress.com.cn
　　网址　https://www.ptpress.com.cn
　　天津市豪迈印务有限公司印刷

◆ 开本：700×1000　1/16
　　印张：15.75　　　　　　　2022 年 8 月第 1 版
　　字数：314 千字　　　　　2022 年 8 月天津第 1 次印刷
　　著作权合同登记号　图字：01-2020-0862 号

定价：149.80 元

读者服务热线：**(010) 81055296**　印装质量热线：**(010) 81055316**
反盗版热线：**(010) 81055315**
广告经营许可证：京东市监广字 20170147 号

主编序

中部学院大学看护复健系物理治疗专业副教授鹈饲建志老师的《基于运动功能的选择性拉伸（上肢）》一书正式出版，对此我表示衷心的祝贺，也向为本书出版付出巨大努力的相关人士表示诚挚的谢意。

作为一名物理治疗师，本人从业以来的大部分时间都是与鹈饲老师共同度过的。我邀请鹈饲老师来到平成医疗专业学院担任物理治疗专业教师，之后又先后与鹈饲老师一起在吉田整形外科医院、中部学院大学任职，可以说，鹈饲老师是接手我研究的不二人选，也是我人生中无比重要的朋友。

虽然我不清楚在鹈饲老师心中我是什么样的人，但是我深知鹈饲老师为了给患者和运动员提供专业服务"持续精进、不断努力、永不懈怠"，并且将自己的所学所感结合解剖学、生理学、运动学（功能解剖学）写成文章，其中的努力与付出令我钦佩，因此本书得以出版实在可喜可贺。

鹈饲老师与我一样毕业于日本国立疗养所东名古屋医院附属复健学院物理治疗专业，他是比我低3届的学弟，自整形外科复健学会创立以来就做出了巨大贡献，现在仍作为学会常任理事活跃于一线。在整形外科复健学会成立25周年之际，鹈饲老师的作品正式出版，或许这正是冥冥之中注定的，是莫大的缘分。除了担任运动障碍物理治疗的专业课教师，鹈饲老师还安排时间为顶尖运动队伍提供服务、为学生提供指导等，这种精神是值得大家学习的。

鹈饲老师在本书中不仅使用大量图片说明了骨骼肌的拉伸操作，还在各章列举了专业人士所进行的拉伸操作。这是因为，虽说自我拉伸应遵循简单、易懂、可持续3个基本原则，但是物理治疗师所进行的拉伸必须要体现出专业人士的水准。

大多数患者与运动员对专业人士的拉伸手法充满信任，对专业拉伸手法的效果充满期待，正因如此，我们才可以获得相应的报酬。专业拉伸手法或许有些复杂，要完全掌握或许要付出大量努力，但是一名专业的物理治疗师正是基于自己对于这份工作的自豪感而成长起来的。希望每一位读者能有效利用本书并从中获益。

对于一名物理治疗师来说，本书的出版问世并非终点，而是肩负新责任和传递新知识的起点。最后谨祝鹈饲老师大展宏图，更上一层楼。

运动器官功能解剖学研究所代表

林典雄

2016年9月

前　言

　　我上学时很讨厌学习，不明白认真细致地学习解剖学、生理学等大量医学知识到底有什么意义。不过或许正是因为自己不爱学习才领会不到其中的奥妙。

　　当时，物理治疗刚刚兴起，医学知识如何与临床治疗技术相结合仍不明朗。学生们也并不清楚自己所学知识的用途，只是一味关注与自己所学相去甚远的所谓的方法论。我有几位同学也将其奉为圭臬，苦苦钻研，但我对其却毫无兴趣，甚至反感他人兜售的"学习捷径"。

　　后来，缘分使然，我从一名普通综合医院的医生转行成了专业棒球队的物理治疗师（指导员）。为了团队的未来，为了运动员的身体，我每天努力工作，但仍旧感觉到因自己知识、技术之匮乏而难以在最短时间内让运动员恢复健康。我也尝到了学生时期享乐的苦果。

　　就在这时，我身边出现了一位知识丰富、技术高超、十分优秀的青年物理治疗师——林典雄。林典雄先生既是我从事物理治疗师道路上的良师，也是本书的主编。林典雄老师医术精湛，结合解剖学、生理学、运动学等方面的知识创造了有效改善关节活动度及消除疼痛的方法，这一方法也得到了普遍认可。由此，我首次体会到知识与技术融合的奇妙之处，也产生了求学的欲望。我深刻懂得了唯有学习能除去病痛。

　　因此，我下定决心一定要成为顶级运动员的物理治疗师。为此，我告别工作了四年的团队，成为林典雄老师任职的职业学校的一名教师，边授课边从头开始巩固基础。林典雄老师也允许我在他的课上坐在最后一排，和同学们一起学习。

　　我在这所职业学院的工作经历发生在大约20年前，当时的我不仅是一名任职教师，还是林典雄老师教授的实践课程的助教。在此过程中，我对名为"选择性拉伸"的实践课程产生了浓厚的兴趣，因为只要掌握了一定的解剖学和运动学知识，应用这种拉伸方法就会很有效。在此之前，我一直认为拉伸必须按照书本中的方法进行。在学习了林典雄老师的这门实践课程之后，我意识到只要掌握了肌肉的结构和功能方面的知识，就能根据需要创建新的拉伸方法。

　　随着对解剖学的深入学习，我的能力也不断提升。通过对固定、拉伸手法等基础操作的反复练习，我的实操水平得到了提升。我和林典雄老师体形不同，因此我不仅摸索出了一套适合自己的做法，也加入了自己的创新。在林典雄老师的课堂上，由于我的技术得到了提升，再加上实践经验的积累，我的触诊手法也发生了变化。

　　不久之后，我接替林典雄老师成为课程的主讲教师。我对授课方式稍加改动，首先让学生自主思考。这也是出于自身的经验，我认为比起一味接受，独创属于自己的拉伸方法更有成就感。这个时期同学们大多积极进取、享受课程，同学之间热烈讨论试图寻找自己的拉伸方法，并乐于不断尝试。虽然后来选择性拉伸这门课程由我这个外聘教师教授，但是这门课程的人气一直在职业学校里排名第一。我在课上演示拉伸方法时，也会融入自己的独创方法。

可以说这个拉伸方法起源于林典雄老师，发展于我，是历代学生以及一线的物理治疗师智慧的结晶。

Medical View出版社发行的《改善运动疗法：从功能解剖学看触诊技术（上肢、下肢和躯干）（第2版修订版）》（林典雄著，以下简称《触诊技术》）与《基于关节功能解剖学的骨科运动疗法指南：上肢、躯干和下肢》（骨科康复学会编，以下简称《指南》）是本领域的著名作品，我希望本书能使读者更好地阅读、理解这两本书，起到承上启下的作用。

《触诊技术》中使用的方法是利用肌肉的伸缩创造的，如果参照本书进行实践可以直接将其作为治疗方法。《指南》中的治疗方法出于对受伤部位等的保护进行了部分改动，而本书简明易懂地介绍了基础治疗方法，更利于读者理解。

为了起到承上启下的作用，本书使用了大量照片，按顺序向读者详细说明每一个步骤。如果读者仔细阅读《指南》之后仍对触诊技术的原理抱有疑问，那么在阅读本书之后定会豁然开朗。此外，我斗胆自夸本书的使用价值较高，即使读者仅阅读本书也会受益匪浅。我希望读者能从本书中学习到将知识转化为技术的方法，从而研发自己的评估和治疗技术，而非单纯模仿本书中的拉伸方法。

最后，向提供宝贵著书机会的骨科医生加藤明先生，我的良师林典雄先生，时常为我指点迷津的浅野昭裕先生，我长期以来的挚友岸田敏嗣先生，骨科康复学会的各位伙伴，教练员龟卦川正范先生，为我成为体育领域的物理治疗师开辟道路的浦边幸夫先生、小林宽和先生，为本书封面尽心尽力并在我写作过程中给予无数鼓励的Medical View出版社员工间宫卓治先生，协助完成书内照片摄影的中村桃子女士、堀内奈绪美女士、山中咲阳子女士，以及在写作过程中给予我无数帮助的各位朋友、患者、运动员、教练和学生表示诚挚的感谢。

在这里也要向一直包容我的任性、守护我和孩子不断成长的妻子阳子表示深深的感谢。

谨以此书献给与病魔斗争1年，于2016年1月16日因胰腺癌去世的我的母亲宏子。

中部学院大学

鹈饲建志

2016年9月

目　录

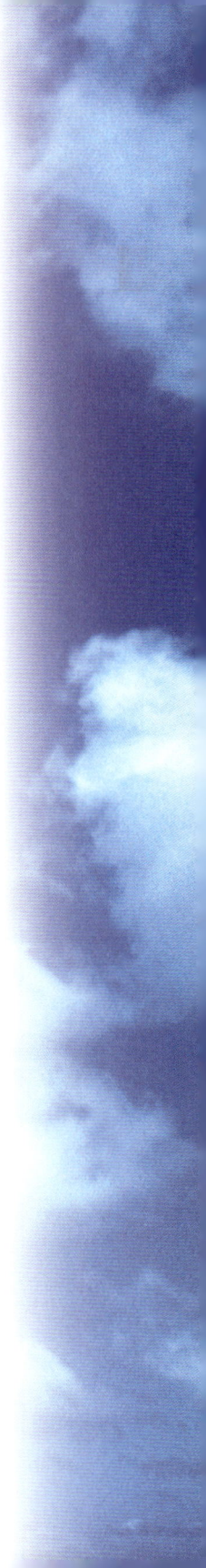

第1部分 概论

1 何为拉伸

拉伸（stretching）即舒展身体，最初为伸展之意。通常我们说到拉伸即指拉伸肌肉，其不仅是运动前热身与运动后放松的一个环节，也经常作为治疗方法运用于医疗领域。

● 拉伸的历史及种类

拉伸的历史并不久远。20世纪60年代美国学者发表首篇相关科学论文。1975年鲍勃·安德森出版《拉伸》，提出比起利用肌肉弹性进行准备活动，拉伸可以更加安全有效地改善身体的灵活性，因此《拉伸》一书闻名世界。之后拉伸方法逐渐为人知晓，1981年《拉伸》日译本出版，随后在日本拉伸代替广播体操等成为主要的热身活动。

利用肌肉弹性进行传统的拉伸被称为弹震式拉伸（ballistic stretching）。ballistic词源为ball（跳、扔之意），使人联想到反弹。与之相对，鲍勃·安德森提出的拉伸则是静态拉伸（static stretching）。static意为静止、安静，使人联想到静止不动。

此外，static的反义词为dynamic，意为动态的。动态拉伸（dynamic stretching）指边运动边拉伸肌肉，动态拉伸极易与弹震式拉伸混淆。山口[1]将顺重力方向而进行的拉伸称为弹震式拉伸，将逆重力方向而进行的拉伸称为动态拉伸。近年来，动态拉伸凭借其安全、有效的优势不断普及。众多研究结果显示，静态拉伸可能使运动效果有所下降，动态拉伸则既可增加灵活性，也可保持肌肉力量（**表1**）。静态拉伸与动态拉伸的对比研究始于1998年，此后多个研究证实静态拉伸可使肌肉力量（特别是爆发力）下降，这一事实也逐渐被一线的体育教练熟知。因此，一线的体育教练更倾向于使用动态拉伸。

表1 静态拉伸与动态拉伸的优缺点对比

拉伸方式	优点	缺点
静态拉伸	• 可多方位进行拉伸 • 可减轻/消除疼痛 • 可有效改善关节柔韧性 • 可纵向拉长肌肉	• 拉伸后肌肉力量（特别是爆发力）下降 • 如要参加比赛，需进行长时间拉伸
动态拉伸	• 既可改善关节柔韧性，也可保持肌肉力量 • 如要参加比赛，进行短时间拉伸即可	• 难以进行多方位拉伸 • 无法长时间拉长肌束

然而这一系列研究的前提均非真实的体育运动，如对某一肌肉进行数分钟等过长时间的静态拉伸，拉伸后即刻测试效果等。通常真实的体育运动中，比赛前进行拉伸后需要一定程度的热身。因此以模拟真实体育竞赛为前提的研究[2]显示，静态拉伸更有利于运动。

基于此，笔者认为静态拉伸的缺点仅限于限定前提下的研究，在真实的体育运动中静态拉伸的缺点并不明显。此外，笔者的临床经验也证实，正确的静态拉伸可有效减轻或消除肌肉疼痛。因此笔者假设在肌肉疼痛的状态下，静态拉伸比动态拉伸的效果更佳（有待验证）。相反，从解剖学角度来看，动态拉伸无法多方位拉伸肌肉是一个十分明显的缺点，所以即使通过抑制拮抗肌在短期内达到缓解肌肉紧张的目的，也无法在长期内实现拉长肌肉这一拉伸的最终目标。

我们应根据静态拉伸与动态拉伸的长处对其进行灵活应用。

■参考文献

[1] 山口太一：ストレッチングの研究を語る–ダイナミックストレッチングとスタティックストレッチングの用い方. Sports Medicine 151: 4-21, 2013.

[2] 山本利春：目的に合ったストレッチングの方法を求めて–長年の研究，実践とともに. Sports Medicine 137: 2-11, 2012.

2 肌肉运动学

● 冠状面（内收、外展）

图1所示的轴（●）为**矢状轴**（为便于理解，以下称"内收-外展轴"）。

一般来说，各个关节内收-外展轴外侧或上方的肌肉（——）能够帮助关节外展（图1c）；内侧或下方的肌肉（——）则可以帮助关节内收（图1a）。

● 矢状面（屈曲、伸展）

图2所示的轴（●）为**冠状轴**（为便于理解，以下称"屈曲-伸展轴"）。

屈曲-伸展轴前侧或上方的肌肉（——）能够帮助关节屈曲（图2a）；后侧或下方的肌肉（——）能够帮助关节伸展（图2c）。

图1 肌肉的内收、外展作用（冠状面）

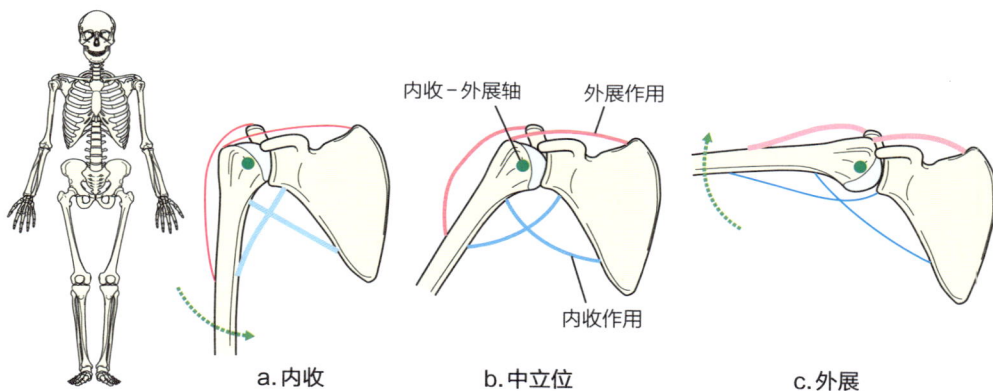

内收-外展轴　外展作用

内收作用

a.内收　　　　b.中立位　　　　c.外展

图2 肌肉的屈曲、伸展作用（矢状面）

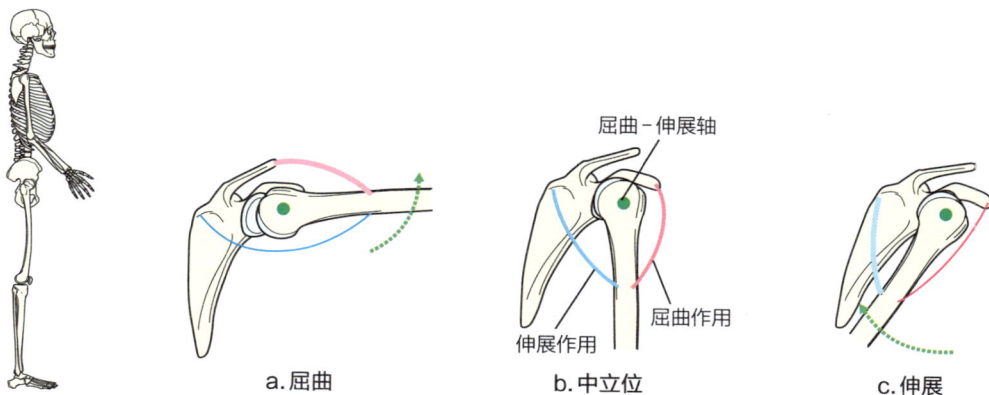

屈曲-伸展轴

伸展作用　屈曲作用

a.屈曲　　　　b.中立位　　　　c.伸展

但是上述情况也有例外，膝关节的屈曲–伸展轴的情况恰好相反。前侧的肌肉帮助关节伸展，后侧肌肉帮助关节屈曲。理论上来讲，活动范围较大的肌肉起屈曲作用，活动范围较小的肌肉起伸展作用。通常关节向前上方运动的范围较大，因此肌肉起屈曲作用；关节向后下方运动的范围较小，肌肉起伸展作用；但是膝关节运动的情况正好相反，所以相关肌肉的作用也相反。

● 水平面（内旋、外旋）

图3所示的轴（●）为垂直轴（为便于理解，以下称"内旋–外旋轴"）。

内旋–外旋轴前方的肌肉（——）帮助关节内旋（图3a）；后方的肌肉（——）帮助关节外旋（图3c）。

从水平面来看，由于大多数情况下旋转的起点为内侧，终点为外侧，所以前方的肌肉控制内旋，后方的肌肉控制外旋。然而并不是所有肌肉都严格遵循这个规律，例如缝匠肌控制关节旋转的起点在外侧，终点在内侧，因此这类情况下内旋–外旋轴前方的肌肉起外旋作用。

图3　肌肉的内旋、外旋作用（水平面）

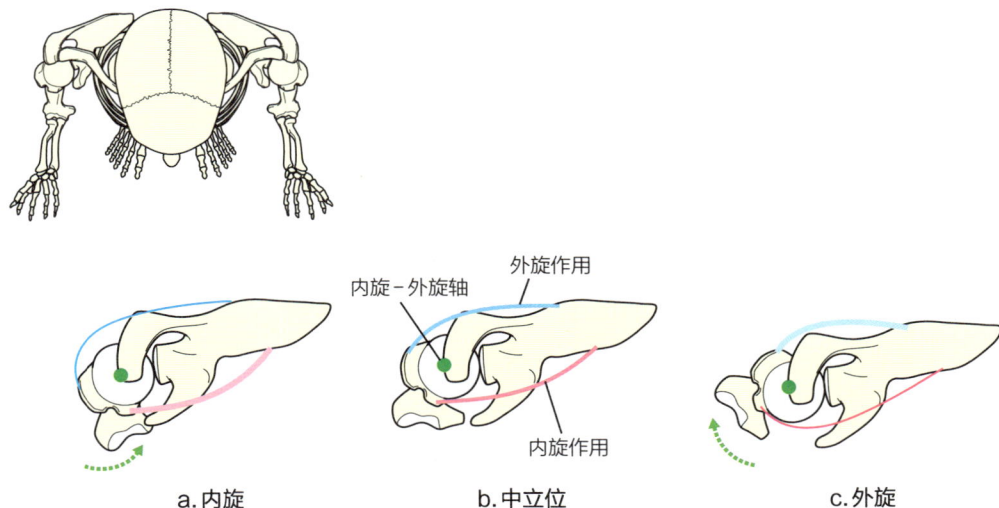

a.内旋　　　　　　　　b.中立位　　　　　　　　c.外旋

冠状面（内收、外展）

图4所示的轴（●）为**矢状轴**（为便于理解，以下称"内收-外展轴"）。

内收-外展轴外侧或上方的肌肉（——）能够在内收时进行拉伸；内侧或下方的肌肉（——）则可以在外展时进行拉伸。

矢状面（屈曲、伸展）

图5所示的轴（●）为**冠状轴**（为便于理解，以下称"屈曲-伸展轴"）。

拉伸时，屈曲-伸展轴前侧或上方的肌肉（——）能够在伸展时进行拉伸；后侧或下方的肌肉（——）能够在屈曲时进行拉伸。

但是膝关节属于例外情况。膝关节屈曲-伸展轴前侧或上方的肌肉能够在屈曲时进行拉伸，后侧或下方的肌肉能够在伸展时进行拉伸。

图4 内收、外展时的拉伸（冠状面）

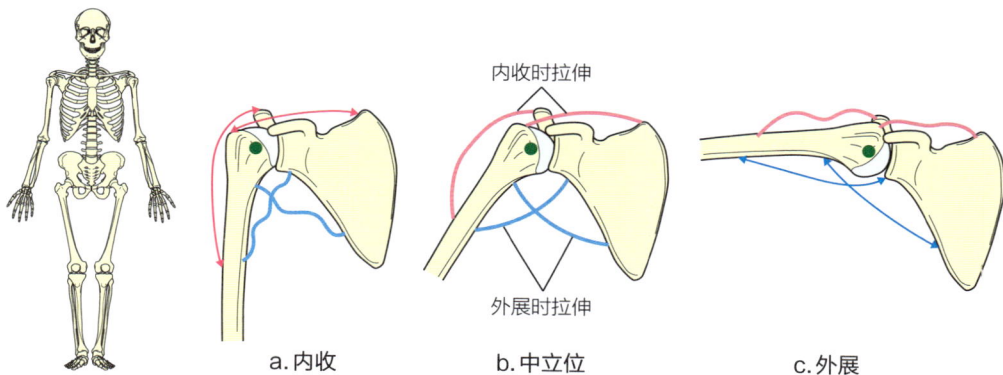

内收时拉伸

外展时拉伸

a.内收　　　　b.中立位　　　　c.外展

图5 屈曲、伸展时的拉伸（矢状面）

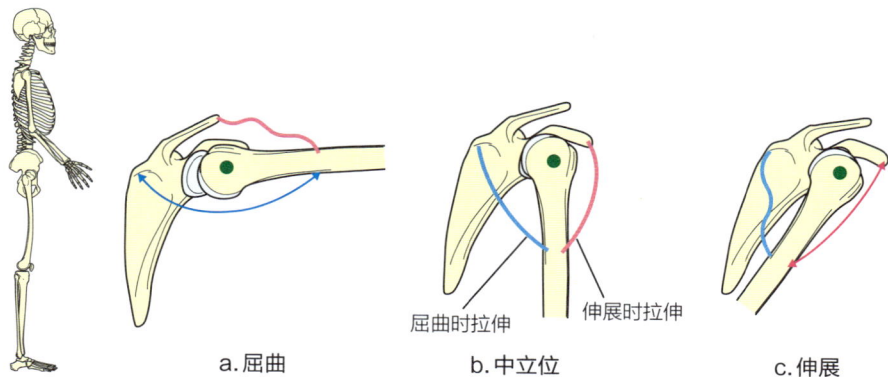

屈曲时拉伸　伸展时拉伸

a.屈曲　　　　b.中立位　　　　c.伸展

水平面（内旋、外旋）

图6所示的轴（●）为**垂直轴**（为便于理解，以下称"内旋-外旋轴"）。拉伸时，内旋-外旋轴前方的肌肉（——）在外旋时进行拉伸；后方的肌肉（——）在内旋时进行拉伸。

但是缝匠肌属于特殊情况。缝匠肌是内旋-外旋轴前方的肌肉，在内旋时进行拉伸，与上述情况正好相反。

人体的三个运动平面

我们要综合考虑三个运动平面中轴与肌肉的运动方向进行拉伸。虽然与肌肉收缩方向相反的方向为拉伸方向，但是在一般解剖学书中并未明确提到一些肌肉的拉伸作用。因此在拉伸时，如果我们忽略这种情况，就无法进行有效的拉伸。所以拉伸时我们应全面考虑肌肉运动（例如教科书中很少提到肱二头肌长头与肩关节内外旋有关，但是拉伸时应考虑到这种情况并充分拉伸肱二头肌长头，具体参照第126页）。

综合考虑三个运动平面时需要注意"最大优化"，即最重要的是拉伸，而不是单纯的一系列动作的组合，拉伸时应使肌肉起点有效远离止点。例如其中一个运动平面的运动幅度过大可能导致其他运动平面中运动受限等，因此并非在所有运动平面中都需要运动至最大限度（如关节过度屈曲，则内旋与外展将受限）。

本书作为指导用书，应对三个运动平面中各个关节的运动角度都进行详细说明，但是由于展示所有运动场景极其困难，因此本书只列出关节运动大致方向的图例，具体运动位置以及方向需要读者根据不同场景进行调整。此外，调整时需要参考运动终末感（关节运动至最大限度时的拉伸感）、视觉拉伸感、触诊时的拉伸感、患者自身拉伸感等。

图6 内旋、外旋时的拉伸（水平面）

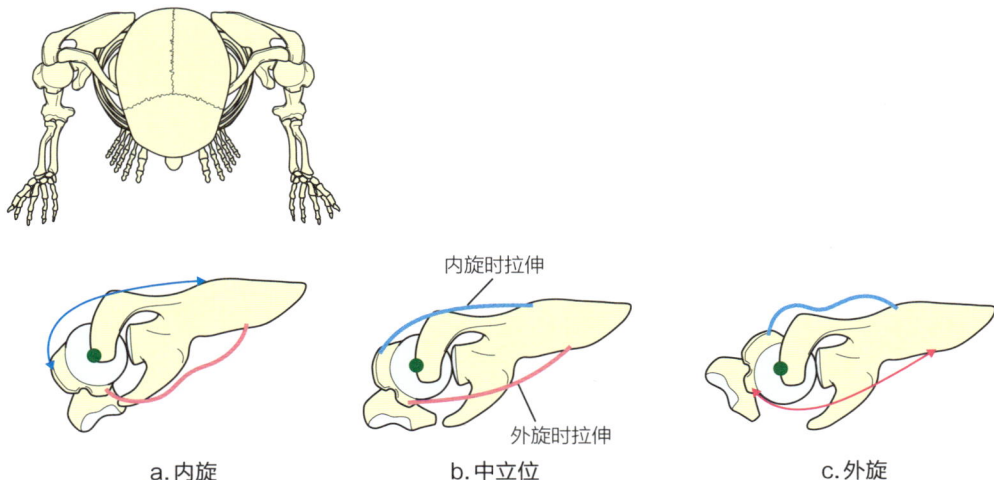

内旋时拉伸
外旋时拉伸

a.内旋　　　　　　　　　b.中立位　　　　　　　　c.外旋

4 拉伸效果

通过拉伸改善关节柔韧性

通过拉伸，Ib类传入神经纤维反射性地抑制同一肌肉，从而达到使肌肉放松的目的。随着肌肉的缓慢拉伸，肌腱移行处也会接收到一定的物理刺激。肌腱移行处的高尔基腱器接收到刺激后，刺激信息在Ib类传入神经纤维中传导，经由脊神经后根进入脊髓。刺激信息在脊髓内传递至抑制性神经元，抑制性神经元在脊髓前角进行突触传递，将抑制性信息传递给α运动神经元。由于α运动神经元受到抑制，因此收缩肌肉的生理性紧张得到缓解，肌肉达到放松的状态（图7）。

通过等长训练改善关节柔韧性

下面介绍临床中经常使用的等长训练。等长训练可有效利用Ib类传入神经纤维抑制肌肉。进行等长训练时，肌肉起止点间的距离以及肌腱实际长度虽然不发生改变，但是肌腹部分由于收缩而变短，因此肌腱移行处为最佳拉伸部位。如上文所述，由于高尔基腱器分布在肌纤维内，它又可以作为收缩刺激的感受器，因此可以凭借与拉伸同样的机制利用Ib类传入神经纤维抑制肌肉紧张（图8）。

图7 拉伸刺激经Ib类传入神经纤维传递至抑制性中间神经元

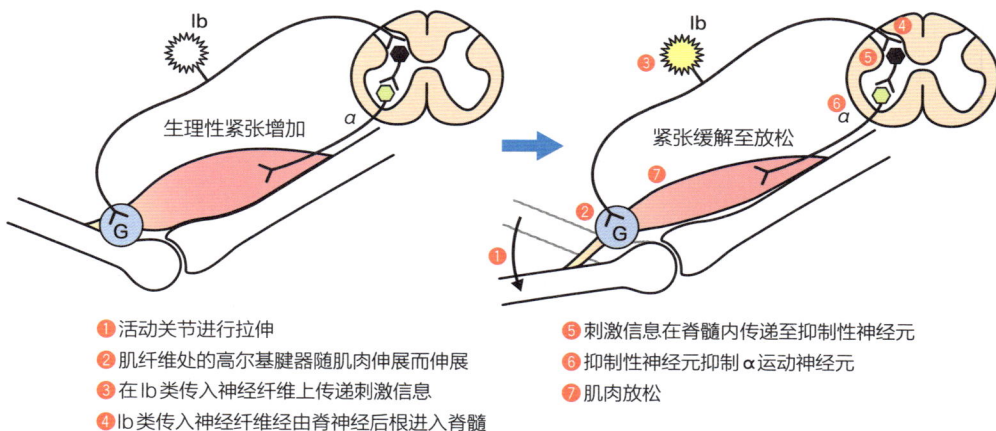

❶ 活动关节进行拉伸
❷ 肌纤维处的高尔基腱器随肌肉伸展而伸展
❸ 在Ib类传入神经纤维上传递刺激信息
❹ Ib类传入神经纤维经由脊神经后根进入脊髓

❺ 刺激信息在脊髓内传递至抑制性神经元
❻ 抑制性神经元抑制α运动神经元
❼ 肌肉放松

图8 等长训练刺激经Ib类传入神经纤维传递至抑制性中间神经元

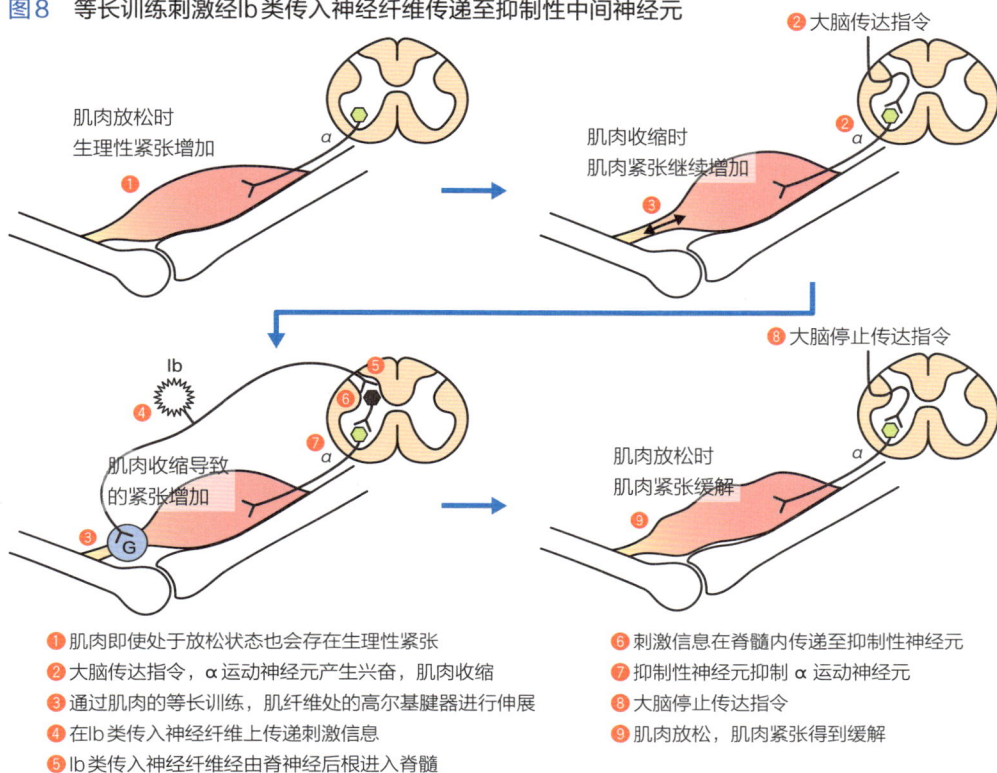

肌肉放松时
生理性紧张增加

大脑传达指令

肌肉收缩时
肌肉紧张继续增加

肌肉收缩导致
的紧张增加

大脑停止传达指令

肌肉放松时
肌肉紧张缓解

❶ 肌肉即使处于放松状态也会存在生理性紧张
❷ 大脑传达指令，α运动神经元产生兴奋，肌肉收缩
❸ 通过肌肉的等长训练，肌纤维处的高尔基腱器进行伸展
❹ 在Ib类传入神经纤维上传递刺激信息
❺ Ib类传入神经纤维经由脊神经后根进入脊髓

❻ 刺激信息在脊髓内传递至抑制性神经元
❼ 抑制性神经元抑制 α 运动神经元
❽ 大脑停止传达指令
❾ 肌肉放松，肌肉紧张得到缓解

⑤ 选择性拉伸的基本要素——多关节肌与单关节肌的区分方法

选择性拉伸是通过在三个运动平面使肌肉的起止点相互远离，从而有效拉伸肌肉的一种手法。在拉伸时，我们并非对肌群进行拉伸，而是选择性地拉伸一块肌肉。由此，即使肌肉功能相同，也可以利用其他功能改变肌肉作用的比率，尽可能单独拉伸一块肌肉。

如果起相同作用的肌肉中一个为多关节肌（——），另一个为单关节肌（——），则有针对性地进行拉伸的方法十分简单。例如如果想拉伸多关节肌，则对所有的关节进行拉伸，这样即可在单关节肌未被拉伸的情况下拉伸多关节肌（图9）。

拉伸多关节肌的步骤如下。首先对具有相同功能的关节进行拉伸，若此时感觉单关节肌拉伸感过强，则略微调整关节运动的角度。其次对其他关节进行充分拉伸。例如在拉伸肱三头肌长头（多关节肌）与内侧头（单关节肌）时，首先屈曲肘关节以同时拉伸肱三头肌长头和肱三头肌内侧头，然后屈曲肩关节以单独拉伸肱三头肌长头。

若选择性地拉伸肱三头肌内侧头，首先将肩关节运动至拉伸位放松肱三头肌长头，其次肘关节进行屈曲运动，拉伸内侧头。正常情况下这种拉伸很难让人感受到充分的拉伸感，因此物理治疗师可徒手进行上举，利用肘关节的屈曲动作拉伸内侧头。

肱三头肌长头的拉伸方法具体参照本书第142页。

图9　多关节肌与单关节肌的区分方法

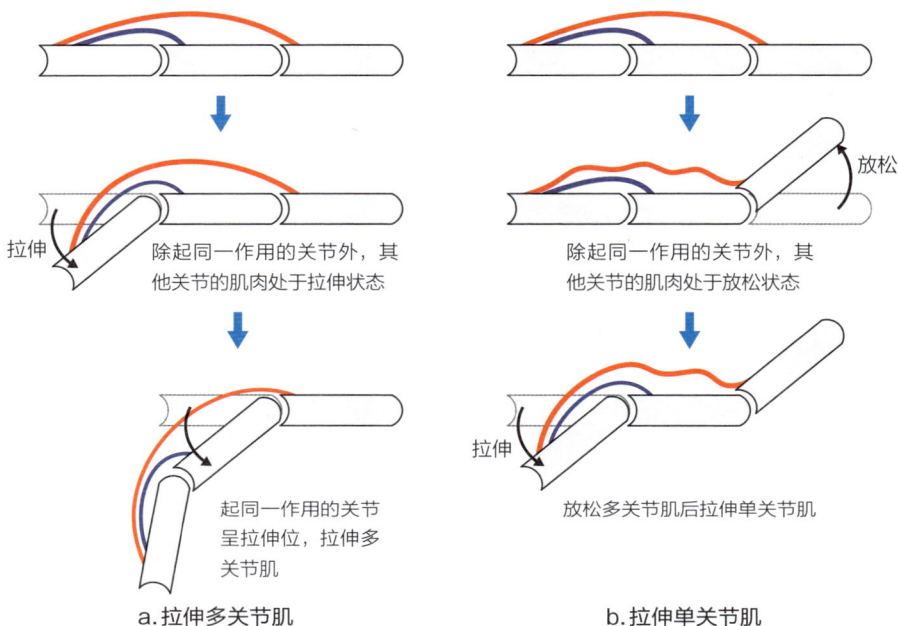

拉伸　　　除起同一作用的关节外，其
他关节的肌肉处于拉伸状态

除起同一作用的关节外，其
他关节的肌肉处于放松状态

放松

起同一作用的关节
呈拉伸位，拉伸多
关节肌

拉伸

放松多关节肌后拉伸单关节肌

a.拉伸多关节肌　　　　　　　　　　　　　b.拉伸单关节肌

6　选择性拉伸的步骤

① 精准到点。确认需拉伸肌肉的起止点。

首先确定需要拉伸的肌肉，然后在本书上确认肌肉的起止点。进行选择性拉伸的关键在于避免从起止点开始拉伸肌肉，因此应提前确认好肌肉的起止点再开始进行拉伸。

② 精准到人。确认训练者肌肉走行方向。

本书用图例标注出了人体三个运动平面（冠状面、矢状面、水平面）中的肌肉走行方向，要将其与训练者身体构造结合，精准到人，确认训练者肌肉的走行方向。

③ 进行想象。思考各运动平面中关节轴与肌肉的位置关系，想象拉伸运动。

掌握各运动平面中运动轴（内收-外展轴、屈曲-伸展轴、内旋-外旋轴等）与肌肉走行方向的位置关系，在头脑中演示有效避开肌肉起止点的拉伸方向与方法。

④ 进行判断。判断对起止点中的哪一端进行固定与拉伸。

确定拉伸方向之后，判断对起止点中的哪一端进行固定，对哪一端进行拉伸。这一步虽然没有明文规定，但是大多数情况下是固定起点，对终点进行拉伸。

⑤ 确保牢固。保证牢固固定起止点中的一端。

被固定的一端不可进行拉伸与舒张运动，因此要确保牢固固定起止点中的一端。拉伸运动开始后可能会忽视甚至放松对另一端的固定，因此需要时刻注意。

从笔者的经验来看，一般在公开课上进行动作指导时，即使拉伸方向正确也会忽视对起止点一端的固定，从而达不到理想效果。其实只要固定好之后，肌肉就可以获得充足的拉伸感，因此固定与拉伸同等重要，应予以同等重视。

⑥ 注意关节。拉伸时注意不要给关节部位增添负担。

如果拉伸的目的是预防残疾或进行康复，那么给关节部位增添负担会本末倒置。拉伸时切忌过度，不能给关节部位增加过多负担，应遵循凹凸定律，适当拉伸肌肉（图10）。

⑦ 进行调整。拉伸时需小幅调整拉伸方向。

要根据患者情况正确调整拉伸方向，询问患者自身的拉伸感，关注视觉上的拉伸感、触诊中的拉伸感以及运动终末感并小幅调整方向，以找到最佳拉伸方向。

⑧ 注意强度。拉伸时应保证舒适度。

进行选择性拉伸时应避免出现强烈痛感，拉伸强度应保持在较为舒适的区间。但是患者（运动员）在拉伸以及运动前准备时，为了确认是否通过拉伸获得足够的拉伸感、是否进行了正确的拉伸，可以适当加大强度摸索患者的极限，但切忌强度过大。

⑨ 注意时长。拉伸时长为30秒左右最佳，或是在拉伸效果最佳的时间内。

一般情况下拉伸时长为30秒左右，笔者进行拉伸时会选择反复进行短时间（2秒左右）的拉伸，直到通过拉伸无法继续放松（重复拉伸的过程中肌肉拉伸度不断增强）。

图10　不同情况下的关节操作

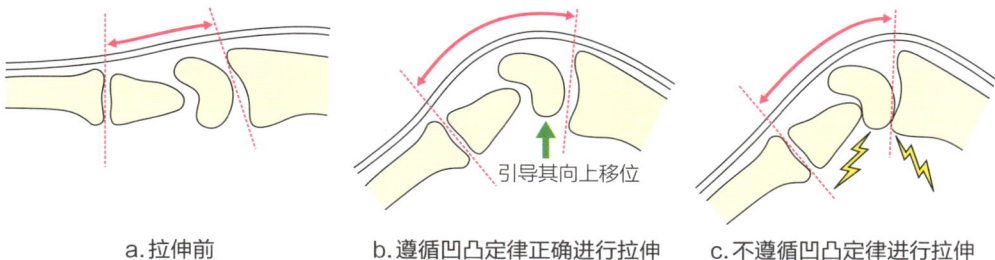

引导其向上移位

a.拉伸前　　　　b.遵循凹凸定律正确进行拉伸　　　c.不遵循凹凸定律进行拉伸

与拉伸前（a）相比，遵循凹凸定律正确进行拉伸（b）的情况下，肌肉拉伸幅度更大，关节的负担也会更小；错误拉伸（c）的情况下，虽然表面上并无改变，但是关节压缩会导致关节负担变大，拉伸距离变小，肌腱的屈曲程度容易变大，这不仅不会使肌肉获得充分的拉伸感，还可能引起疼痛

7 拉伸手法——正确握法的重要性

拉伸过程中，手的握姿不仅在固定起止点时十分重要，作为辅助拉伸的手法时也不可忽视。一般在拉伸时，物理治疗师多使用蚓状肌进行拉伸（图11b），但是当物理治疗师的拉伸技术不够成熟时，容易误使用指深屈肌进行拉伸（图11a）。此外，笔者有时还会根据需要使用指浅屈肌（图11c）。

握姿的要点是"抓牢"患者的骨头，拉伸时不能让患者的骨头来回滑动，物理治疗师要将自己的手与患部紧密贴合在一起，通过软组织控制患者的关节。

如果物理治疗师使用指深屈肌进行拉伸，则掌指关节、近端指间关节、远端指间关节呈屈曲姿态（图11a），由此指间的压迫感会使患者产生疼痛感，并且由于手部无法与患部贴合造成骨头滑动。若试图通过加大力度来解决这一问题，则指间压迫感上升，患者疼痛感增强，手部与患部缝隙增大，形成恶性循环。

因此拉伸时，首先用蚓状肌等手内在肌握住患部（掌指关节屈曲，近端指间关节及远端指间关节伸展）（图11b），如有必要也可使用指浅屈肌将近端指间关节屈曲（图11c）。在公开课上，多数学生总会错误地认为要想帮助患者正确拉伸就要加大力度握住患部，但是其实只需用一定的力气使手紧贴患部即可。这就如同用扳手拧动螺丝时不应用力过猛，而应让扳手契合螺丝的形状一样（图11d），只要手部与患部贴合，不仅患者感觉不到痛苦，拉伸也更容易。

为避免握住患部进行拉伸时活动指深屈肌，应利用指伸肌使食指与小指伸展，抑制指深屈肌的使用（图11c）。由于食指与小指上分布着单独的伸肌，因此容易完全伸展；而指深屈肌在各个手指上的分化不充分，因此如果伸直一根手指，其他手指会对这根手指的伸展产生抑制作用，使其难以自如运动。因此笔者一般通过伸直小指与食指来抑制指深屈肌的活动。

图11 拉伸手法

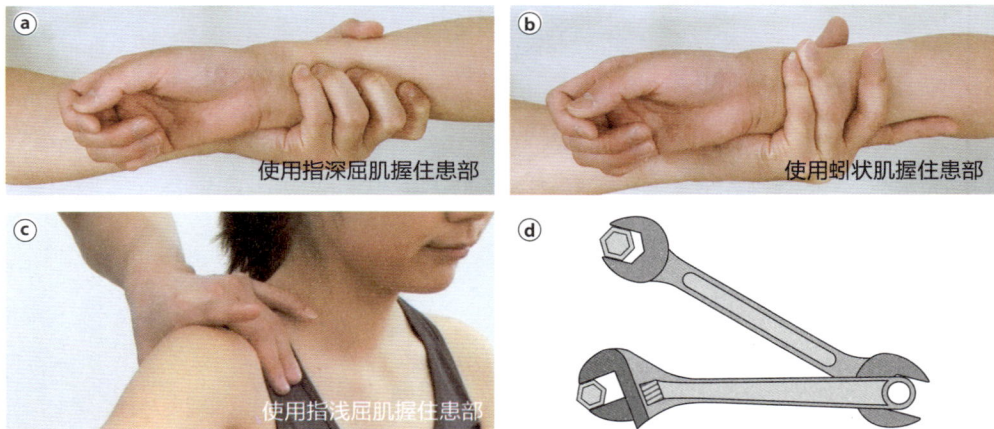

使用指深屈肌握住患部

使用蚓状肌握住患部

使用指浅屈肌握住患部

8 选择性拉伸的临床应用

容易受到压力的部位

患运动器官疾病时，肌肉产生的疼痛使物理性负荷集中于肌腱与骨骼相连的部位及肌纤维等组织硬度变化较大的部位，因此产生疼痛。肌腱与骨骼相连部位的疾病多为肌腱末端病，肌纤维的疾病则多为肌肉拉伤。这些疾病容易导致肌肉痉挛（抽筋），进一步增加患部负荷，引起疼痛，形成恶性循环。

拉伸给患部带来负担

通常为了缓解肌肉痉挛带来的肌肉紧张而进行拉伸时，反而会由于拉伸的刺激给疼痛部位造成更大负担。因此，虽然教科书上会写有"原则上应在不给患部增加负担的情况下进行拉伸"，但是不论如何调整力度都无法取得最佳效果——要么由于力度不够效果不佳，要么由于力度过大给患部增加负担。

选择性拉伸由于避开从起止点拉伸肌肉，因此可以有效对肌肉进行拉伸。但是正因为选择性拉伸比普通拉伸的效果更佳，运动器官疾病患者肌肉产生疼痛时，进行选择性拉伸反而会向患部施加更大的压力。因此，需采用使患部负担较小的拉伸方法。

安全进行选择性拉伸的方法

为解决这一问题，笔者通常会采用临床拉伸。这一方法既不会给患部增加负担，也可进行充分拉伸。应用时，用手边放松患部边进行选择性拉伸，以避免给患部增加负担。这一方法不仅不会刺激患部，还会使患部处于放松状态，从而对其他部位进行充分拉伸。例如拉伸肌肉拉伤的部位时，需要用手放松患部，并对其他部位按选择性拉伸的方向进行拉伸。这种方法不会因拉伸给患部增加负担，同时还可使选择性拉伸刺激经Ib类传入神经纤维传导后最终抑制α运动神经元，从而缓解肌肉紧张，减轻患部负荷，缓解疼痛，消除恶性循环，这可以有效促进修复机制运作，消除患部症状。

9 选择性拉伸的应用

本书的主题虽然是拉伸，但是本书不仅仅介绍拉伸的方法，还有相应的知识与手法。这是因为解剖学、运动学等拉伸的基础知识，以及有效的拉伸手法在拉伸以外的治疗中也可应用。

肌肉伸展是在三个运动平面上使肌肉起止点相互远离。相反，如果肌肉起止点相互接近，则称为肌肉收缩。

如果可以正确利用肌肉收缩，就可以利用肌肉的交互抑制来抑制拮抗肌。此外，如果利用回返性抑制（图12）来使肌肉反复收缩从而进行放松，那么在拉伸位时稍稍施加外力，则可使肌肉自动向正确的方向收缩，从而提高拉伸效果。由于肌肉正确收缩可以使肌腱有效滑行，因此有利于防止肌腱粘连，改善肌腱的滑行度。附着在关节囊、韧带和骨间膜上的肌肉（例如小圆肌和股中肌）的正确收缩可有效防止关节囊、韧带和骨间膜的挛缩。

此外，想要活动特定肌群中的肌肉时，只要在伸展姿态对特定肌纤维施加阻力，就可以在不使用器械的情况下达到锻炼肌肉的目的。同理，若要检查特定肌群收缩时的痛感，可以用同样的方法逐渐增加阻力。

除肌肉之外，拉伸关节囊及韧带等软组织或是侧方应力试验中也可利用选择性拉伸的方法，避开软组织的起止点（表2）。

图12 交互抑制（a）与闰绍细胞产生的回返性抑制（b）

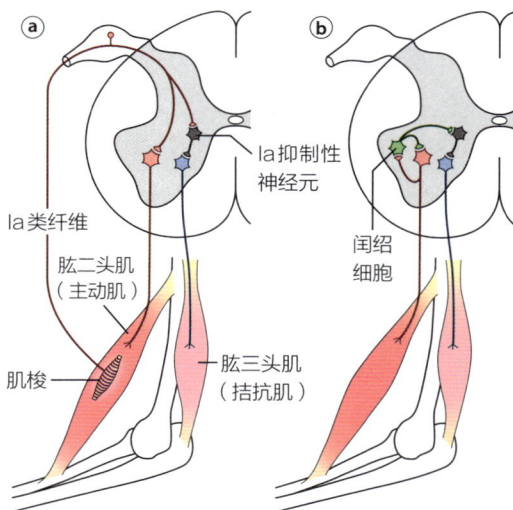

la抑制性神经元

la类纤维

肱二头肌（主动肌）

肌梭

肱三头肌（拮抗肌）

闰绍细胞

图片来源：本間研一ほか：標準生理学（小澤瀞司ほか監），第8版，p.318，医学書院，2014.

表2 选择性拉伸的应用（汇总）

肌肉正确收缩的效果	1. 通过交互抑制达到抑制拮抗肌的效果 2. 通过回返性抑制达到肌肉放松的效果 3. 防止肌腱粘连，改善肌腱滑行度 4. 预防关节囊、韧带、骨间膜挛缩
受到阻力时肌肉收缩的效果	1. 活动特定肌群中的肌肉 2. 检查特定肌群收缩时的痛感
拉伸技术在其他方面的应用	1. 作为治疗手法应用于拉伸关节囊以及韧带 2. 对关节囊以及韧带进行侧方应力试验时

以上拉伸技术虽然看起来十分简单，但是难点在于把握拉伸和肌肉收缩的正确方向，并且拥有过硬的技术来不打折扣地完成治疗。如果在拉伸技术方面存在短板，掌握大量知识也不过是纸上谈兵，只有将其应用到患者（运动员）身上才能实现拉伸的价值。正确的拉伸手法在评估运动器官疾病以及后续治疗中极其重要，并且在对患者进行治疗时也不可或缺（图13）。

图13　选择性拉伸的应用

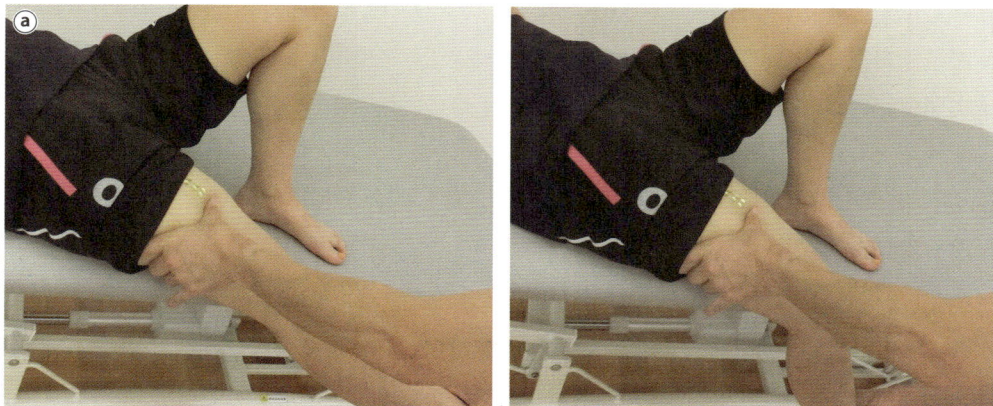

a：图为股直肌拉伤患者接受拉伸治疗。为减少拉伤部位的负担，右手配合膝关节的屈曲，左手从远端靠近肌腹以放松拉伤部位，减轻膝关节屈曲带来的伸展刺激。如果可以正确找到股直肌肌腹并不断靠近肌肉近端，则可以在不给拉伤部位带来伸展刺激的情况下，从手的压迫位置向股直肌肌腹的远端施加拉伸刺激。

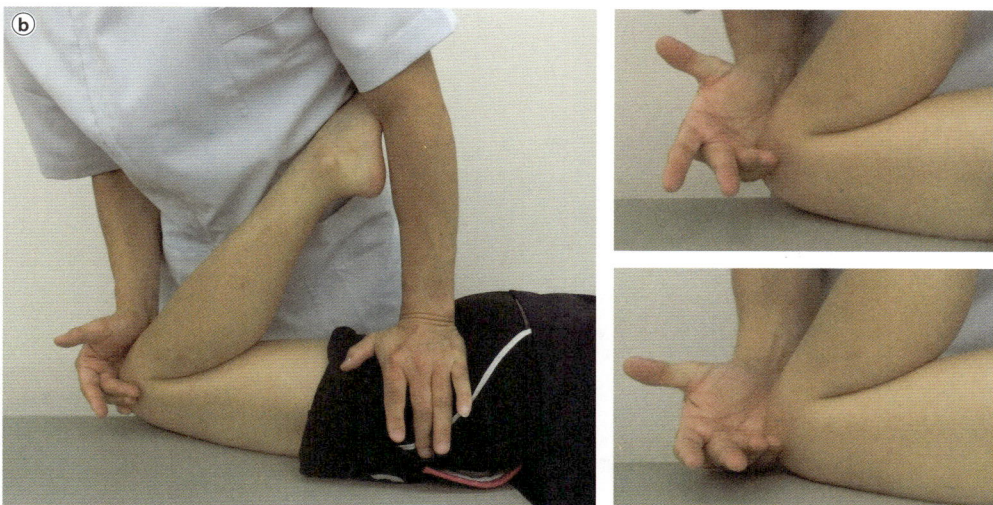

b：图为胫骨结节骨骺炎患者接受股直肌拉伸。为减轻胫骨粗隆的负担，一只手配合膝关节屈曲，另一只手将髌骨拉至肌肉远端（靠近胫骨粗隆）。如果可以对髌骨执行正确的操作，则可以在不给髌韧带以及胫骨粗隆增加多余压力的情况下，向股直肌肌腹施加拉伸刺激。

10 本书使用方法

建议大家在阅读本书时，首先参考本书所示拉伸的基本步骤，创造出自己的拉伸方法；其次与本书所示方法相比，取长补短，最终将其打造成最适合自己的方法。选择性拉伸也是创造性的拉伸。

尽管本书最大的特点是详细教授拉伸方法，但是无法做到介绍所有肌肉的拉伸方法。此外，由于患者的体格、物理治疗师的体格以及体力、患者的关节活动度等各有不同，因此无法制定可适用于所有情况的规定。因此，绝不应单纯模仿本书的理论知识，最重要的是掌握拉伸的概念以及方法，尽力打造一套属于自己的拉伸方法。

打造一套属于自己的拉伸方法将使你受益良多。在此过程中，不仅可以温习解剖学、运动学的知识，提升研究能力，训练操作方法，还可以自主判断自己是否完全掌握了实操技能；之后可通过实际应用，得到患者反馈，不断完善拉伸方法。但是在使用拉伸方法治疗患者之前，应首先在物理治疗师中进行测验，以提高安全度。

11 本书标记、符号一览

本书中各标记、符号含义如下。

肌肉的拉伸方向	➝
拉伸范围	⬭
物理治疗师的拉伸操作方向	➡
错误的拉伸操作方向	┅➤
物理治疗师的固定操作方向	➡
物理治疗师的固定部位	⬭
若没有固定好容易发生移动的方向	┅➤

第2部分　拉伸的实际操作

斜方肌上部纤维 upper fiber of trapezius muscle

起点	枕骨上项线、枕外隆凸、项韧带	支配神经	副神经、颈神经
止点	锁骨外侧 1/3 后缘	神经节	C2~C4

■技术要点

肌肉走向与功能	■ 经过颈部侧面	▶ 可使颈部、头部向同侧侧屈
	■ 分布于颈部后侧	▶ 可使颈部伸展
	■ 起于枕骨上项线、枕外隆凸、项韧带	▶ 可带动头部、颈部向对侧旋转
	■ 通过肩锁关节将肩胛骨重心的上外侧向内、上提拉	▶ 可使肩胛骨上回旋、后缩、上提
固定操作要点	■ 颈部的拉伸操作有一定风险	▶ 使头部、颈部到达拉伸位后再进行固定
	■ 颈部、头部屈曲、向对侧侧屈及向同侧旋转时先使其拉伸再固定	▶ 将肩胛带上提后再伸展头部、颈部
拉伸操作要点	■ 确保固定好头部、颈部后再对肩胛带进行操作	▶ 拉伸肩胛带肌肉时切勿减轻固定力度
	■ 对肩胛带进行拉伸操作时，要使止点锁骨外侧 1/3 下沉	

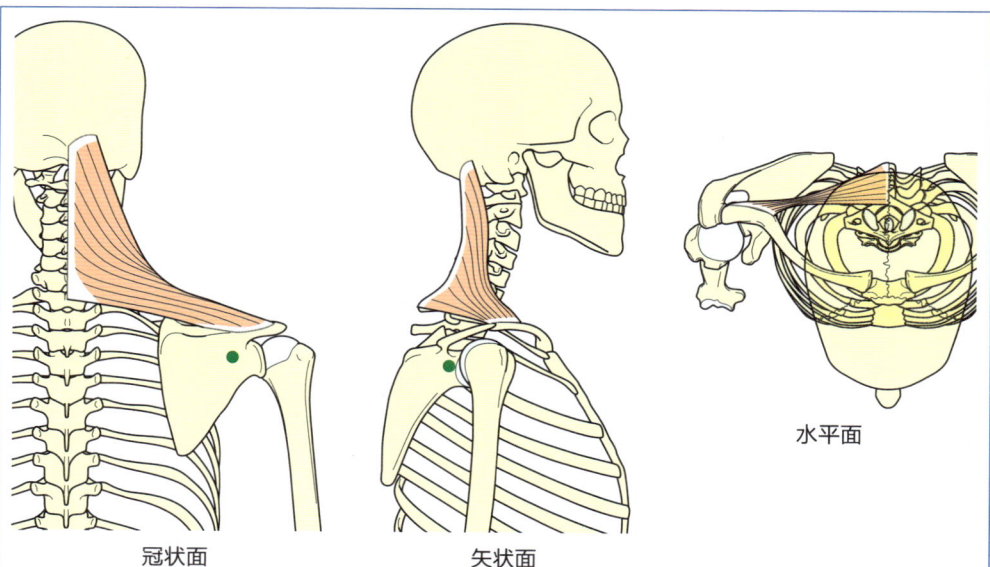

冠状面　　　　　　　　　矢状面　　　　　　　　水平面

斜方肌上部纤维起于枕骨上项线、枕外隆凸、项韧带，止于锁骨外侧 1/3 后缘。

其借助锁骨作用于肩胛骨，将肩胛骨上回旋－下回旋轴（肩胛骨重心）的上外侧向内、上提拉，可使肩胛骨进行上回旋、后缩、上提运动。

*序号 "1" 表示以下内容为本章第 1 节，全书此类序号意义相同。

图1-1-1　斜方肌上部纤维的拉伸操作——概要（1）

手持患者颈部，使颈部屈曲、向对侧侧屈、向同侧旋转，确定有拉伸感的位置后将患者颈部置于物理治疗师胸侧进行固定。物理治疗师将右手置于患者右侧锁骨外下方，带动肩胛骨前伸、下沉（肩胛骨下回旋）进行拉伸。

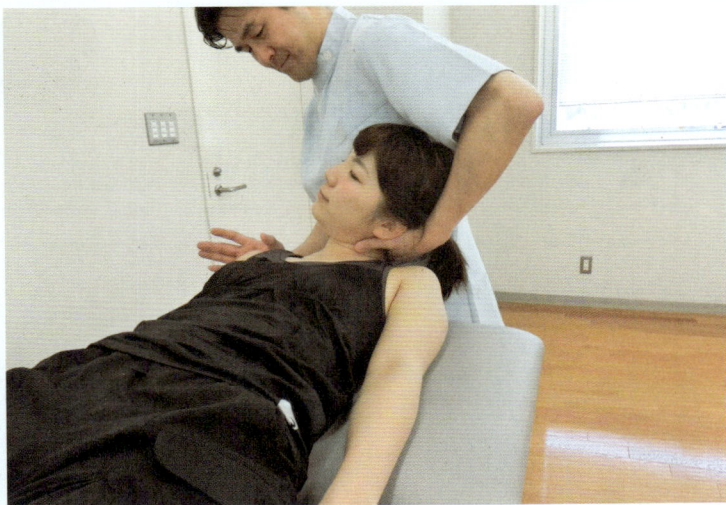

图1-1-2　斜方肌上部纤维的拉伸操作——概要（2）

待患者放松后进行拉伸。可通过胸锁乳突肌的收缩状态判断患者肌肉是否处于紧张状态。若患者无法放松，可进行提醒或轻摇患者助其放松，待患者肌肉处于放松状态后对其颈部进行拉伸。此外，为更好地活动肩胛带，可使患者上肢处于中立位。

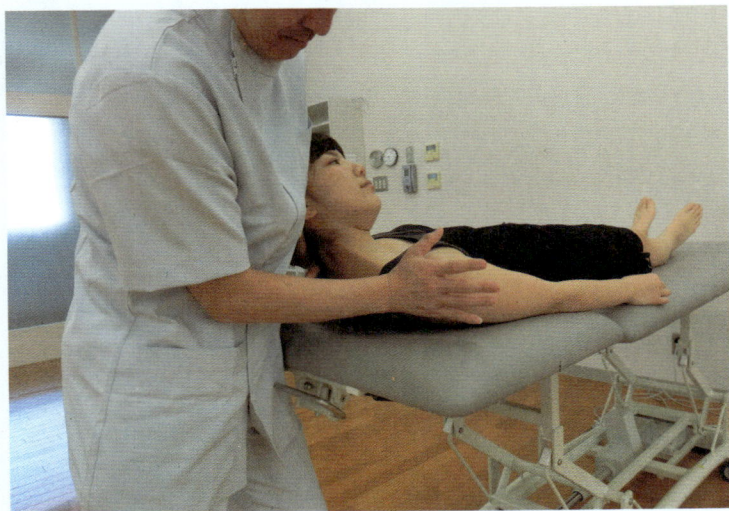

图1-1-3 固定斜方肌上部纤维——步骤图（颈部操作）

固定时按照屈曲（①②）、向对侧侧屈（③④）、向同侧旋转（⑤⑥）的顺序进行。最后，提拉颈部时，若肩胛带也得到提拉，则斜方肌上部纤维得到充分拉伸。拉伸过程中要注意观察肩胛带提拉的程度以提升效果。

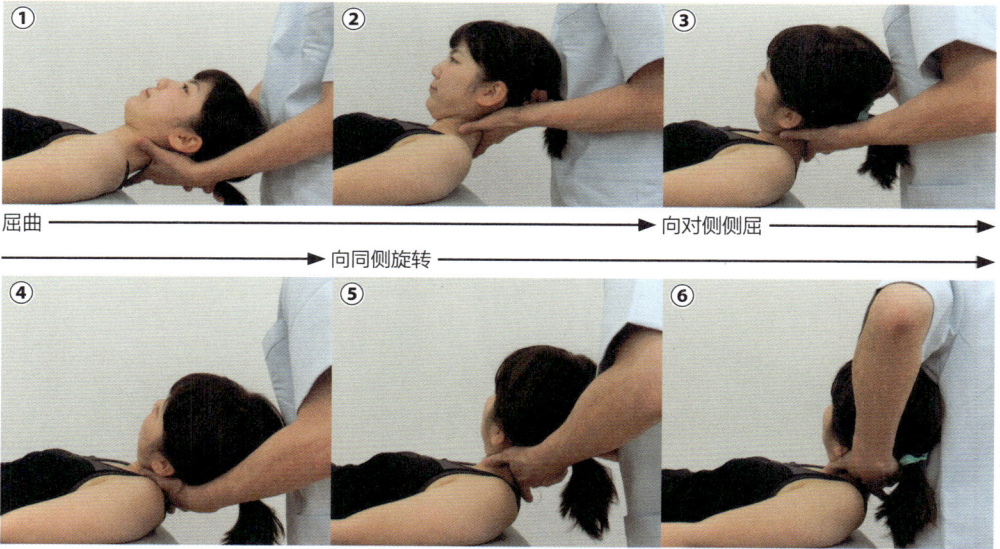

屈曲 ⟶　　　　　　　　　　　　　　　　　　　　　　向对侧侧屈 ⟶

向同侧旋转 ⟶

图1-1-4 固定斜方肌上部纤维（1）

首先，物理治疗师用双手帮助患者颈部运动，确定斜方肌上部纤维有拉伸感的位置（图1-1-3）。

物理治疗师左手支撑患者头颈部，同时将患者头部右侧固定至物理治疗师左胸。之后若物理治疗师在胸侧对患者颈部进行拉伸时患者痛感较强，则可跳过该操作步骤。

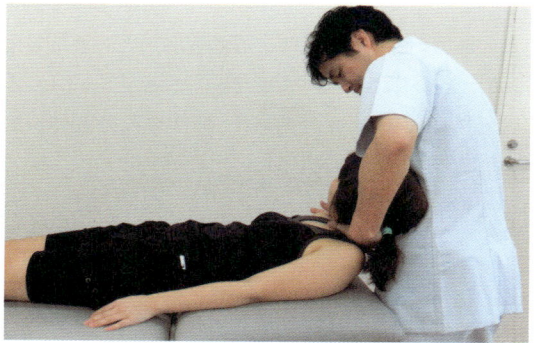

图1-1-5 固定斜方肌上部纤维（2）

物理治疗师右手拉伸斜方肌上部纤维时，患者颈部容易向右滑动（虚线箭头）。因此需要将患者颈部固定于物理治疗师胸侧（实线箭头）。

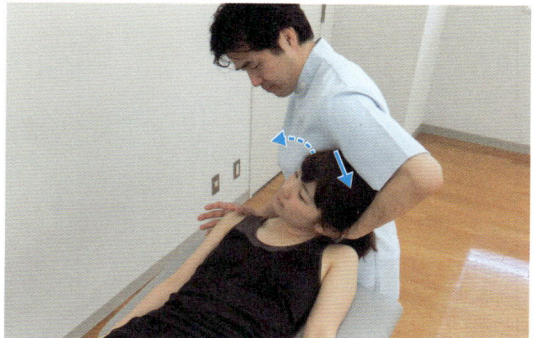

图1-1-6　斜方肌上部纤维的拉伸操作（1）

物理治疗师将右手大鱼际放至患者锁骨外侧，
并且缓慢向斜下方移动（切勿下意识进行拉伸
操作）。

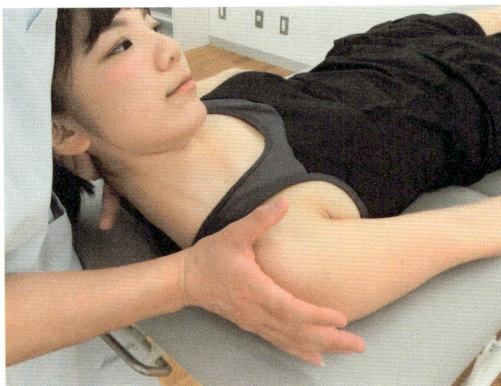

图1-1-7　斜方肌上部纤维的拉伸操作（2）

注意不要让患者头颈部向右移动，同时物理治
疗师用右手大鱼际帮助患者锁骨下沉。

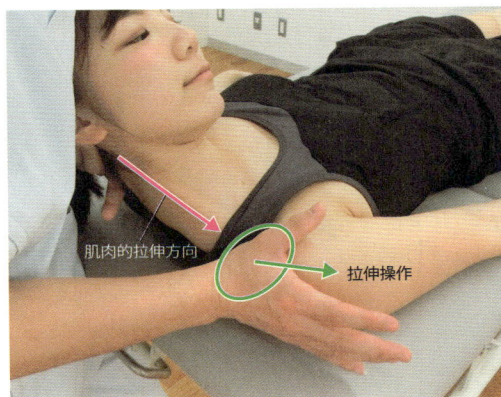

肌肉的拉伸方向

拉伸操作

图1-1-8　斜方肌上部纤维的拉伸方向
（详细）

锁骨下沉可以帮助斜方肌进行拉伸，但是锁
骨下沉易沿 × 方向进行。若按肌肉走向考虑，
则沿○方向拉伸最为高效。

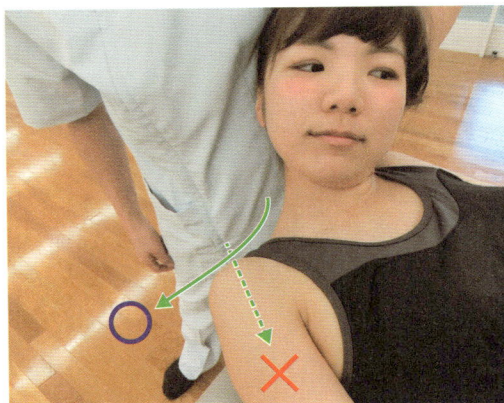

斜方肌中部纤维 middle fiber of trapezius muscle

起点	第1~第6胸椎棘突		支配神经	副神经、颈神经
止点	肩峰内侧、肩胛冈上缘		神经节	C2~C4

■技术要点

肌肉走向 与功能	■ 起于上位胸椎棘突	▶ 肌肉收缩向同侧拉伸棘突（上部胸椎向对侧旋转）
	■ 后缩肩胛骨的肩胛冈和肩峰内侧	▶ 使肩胛骨后缩
	■ 在肩胛骨上回旋–下回旋轴进行上回旋	▶ 使肩胛骨上回旋
	■ 并不作用于盂肱关节	▶ 避免肩关节的拉伸

固定操作 要点	■ 同时固定躯干和上位胸椎棘突
	■ 固定躯干时，要在躯干屈曲位固定住患者胸壁
	■ 固定上位胸椎棘突时，要将棘突提拉到拉伸侧并用手固定

拉伸操作 要点	■ 在进行拉伸操作前，首先使患者肩胛骨做一定程度的前伸、下回旋运动
	■ 拉伸肩胛骨的肩胛冈上缘以及肩峰内侧
	■ 肩胛骨做前伸运动时，确保患者胸椎屈曲

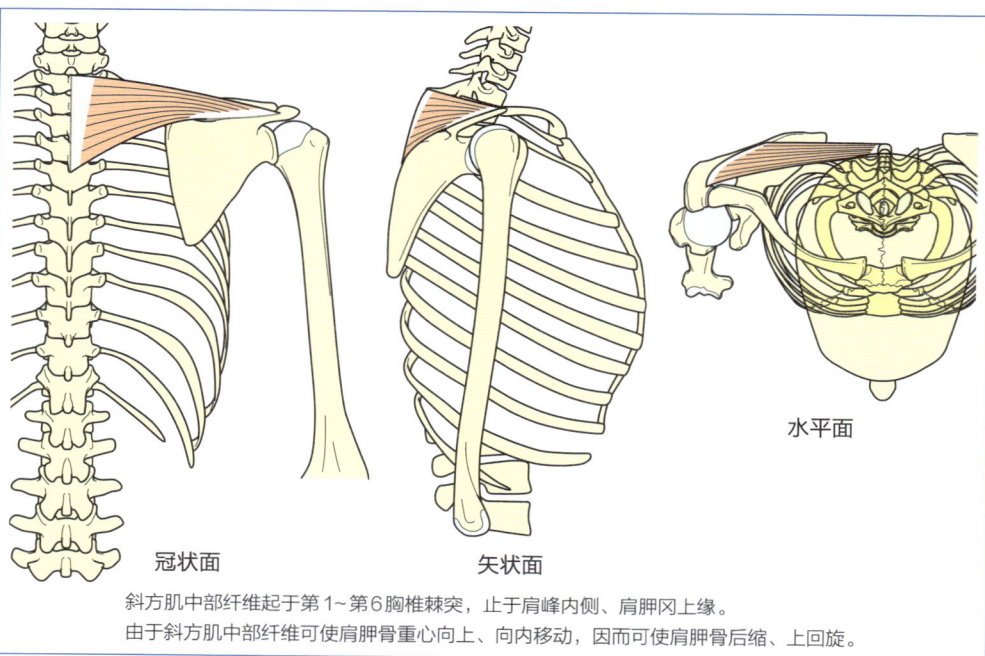

冠状面　　　　　　　矢状面　　　　　　　水平面

斜方肌中部纤维起于第1~第6胸椎棘突，止于肩峰内侧、肩胛冈上缘。
由于斜方肌中部纤维可使肩胛骨重心向上、向内移动，因而可使肩胛骨后缩、上回旋。

图1-2-1　斜方肌中部纤维的拉伸操作——概要

患者侧卧，躯干屈曲。物理治疗师用大腿从前方固定患者躯干，患者左臂介于物理治疗师腿部与患者躯干之间。

物理治疗师用左手固定患者上位胸椎棘突以及背侧肋骨，右手帮助患者肩胛骨下回旋、前伸，进行拉伸。患者的肩胛骨前伸时保持胸椎屈曲。

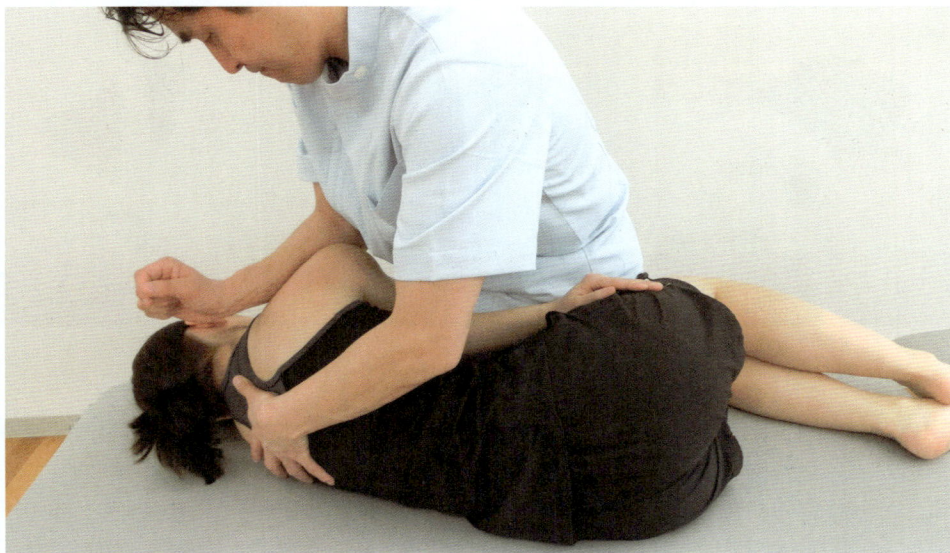

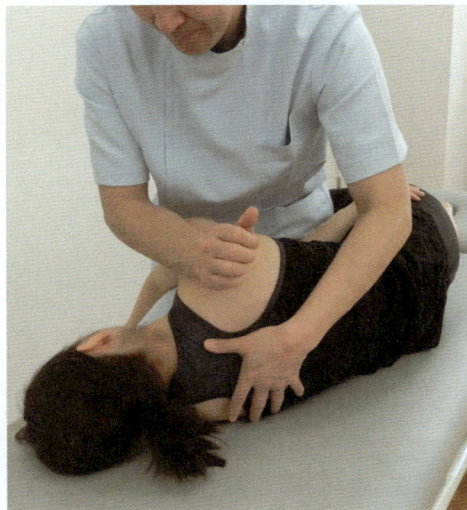

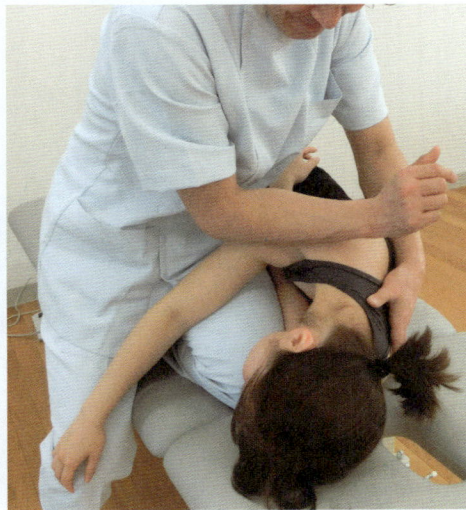

2

肩胛胸壁关节肌肉 ▼ 斜方肌中部纤维

图1-2-2　斜方肌中部纤维的拉伸操作——整体流程（1）

患者侧卧，躯干屈曲（①），物理治疗师使用大腿对患者躯干进行固定，患者左臂介于物理治疗师腿部与患者躯干之间。

将患者左手向躯干前方内收，左肩肩胛骨呈前伸、下回旋位（②）。由此，患者逐渐呈仰卧位，此时拉伸时固定躯干较为容易，可防止患者躯干俯卧。物理治疗师使用腿部进行固定时，患者的左上臂后侧应与物理治疗师大腿外侧贴合（③）。

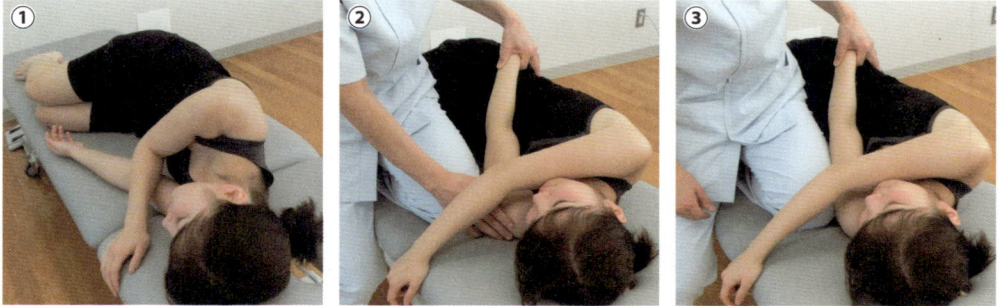

图1-2-3　斜方肌中部纤维的拉伸操作——整体流程（2）

进行拉伸时，物理治疗师用右手将患者右上肢向前方及斜下方拉伸，左手帮助患者肩胛骨处于前伸、下回旋位（①）。患者肩胛骨处于正确位置后，物理治疗师可放开右手（②）。

注意要使患者肩胛骨始终处于前伸、下回旋位，同时物理治疗师右前臂置于患者肩胛冈上缘及肩峰内侧（③）。物理治疗师在这种状态下帮助患者肩胛骨前伸（④）、下回旋（⑤），进行拉伸。

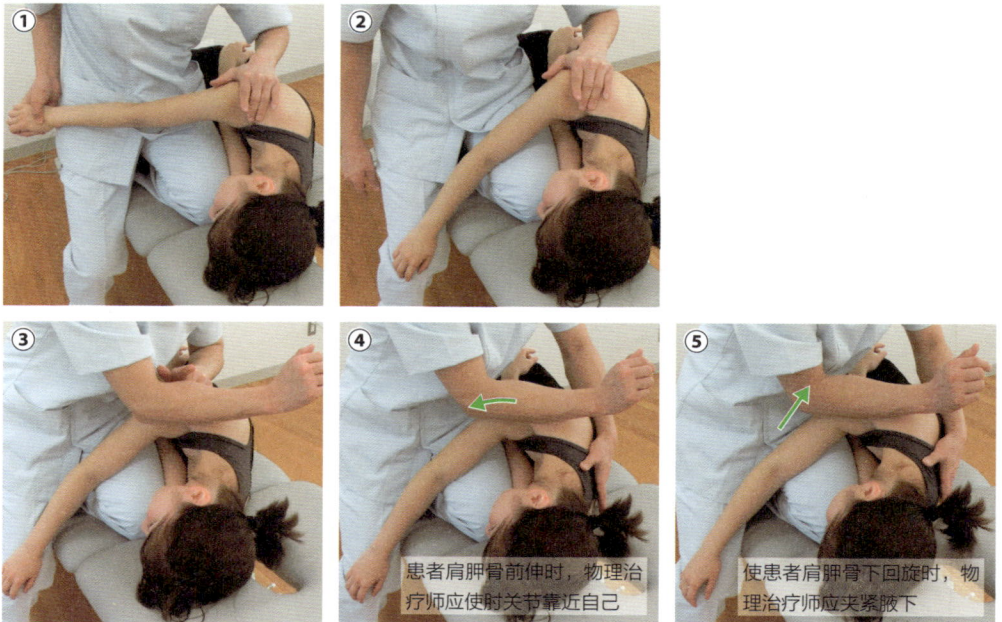

患者肩胛骨前伸时，物理治疗师应使肘关节靠近自己

使患者肩胛骨下回旋时，物理治疗师应夹紧腋下

图1-2-4 固定斜方肌中部纤维

物理治疗师使用腿部固定患者躯干时，若直接用大腿抵住患者胸壁，胸壁变形可能导致移动，从而无法确保充分固定。因此，使患者左上肢肩胛骨前伸、下回旋，将其内收于躯干前。将患者左手腕关节部位放至右髂前上棘（①）。

如果患者左上肢肩胛骨下回旋、前伸幅度过大，则肘关节会屈曲，易移动至右侧肩胛骨下角，妨碍拉伸动作。相反，若患者左上臂后侧介于物理治疗师腿部与患者躯干之间（②），则拉伸时可防止躯干移动至俯卧位。

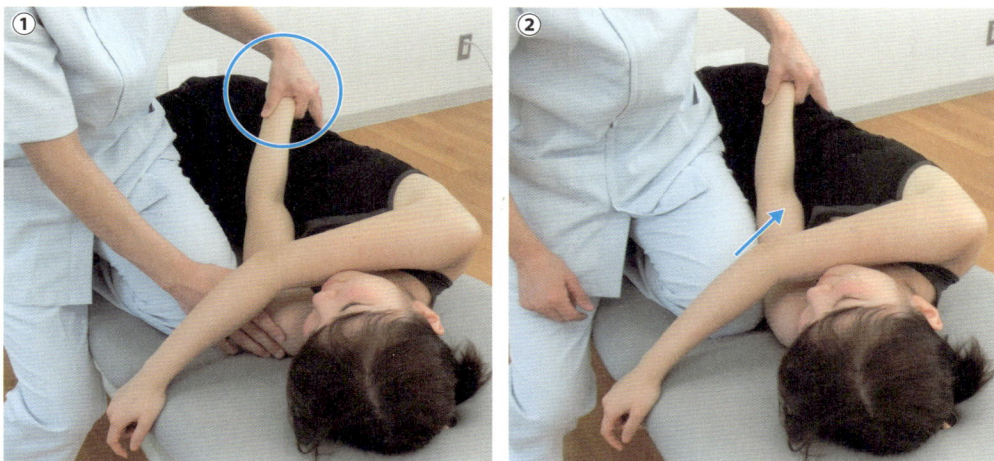

图1-2-5 斜方肌中部纤维拉伸前准备（1）

物理治疗师用前臂拉伸患者肩胛骨。物理治疗师用双手使患者肩胛骨前伸、下回旋（①），其次将右手前臂置于肩胛冈上缘以及肩峰内侧（②）。同时物理治疗师用左手保持患者肩胛骨处于前伸、下回旋位，接下来换成用右手前臂屈肌维持肩胛骨的位置，换手时切勿让肩胛骨移动位置。若不慎让肩胛骨位置发生移动，则应重新进行拉伸前准备。

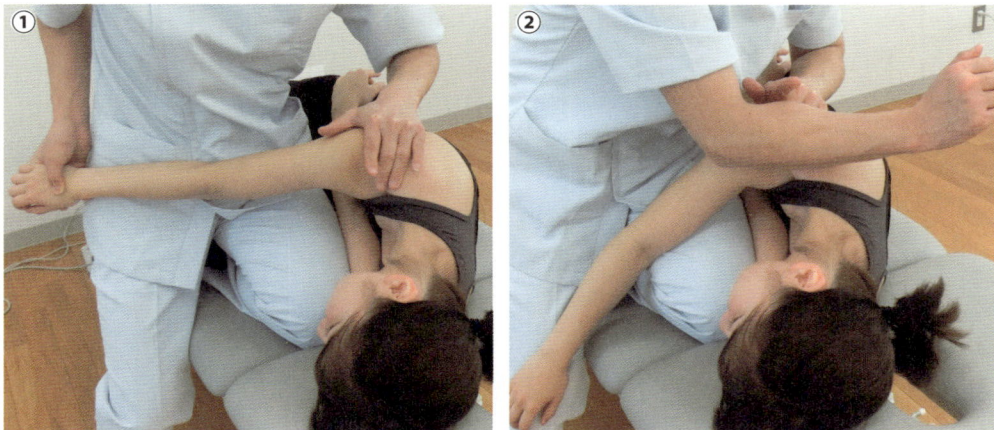

图1-2-6　斜方肌中部纤维拉伸前准备（2）

物理治疗师左右手位置更换后，用左手拇指、大鱼际固定患者上位胸椎棘突（①）。

②为患者背部操作要点。现阶段虽为拉伸前准备，但是拉伸时如果能产生拉伸感，则后续拉伸过程中效果更佳。

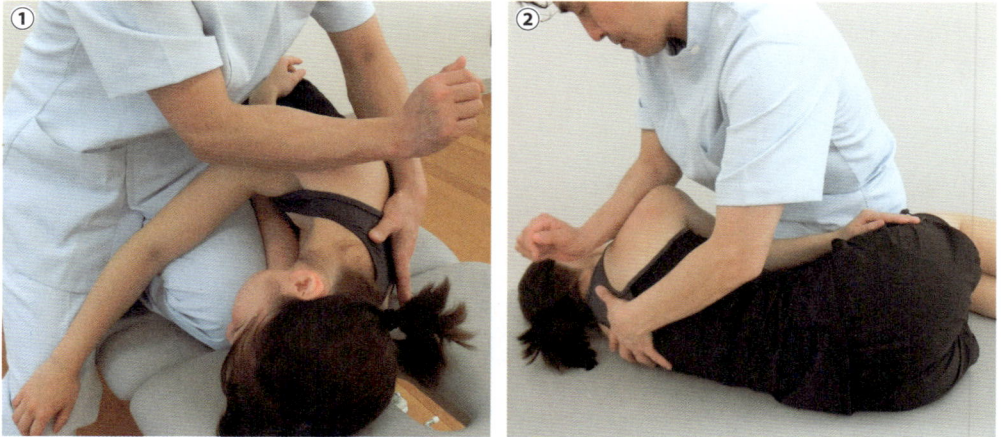

图1-2-7　斜方肌中部纤维的拉伸操作

物理治疗师肩关节内收夹紧腋下，从而使患者肩胛骨下回旋（①），其次肘关节向自己身体内侧收缩，后伸肩关节，使患者肩胛骨前伸（②）。

患者肩胛骨前伸时，应使患者胸椎屈曲以防肩胛骨发生滑动。

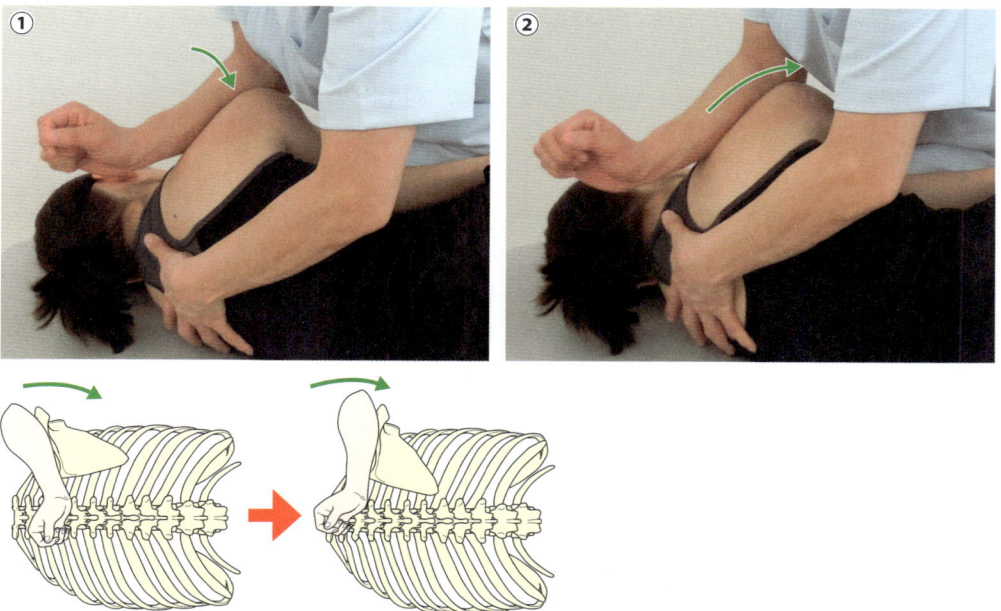

斜方肌下部纤维 lower fiber of trapezius muscle

起点	第7~第12胸椎棘突	支配神经	副神经、颈神经
止点	肩胛冈的三角部	神经节	C2~C4

■技术要点

肌肉走向与功能

- 起于下位胸椎棘突
- 使肩胛冈的三角部向内下方收缩
- 在肩胛骨上回旋－下回旋轴内侧向下走行
- 不作用于盂肱关节

- ▶ 肌肉收缩使棘突向同侧侧屈、下位胸椎向对侧旋转
- ▶ 使肩胛骨后缩、下沉
- ▶ 使肩胛骨上回旋
- ▶ 避免肩关节的拉伸

固定操作 要点

- 固定患者躯干时，躯干屈曲，下肢介于躯干与物理治疗师之间

拉伸操作 要点

- 于斜方肌下部纤维止点肩胛冈处进行拉伸
- 肩胛骨上提、前伸时确保患者胸椎屈曲

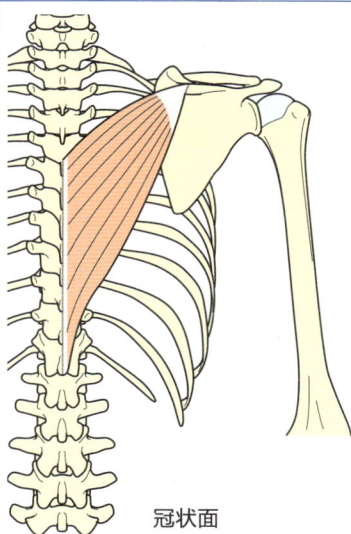
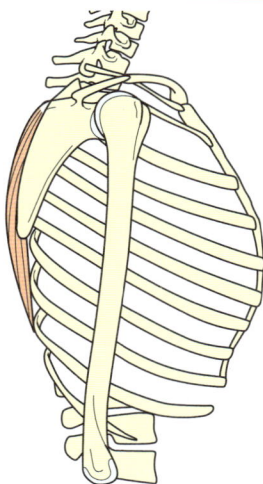
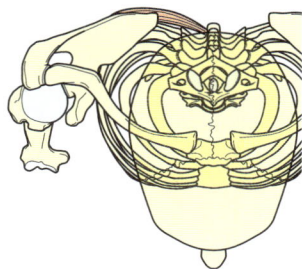

冠状面   矢状面   水平面

斜方肌下部纤维起于第7~第12胸椎棘突，止于肩胛冈的三角部。
斜方肌下部纤维可使肩胛骨重心内侧向下、内移动，使肩胛骨下沉、上回旋、后缩。

图 1-3-1　斜方肌下部纤维的拉伸操作——概要

患者侧卧，躯干及髋关节屈曲。物理治疗师骨盆至大腿外侧置于患者小腿前侧，间接固定患者躯干。

物理治疗师用双手使患者肩胛冈的三角部下回旋、上提、前伸，进行拉伸。注意患者肩胛骨上提、前伸时胸椎保持屈曲。

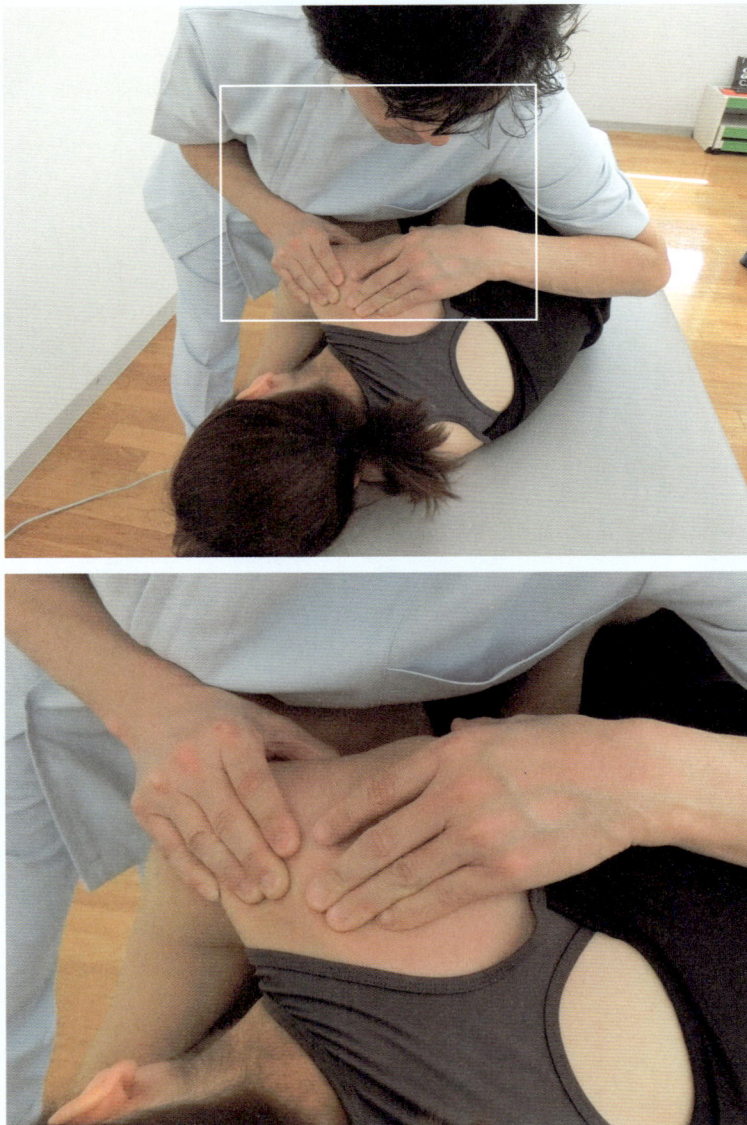

图1-3-2 斜方肌下部纤维的固定操作

患者侧卧，左肩肩胛骨保持处于前伸、下回旋位（①），拉伸时应防止患者躯干移动至俯卧位。拉伸时患者躯干保持屈曲（②），髋关节深屈以撑开下位胸椎棘突间隔。

物理治疗师骨盆至大腿外侧置于患者小腿前侧，间接固定患者躯干（③）。

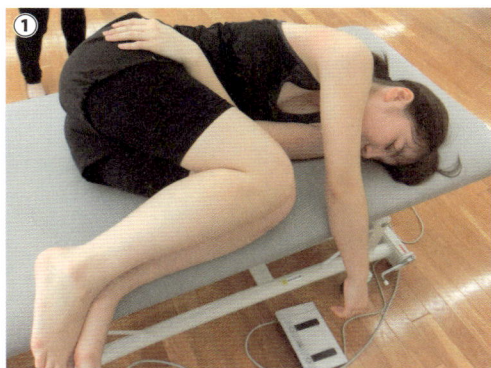

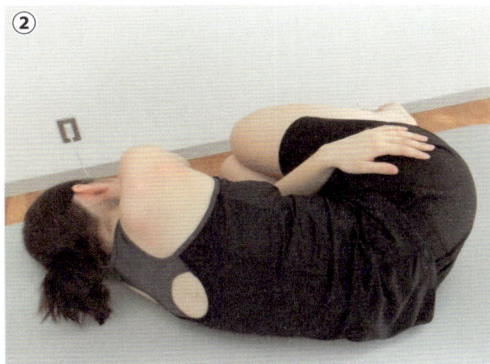

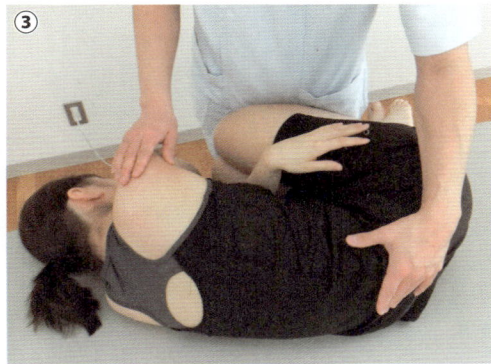

图1-3-3 斜方肌下部纤维拉伸前准备

物理治疗师右手握住患者右上臂，使其屈曲、水平内收。同时，物理治疗师左手使患者肩胛骨的三角部向上侧、外侧拉伸。建议患者进行胸式呼吸以加强拉伸感。

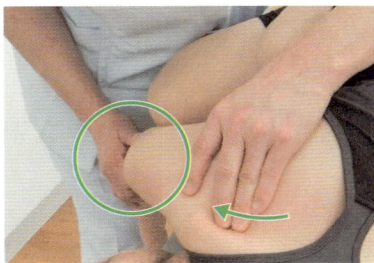

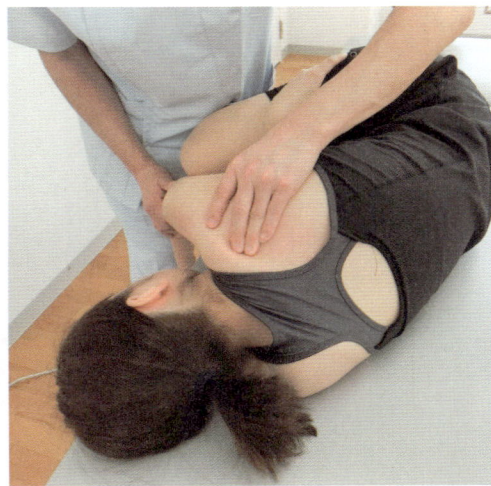

图1-3-4 斜方肌下部纤维的拉伸操作（1）

物理治疗师右手离开患者右上臂，双手帮助患者肩胛冈的三角部进行上提、下回旋、前伸。

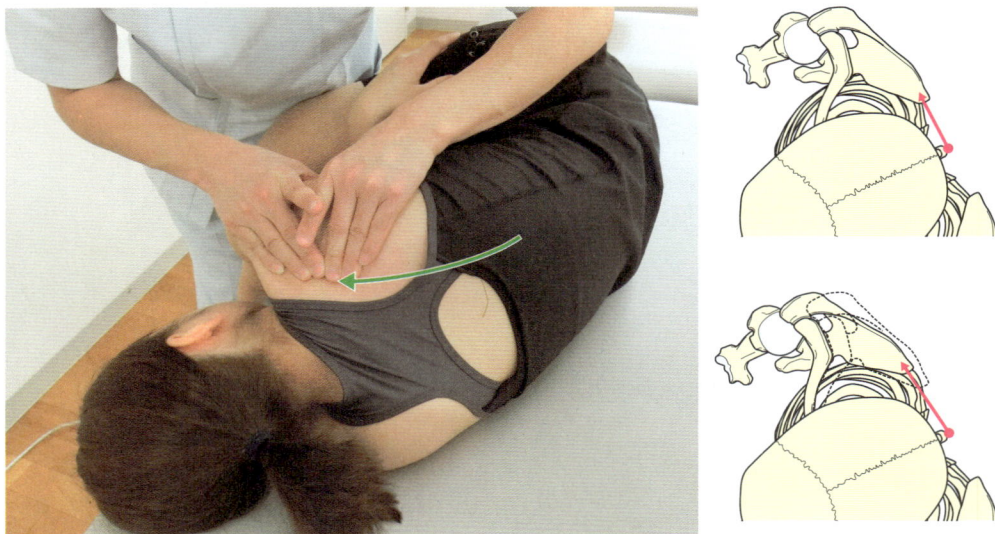

图1-3-5 斜方肌下部纤维的拉伸操作（2）

拉伸时物理治疗师要使患者的肩胛冈远离下位胸椎棘突。

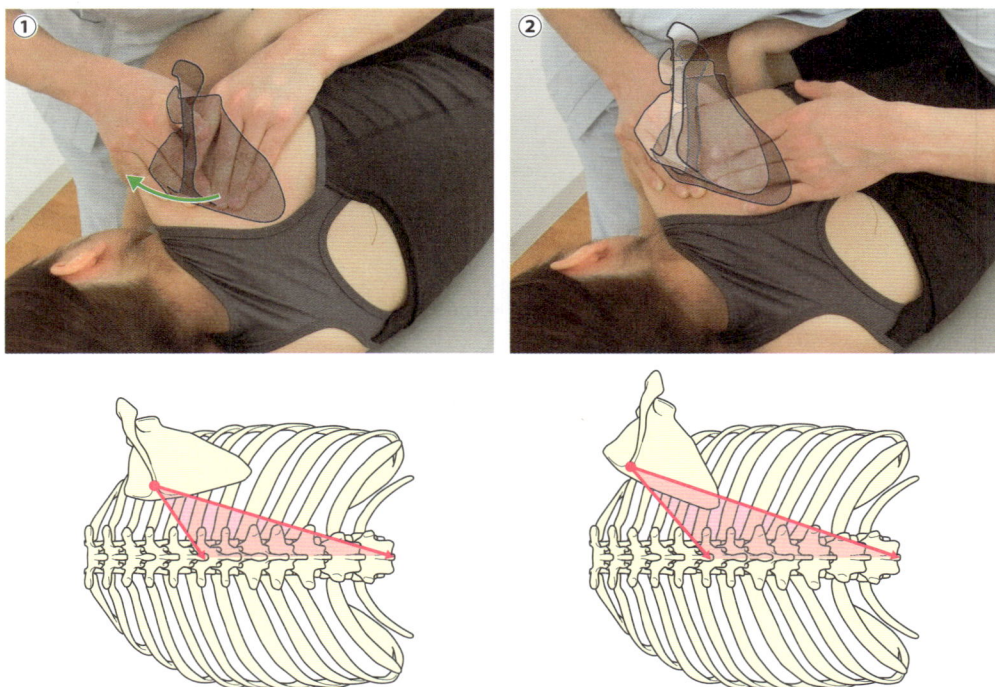

大菱形肌 rhomboideus major muscle
小菱形肌 rhomboideus minor muscle

▤ 大菱形肌

起点	第2~第5胸椎棘突	支配神经	肩胛背神经
止点	肩胛骨内侧缘	神经节	C5

▤ 小菱形肌

起点	第7颈椎棘突、第1胸椎棘突	支配神经	肩胛背神经
止点	肩胛骨内侧缘	神经节	C5

■ 技术要点

肌肉走向与功能	■ 起于棘突	▶ 肌肉收缩使棘突向同侧旋转（可使颈椎、胸椎椎体向对侧旋转）
	■ 使肩胛骨后缩	▶ 通过肩胛骨前伸进行拉伸
	■ 使肩胛骨上提	▶ 通过肩胛骨下沉进行拉伸
	■ 使肩胛骨上回旋－下回旋轴的内侧上提（使其下回旋）	▶ 通过肩胛骨上回旋进行拉伸

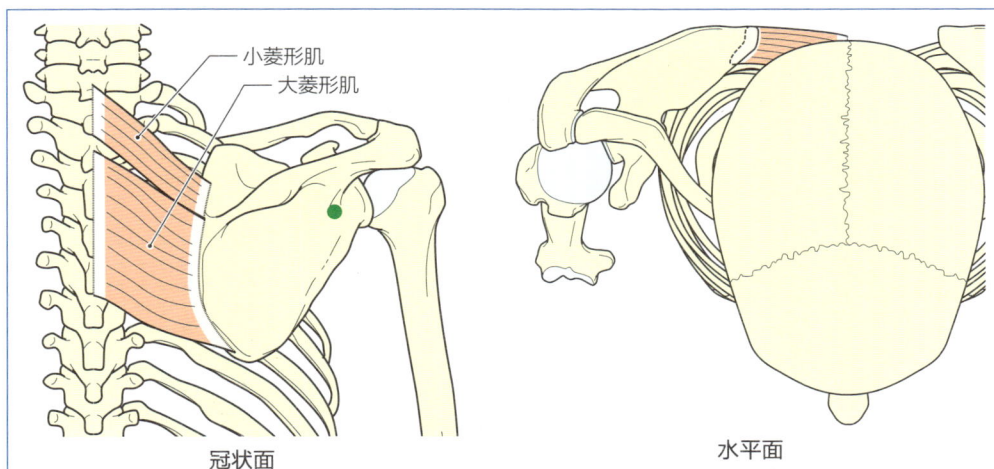

小菱形肌
大菱形肌

冠状面　　　　　　　　　　　　　　　　水平面

大菱形肌起于第2~第5胸椎棘突，止于肩胛骨内侧缘；小菱形肌起于第7颈椎棘突、第1胸椎棘突，止于肩胛骨内侧缘。
大菱形肌可向上、内拉肩胛骨重心内侧下方，可使肩胛骨后缩、下回旋、上提；小菱形肌可向上、内拉肩胛骨重心内侧，可使肩胛骨后缩、下回旋、上提。
本书的拉伸方法为同时拉伸大、小菱形肌。

固定操作要点	■ 拉伸肩胛骨时注意患者躯干不能旋转　▶ 应使对侧肩胛骨处于前伸位

拉伸操作要点	■ 拉伸肩胛骨时必须同时进行所有的拉伸动作　▶ 应注意同时进行肩胛骨上回旋、下沉动作
	■ 肩胛骨前伸时需想象冠状面的动作　▶ 拉伸肩胛骨时患者胸椎屈曲
	■ 拉伸肩胛骨时需注意患者肋骨所承受的压迫感

图1-4-1　大、小菱形肌的拉伸——概要

患者侧卧，躯干屈曲，物理治疗师用大腿侧面固定患者躯干，患者左上肢介于前二者之间。
物理治疗师左手固定患者第7颈椎棘突~第5胸椎棘突以及背侧肋骨，其次右前臂置于患者肩胛骨内侧缘，使肩胛骨前伸、上回旋、下沉进行拉伸。肩胛骨前伸时患者胸椎需屈曲。

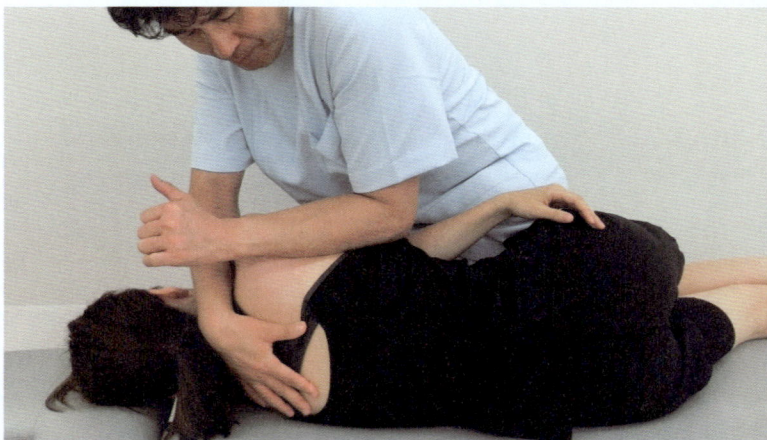

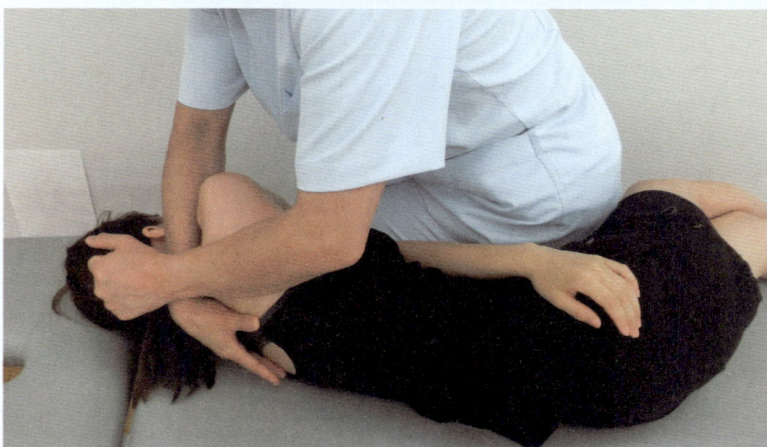

图1-4-2　大、小菱形肌的固定操作——用腿部固定躯干

患者右侧躯干朝上呈侧卧位使胸椎屈曲，左上肢置于右髂前上棘使左肩胛骨处于前伸位（①）。患者左上肢置于物理治疗师大腿外侧下方，固定于物理治疗师大腿与患者躯干之间（②）。

拉伸菱形肌时，患者躯干容易移至俯卧位，因此物理治疗师应通过患者左上肢充分固定躯干（③）。

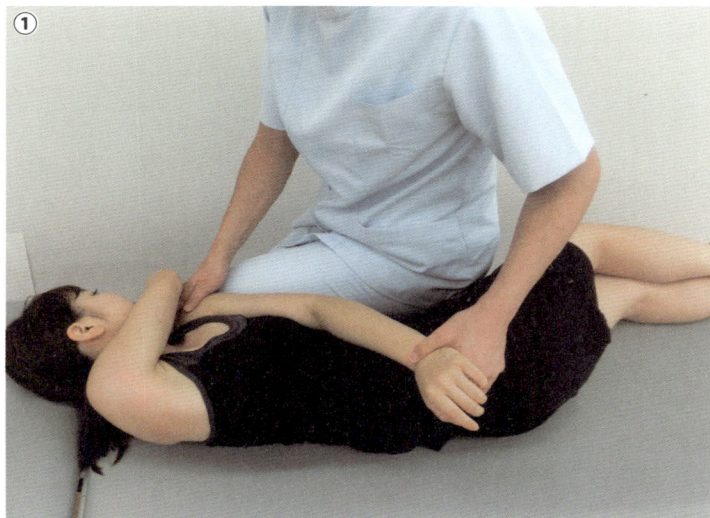

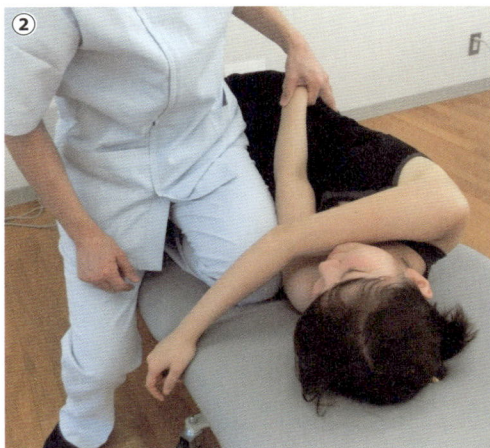

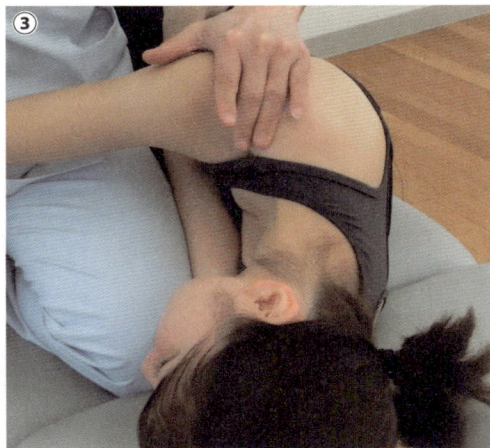

图1-4-3　大、小菱形肌的拉伸（1）

拉伸菱形肌时须按正确步骤进行，稍有差错效果就会大打折扣，因此需耐心操作、仔细观察。

①物理治疗师使患者右上肢屈曲以使肩胛骨处于上回旋位。

②如果单纯上提肩胛骨会使其同时上回旋。

③不应单纯上提肩胛骨，而是以患者肩峰或肱骨大结节后侧为支点，用中指或无名指掌侧下拉患者冈上窝至肩胛冈内侧，使其上回旋（在肩胛骨内侧缘处于下拉状态下使其上回旋）。

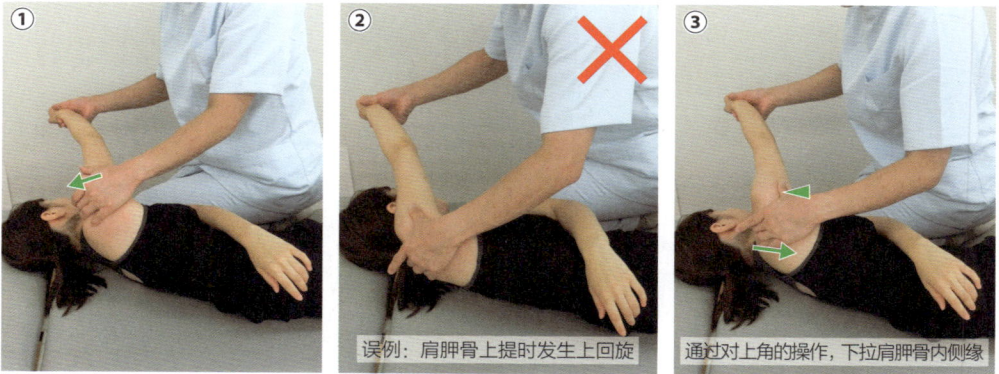

图1-4-4　大、小菱形肌的拉伸（2）

下拉肩胛骨内侧缘的同时使其上回旋，然后将患者右上肢拉向床下方向，其间注意保持肩胛骨位置不变。

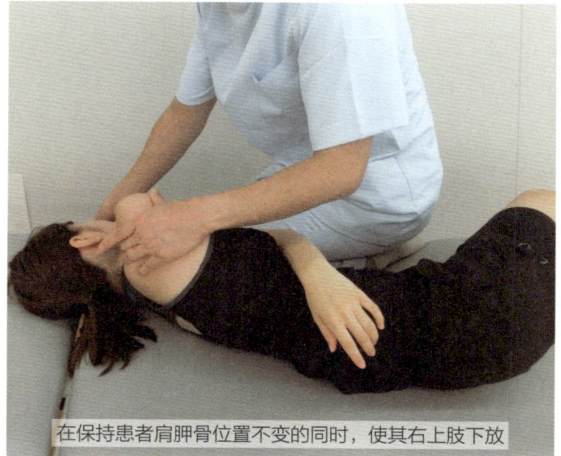

在保持患者肩胛骨位置不变的同时，使其右上肢下放

图1-4-5　大、小菱形肌的拉伸（3）

物理治疗师右手固定肩胛骨以便左手进行拉伸。左手拇指指腹与右手大鱼际交换位置，右手大鱼际至拇指从底部缓慢置于肩峰或肱骨大结节后侧以固定肩胛骨，防止其下回旋。

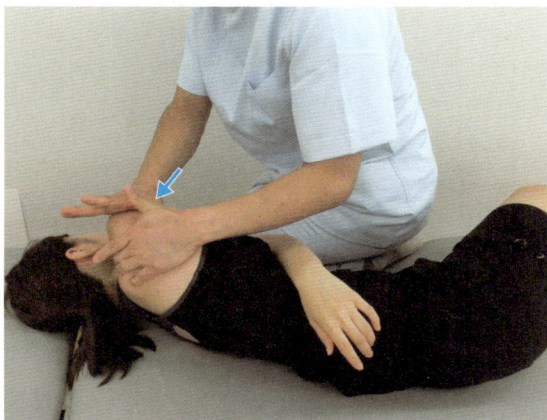

图1-4-6　大、小菱形肌的拉伸（4）

物理治疗师右手中指或无名指置于冈上窝，与肩胛骨外侧充分贴合；右手与肩胛骨外侧贴合后使其上回旋并固定。需注意物理治疗师各指间关节不能发生屈曲。各指间关节用力、发生屈曲后，手指与患者肩胛骨间会出现缝隙，导致肩胛骨拉伸不充分。因此物理治疗师手指切勿用力握住患者，而是与肩胛骨外侧充分贴合。

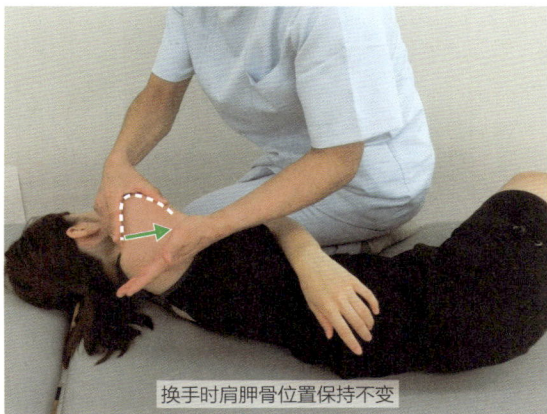

换手时肩胛骨位置保持不变

图1-4-7　大、小菱形肌的拉伸（5）

物理治疗师左前臂置于患者肩胛骨内侧缘。

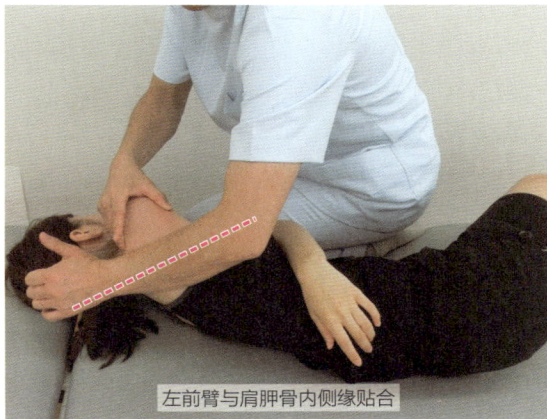

左前臂与肩胛骨内侧缘贴合

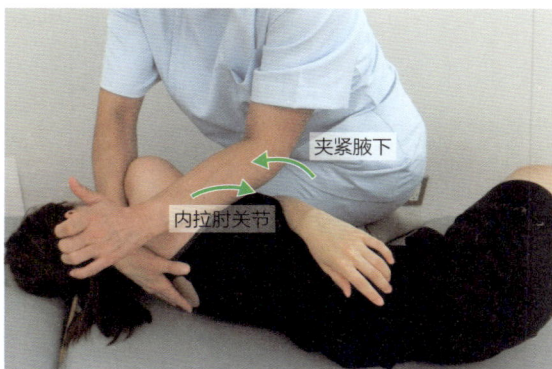

图1-4-8　大、小菱形肌的拉伸（6）

物理治疗师右手松开肩胛骨，右手大鱼际及拇指全部置于起点棘突右侧，手掌剩余部位置于左侧肋骨等部位以固定患者胸壁。

用大鱼际及拇指固定起点棘突

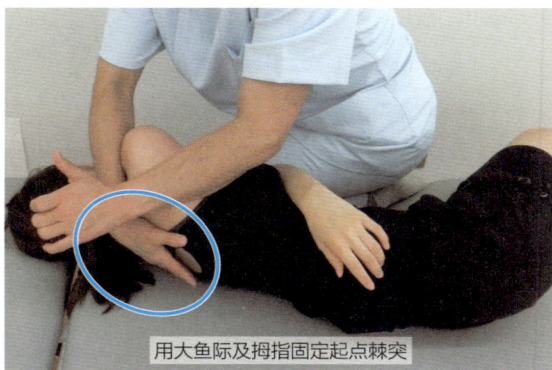

图1-4-9　大、小菱形肌的拉伸（7）

物理治疗师夹紧左腋使患者肩胛骨上回旋，保持患者胸椎屈曲，内拉肘关节以使肩胛骨前伸、下沉。

夹紧腋下

内拉肘关节

图1-4-10　拉伸大、小菱形肌时对肩胛骨的操作（1）

肩关节（复合体）屈曲，肩胛骨上回旋、前伸。若此时肩胛骨上提，则会削弱拉伸感，因此需注意使肩胛骨上回旋的方法。

保持肩胛骨内侧缘下沉，以肩胛骨外侧（肱骨头）为轴使其上回旋。需注意此步应在肩关节屈曲（上肢前举）时进行（①）。

确保肩胛骨位置正确后，可放松肱骨远端的操作，因此肩胛骨部位的拉伸动作要轻柔缓慢以防肩胛骨位置发生变化（②）。

换右手固定肩胛骨（③）以便左手进行拉伸，肩胛骨上回旋时，需保持肩胛骨内侧缘下沉以防肩胛骨位置发生改变。

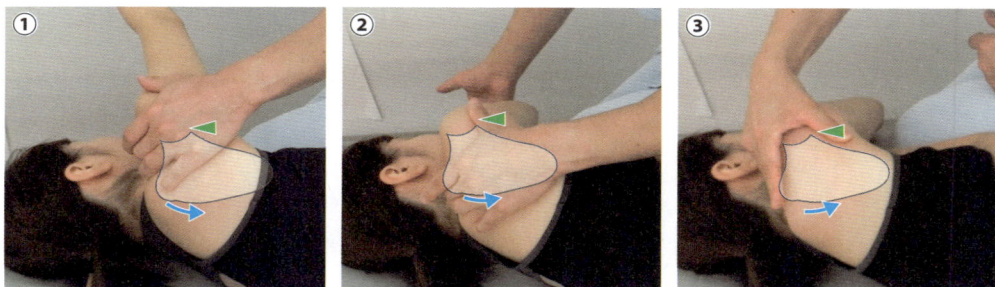

图1-4-11 拉伸大、小菱形肌时对肩胛骨的操作（2）

确认肩胛骨内侧缘位置（①），物理治疗师左前臂与其位置及角度贴合（②）。若左前臂背侧与肩胛骨内侧缘贴合，则骨头会使患者产生痛感，因此应使左前臂屈肌肌腹与其贴合，增加患者舒适感。物理治疗师腕关节处于伸展状态时不易滑动，更易于操作。

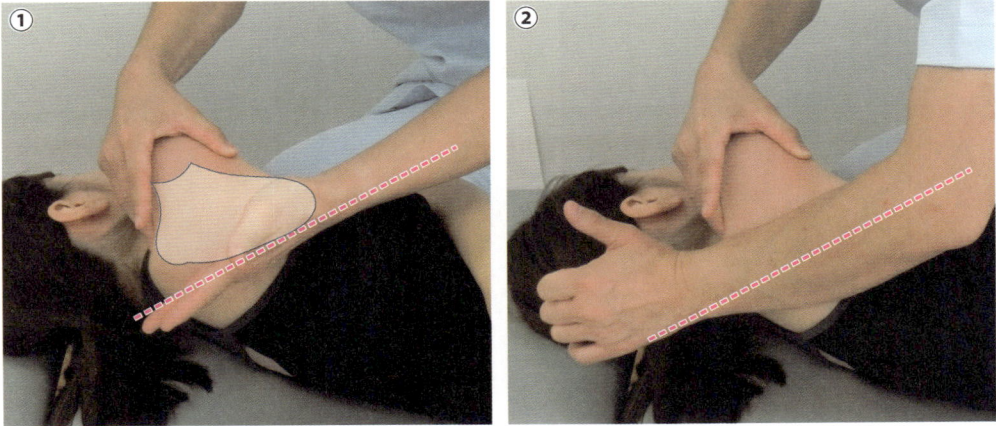

图1-4-12 大、小菱形肌的拉伸操作（详细）

物理治疗师夹紧左腋（肘关节向内），使患者肩胛骨上回旋（①）；然后将肘关节内拉，使肩胛骨同时前伸、下沉，进行拉伸（②）。

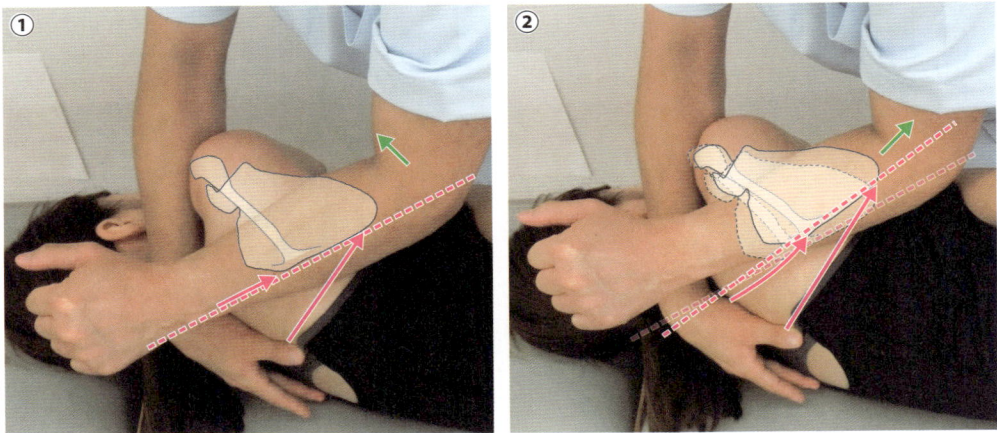

图1-4-13 躯干的固定操作

物理治疗师右手大鱼际及拇指置于起点棘突右侧，其他4指固定左侧肋骨，防止棘突、背部向左（以患者正面为右）移动。

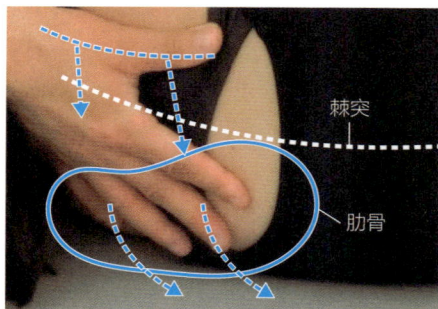

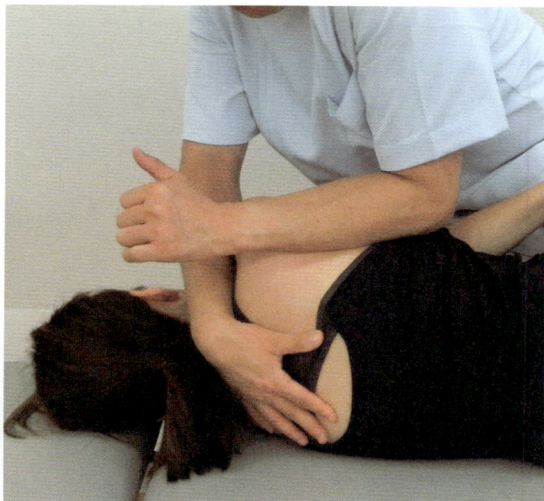

棘突

肋骨

图1-4-14 大、小菱形肌的拉伸操作

注意肩胛骨的上提，同时上回旋、前伸进行拉伸。拉伸时还需注意胸廓形状，应配合胸廓形状使肩胛骨上回旋、前伸、下沉，以防肩胛骨拉伸受阻。

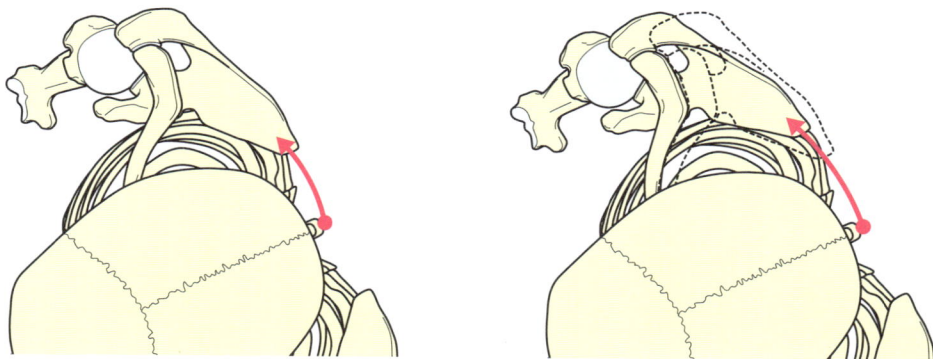

肩胛提肌　*levator scapulae*

起点	第1~第4颈椎横突	支配神经	肩胛背神经
止点	肩胛骨上角和内侧缘上部	神经节	C5

■技术要点

<table>
<tr><td rowspan="4">肌肉走向 与功能</td><td>■ 起于第1~第4颈椎横突</td><td>▶ 使颈部向同侧旋转，向同侧侧屈、伸展</td></tr>
<tr><td>■ 有使肩胛骨向内的作用</td><td>▶ 使肩胛骨后缩</td></tr>
<tr><td>■ 有使肩胛骨向上的作用</td><td>▶ 使肩胛骨上提</td></tr>
<tr><td>■ 有使肩胛骨上回旋－下回旋轴内侧上提的作用</td><td>▶ 使肩胛骨下回旋</td></tr>
</table>

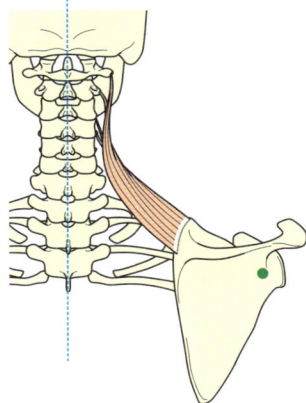

冠状面

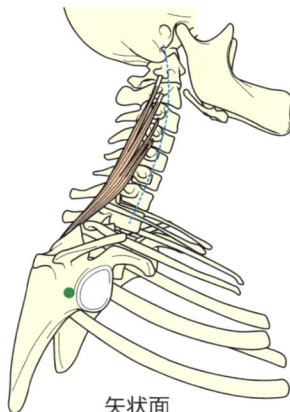

矢状面

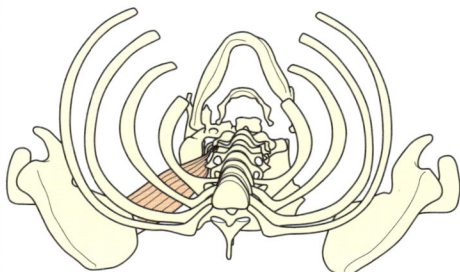

水平面（下方）

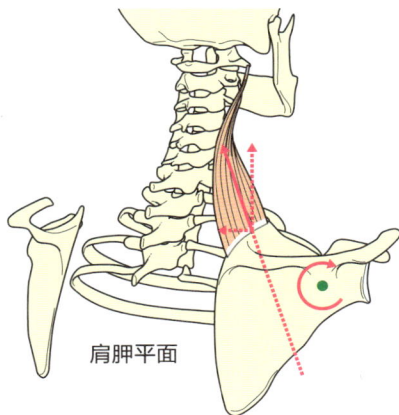

肩胛平面

肩胛提肌起于第1~第4颈椎横突，止于肩胛骨上角和内侧缘上部。由于肩胛提肌可向上、内拉肩胛骨重心内侧，可使肩胛骨上提、下回旋、后缩。向内拉动肩胛骨重心上部的肌肉并非上回旋肌，而是下回旋肌。

固定操作 **要点**	■ 拉伸颈部有一定风险	▶ 使头颈部处于拉伸位后进行固定
	■ 使头颈部屈曲、向对侧做一定程度的侧屈及旋转运动后进行固定	▶ 通过上述操作在肩胛骨得到提拉后进行拉伸
拉伸操作 **要点**	■ 使肩关节处于外展、外旋位	▶ 使肩胛骨上回旋、下沉更易操作
	■ 充分固定头颈部后拉伸肩胛骨	▶ 拉伸肩胛骨时要确保始终充分固定
	■ 肩胛骨下沉时，需以肩峰角为中心下拉肩胛骨上缘	▶ 由此可同时进行下沉、前伸运动

图1-5-1　肩胛提肌的拉伸——概要（1）

使患者颈部屈曲、向对侧侧屈、向对侧旋转后进行固定。使同侧肩关节处于外展、外旋位，将肩胛骨后倾向其下沉、上回旋、前伸方向拉伸。

让患者右肩关节处于外展、外旋位以让右肩胛骨处于上回旋、下沉位。

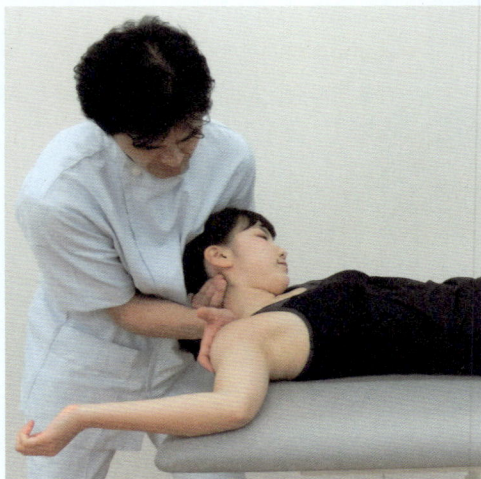

图1-5-2　肩胛提肌的拉伸——概要（2）

拉伸颈部时可能会弄伤脖颈，因此应对颈部进行充分固定后，通过活动肩胛骨进行拉伸。

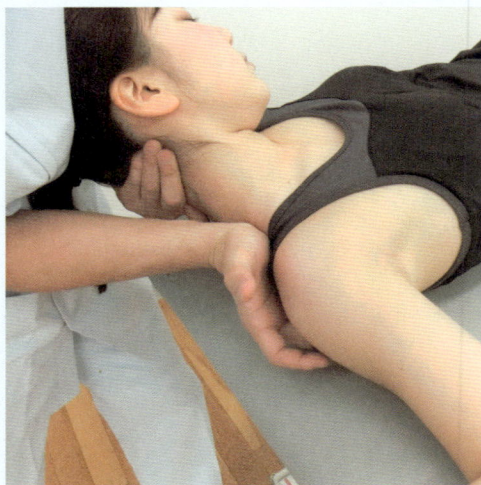

图1-5-3　肩胛提肌的固定操作——颈部固定（1）

按颈部屈曲（①）、向对侧（左侧）侧屈（②）、向对侧（左侧）旋转（③）的顺序进行调整，物理治疗师左手置于患者颈部、右手置于患者头后部进行支撑，确定体位以充分拉伸肩胛提肌。可顺利从颈部拉向患者右肩的方向即为拉伸的最佳方向。

同时物理治疗师应想象拉伸方向，确保左手中指及无名指准确置于肩胛提肌起点。

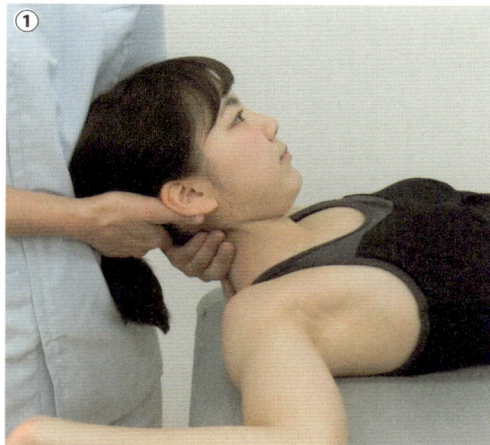

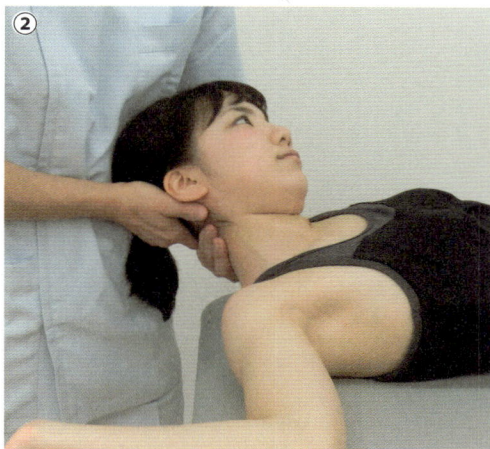

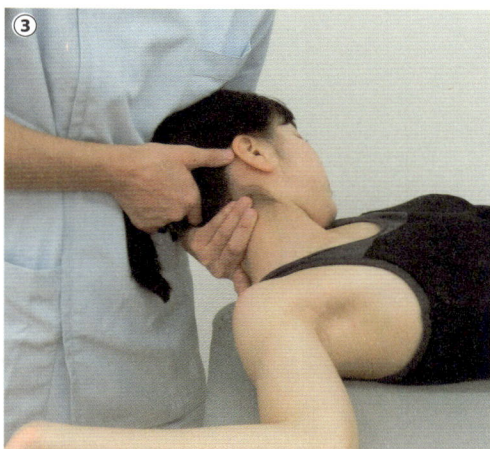

图1-5-4　肩胛提肌的固定操作——颈部固定（2）

确定颈部拉伸方向后，物理治疗师左胸固定患者颈部（①）。将患者头部右后侧置于物理治疗师左胸前（②），以便拉伸肩胛骨时使颈部左侧得到舒缓，防止颈部僵硬。

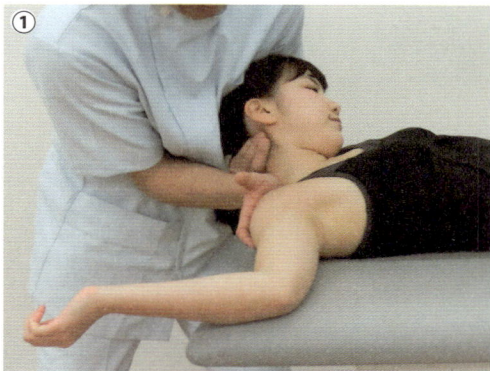

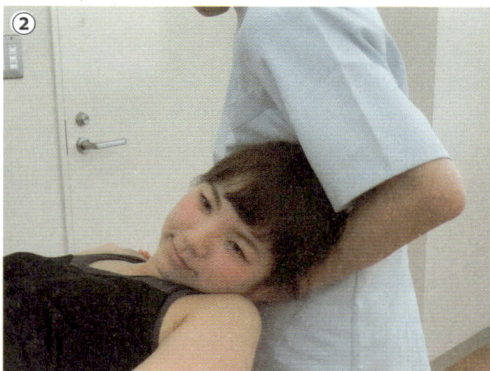

图1-5-5　肩胛提肌的拉伸操作（1）

物理治疗师右手中指置于肩峰角下方并以其为支点
（①），将患者肩胛提肌止点拉向肩胛骨上角（②）。
借此减轻肩胛骨上角局部的压力，同时在拉伸开
始前给予肌肉适当刺激（③）。

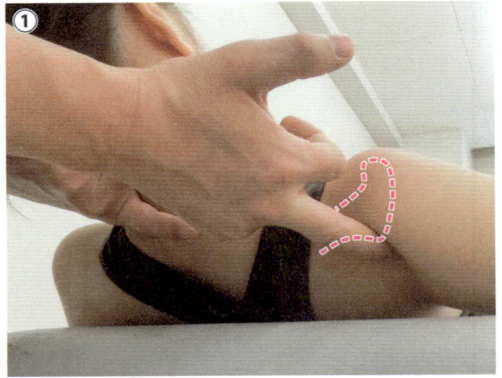

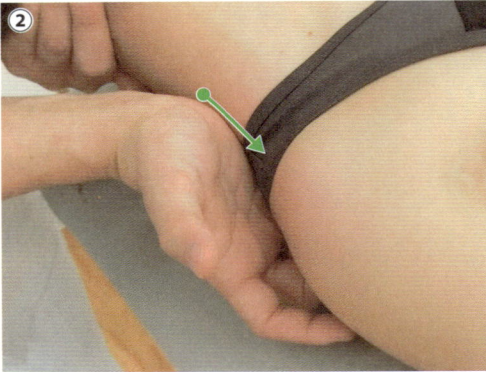

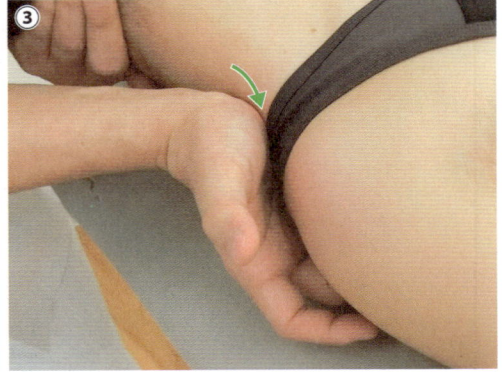

图1-5-6　肩胛提肌的拉伸操作（2）

以物理治疗师右手中指为中心，右手小鱼际贴合患者肩胛骨上角处（周边）（①），使肩胛骨下沉、
上回旋、前伸，进行拉伸（②）。

肩胛骨上回旋时，若患者肩峰向上则会造成肩胛骨上提，因此需确保操作时以肩峰为中心，同时保
持肩胛骨上角下沉。

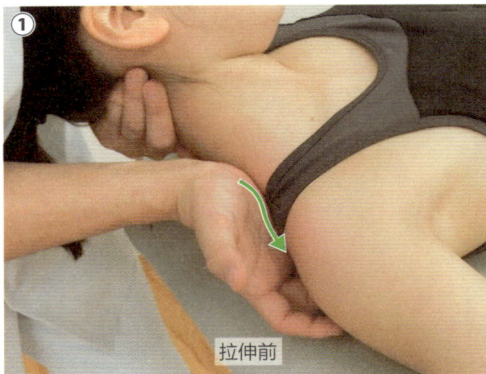

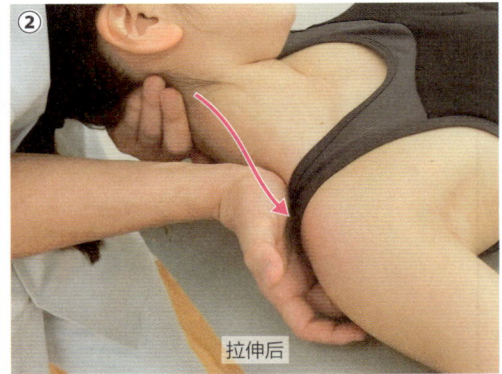

拉伸前

拉伸后

图1-5-7 拉伸肩胛提肌时对肩胛骨的操作（1）

物理治疗师用右手小鱼际操作肩胛骨上角，同时需注意应使肩胛骨上角滑入肋骨背侧。

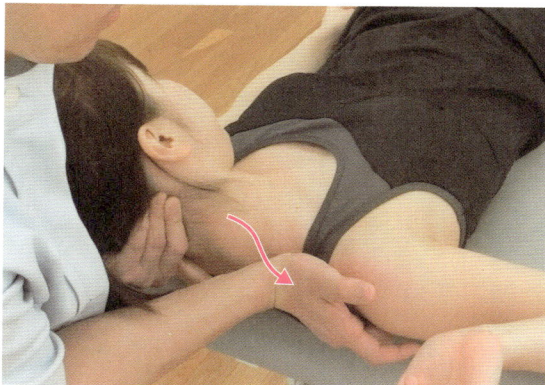

图1-5-8 拉伸肩胛提肌时对肩胛骨的操作（2）

若物理治疗师右手大鱼际置于患者肩部，则肩胛骨上角无法滑入肋骨背侧，系列操作无法顺利进行，因此需注意右手大鱼际切勿接触患者肩部。

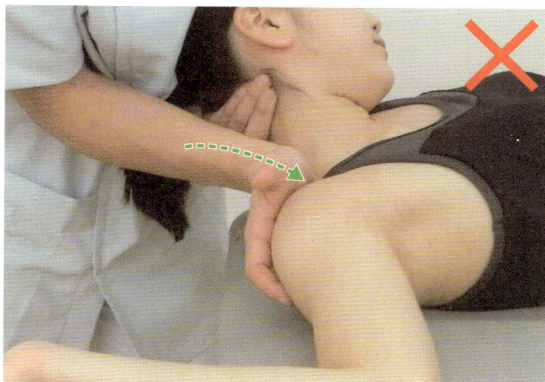

胸小肌 pectoralis minor muscle

起点	第3~第5肋骨前面	支配神经	胸内侧神经
止点	肩胛骨喙突	神经节	C8、T1

■技术要点

<table>
<tr><td rowspan="6">肌肉走向与功能</td><td colspan="2">■ 从冠状面看，肌肉起于第3~第5肋骨前面，止于肩胛骨喙突</td></tr>
<tr><td>在躯干前方从内向外走行</td><td>► 使肩胛骨前伸</td></tr>
<tr><td>在躯干前方从下向上走行</td><td>► 使肩胛骨下沉</td></tr>
<tr><td colspan="2">■ 从肩胛平面看，下拉肩胛骨外侧（肩胛骨喙突）　► 使肩胛骨下回旋</td></tr>
<tr><td colspan="2">■ 从矢状面看，下拉肩胛骨前侧　　　　　　　　　► 使肩胛骨前倾</td></tr>
</table>

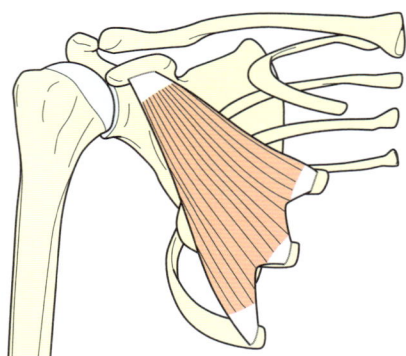

冠状面

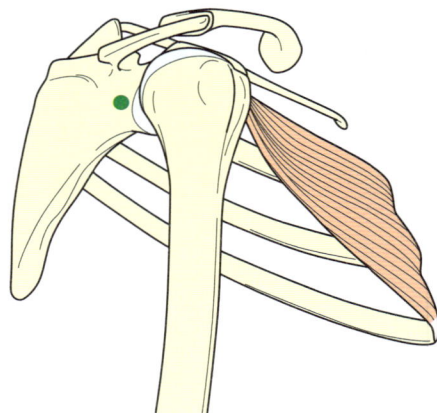

矢状面

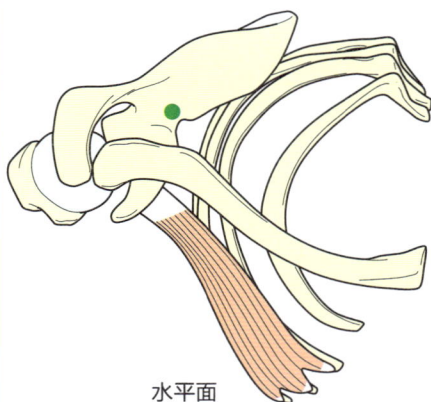

水平面

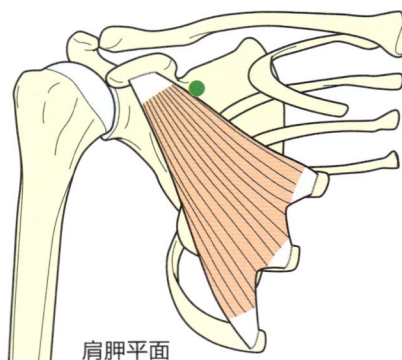

肩胛平面

胸小肌起于第3~第5肋骨前面，止于肩胛骨喙突。
由于胸小肌可向下、前拉肩胛骨重心外侧，可使肩胛骨前伸、下回旋、下沉、前倾。

固定操作	要点	■ 如何固定起点	▶ 将患者拉伸侧的下肢交叉放至另一侧下肢的上方，使躯干旋转 物理治疗师用大腿从胸壁后侧进行固定

拉伸操作 要点

■ 物理治疗师双手握住患者肩胛骨，将其提拉至外上方

■ 拉伸时确保肩胛骨不后缩　　　▶ 用手锁住肩胛骨，使其内侧缘不靠近脊柱

■ 从水平面看，拉伸时以肩胛骨内侧缘为轴，肩胛骨外侧缘向脊柱移动

图1-6-1　胸小肌的拉伸——概要

患者侧卧，右下肢置于左下肢上方呈屈曲位，自行用左手将膝关节固定于床上，右上肢自然置于体侧。

物理治疗师右手置于患者右肩前，左手置于肩胛骨内侧缘内侧，右侧大腿置于患者下位胸椎处以固定躯干。

物理治疗师双手将患者肩胛骨向外上方提拉，其次使肩胛骨上回旋、前伸、上提、后倾，进行拉伸。

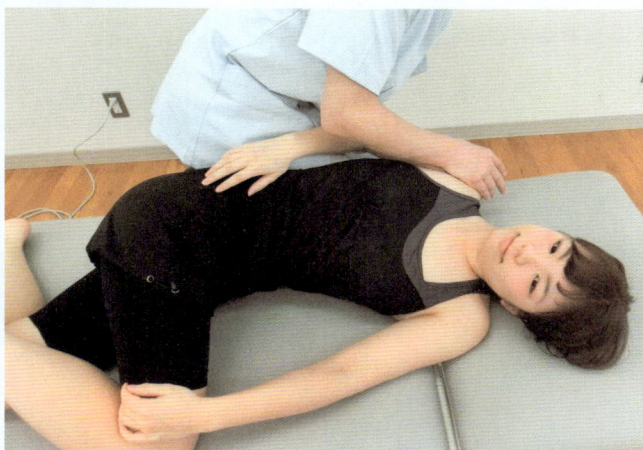

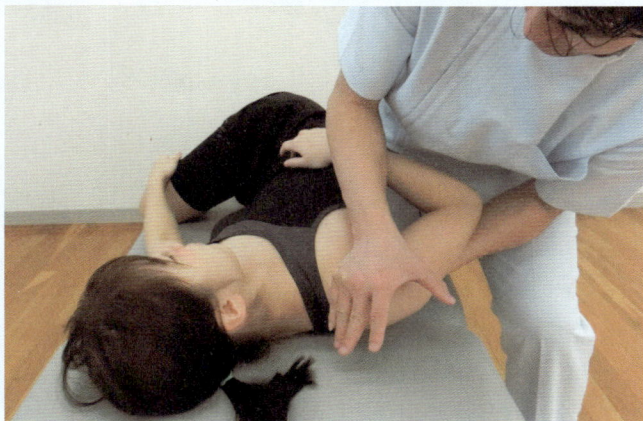

图1-6-2　胸小肌的固定操作（开始体位）

患者侧卧，右下肢髋关节与膝关节屈曲，自行用左手固定膝关节处，确保拉伸时膝关节紧贴于床面。

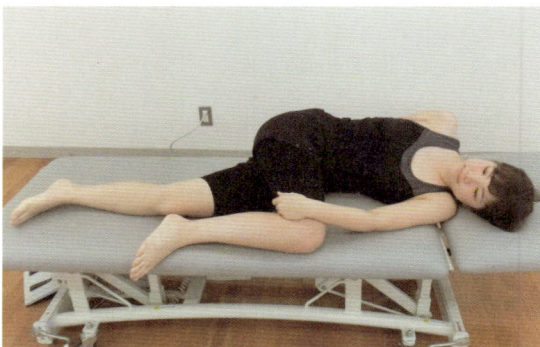

图1-6-3　胸小肌的固定操作（固定躯干）

物理治疗师右大腿外侧固定患者下位胸椎。尽管固定较高位置效果更好，但是会对肩胛骨的拉伸造成影响，因此从患者骨盆处开始固定即可。

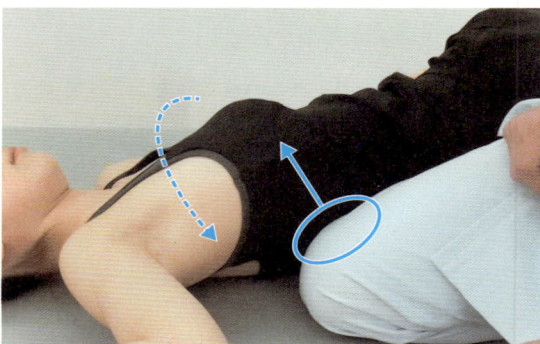

图1-6-4　胸小肌与肩胛骨的操作

① 确认喙突的位置。

② 将同侧（固定躯干的大腿同侧）手的小鱼际置于喙突处。

③ 对侧（固定躯干的大腿对侧）前臂呈外旋位，腕关节置于大腿处（ ⃝ ），手指缓慢置于肩胛骨内侧缘内侧。

④ 同侧（固定躯干的大腿同侧）手的小鱼际按于喙突处，另一只手缓慢上提肩胛骨。若强硬地将手指伸入肩胛骨内侧缘内侧，会引起疼痛并给患者带来紧张情绪。

⑤ 双手缓慢牵引肩胛骨，使其远离胸廓。

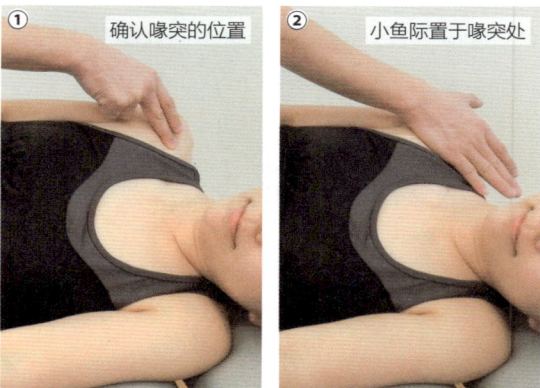

① 确认喙突的位置　　② 小鱼际置于喙突处

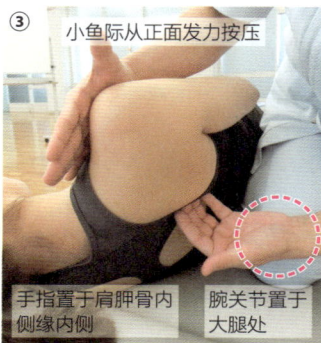

③ 小鱼际从正面发力按压
手指置于肩胛骨内侧缘内侧　腕关节置于大腿处

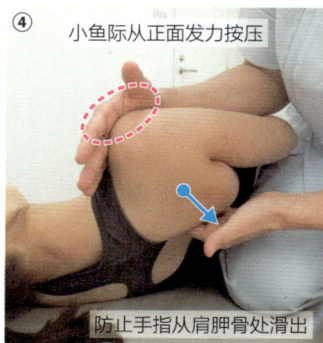

④ 小鱼际从正面发力按压
防止手指从肩胛骨处滑出

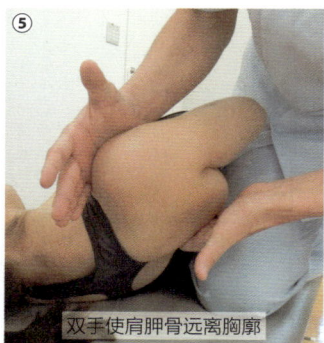

⑤ 双手使肩胛骨远离胸廓

图1-6-5 胸小肌的拉伸操作（从上方看）

物理治疗师双手使患者肩胛骨上提呈拉伸位，其次使肩胛骨上回旋、前伸、上提、后倾，进行拉伸。

物理治疗师以左手控制的肩胛骨内侧缘为支点，向外、上方（头部）拉伸喙突处，之后向下拉伸使其贴于床面。

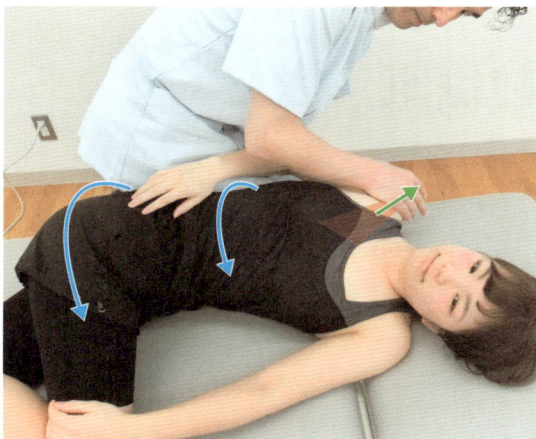

图1-6-6 胸小肌的拉伸操作（从头顶看）

此图为头顶视角下的拉伸操作。从头顶看更容易理解下压喙突使其紧贴于床面的操作。

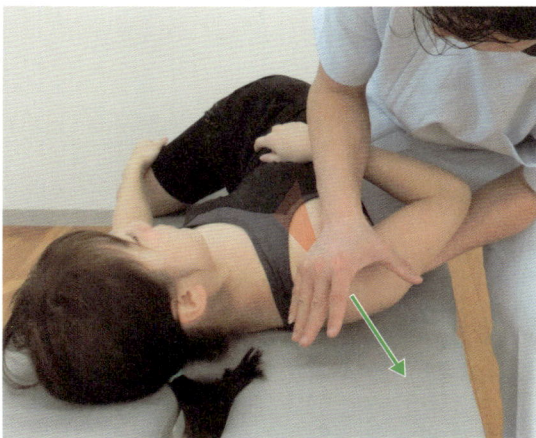

图1-6-7 胸小肌的拉伸操作（想象）

胸小肌拉伸操作绝不仅仅是对胸小肌的拉伸，还可使肩胛骨外侧（喙突）后倾。

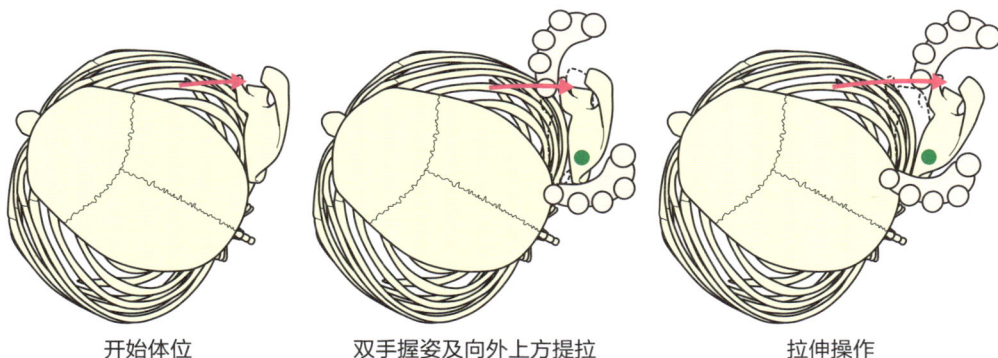

开始体位　　　　　双手握姿及向外上方提拉　　　　　拉伸操作

前锯肌 serratus anterior muscle

起点	第1～第9肋骨外侧面	支配神经	胸长神经
止点	肩胛骨内侧缘和下角	神经节	C5～C7

■技术要点

肌肉走向 与功能	■ 下部纤维起于第4～第9肋骨	■ 使肩胛骨前伸、上回旋
	■ 中部纤维起于第2或第3肋骨	■ 使肩胛骨前伸
	■ 上部纤维起于第1或第2肋骨	■ 使肩胛骨前伸、下回旋

固定操作 要点	■ 肩胛骨后缩防止患者躯干发生旋转	▶ 物理治疗师用大腿固定患者躯干

拉伸操作要点	■ 握住患者肩胛骨内侧缘，使其后缩（远离躯干的方向）	
	■ 肩胛骨后缩、下回旋拉伸下部纤维	▶ 肩胛骨后缩时使肩胛骨下角远离下部纤维起点（第4～第9肋骨外侧面）
	■ 肩胛骨内侧缘中央后缩拉伸中部纤维	▶ 肩胛骨后缩时使肩胛骨内侧缘远离中部纤维起点（第2或第3肋骨外侧面）
	■ 肩胛骨后缩、上回旋拉伸上部纤维	▶ 肩胛骨后缩时使肩胛骨上角远离上部纤维起点（第1或第2肋骨外侧面）

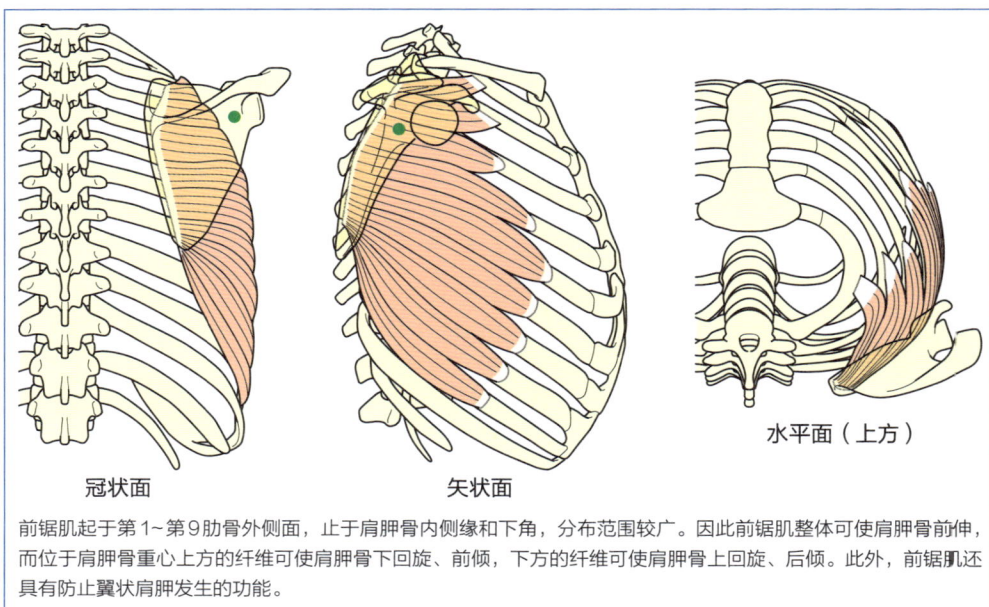

冠状面　　　　　　　　　矢状面　　　　　　　　　水平面（上方）

前锯肌起于第1～第9肋骨外侧面，止于肩胛骨内侧缘和下角，分布范围较广。因此前锯肌整体可使肩胛骨前伸，而位于肩胛骨重心上方的纤维可使肩胛骨下回旋、前倾，下方的纤维可使肩胛骨上回旋、后倾。此外，前锯肌还具有防止翼状肩胛发生的功能。

图1-7-1　前锯肌下部纤维拉伸——概要（1）

患者朝左侧卧。物理治疗师双手握住患者肩胛骨下角附近的内侧缘以及上臂近肩部。左手置于肩胛骨下角附近的内侧缘，将肩胛骨缓慢提起，逐渐使其与胸廓分离、下回旋，其间注意尽量不要让患者产生疼痛。物理治疗师右手置于患者肩峰与上臂近肩部，使肩胛骨下回旋、后缩，进行拉伸。

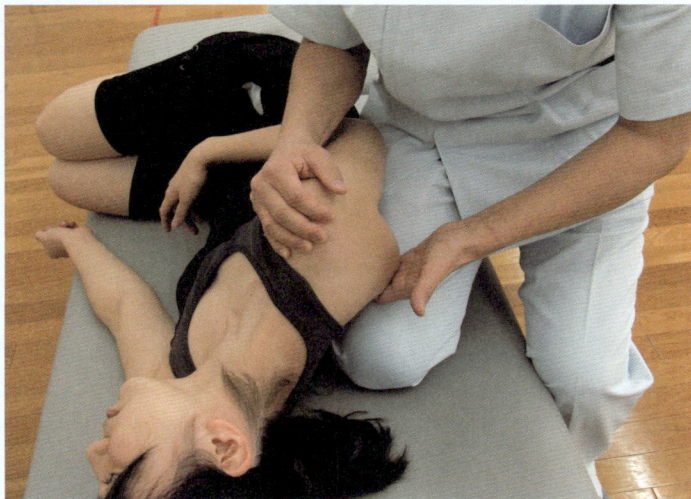

图1-7-2　前锯肌下部纤维拉伸——概要（2）

物理治疗师右侧大腿固定患者躯干，防止躯干旋转；双手同时配合，使患者肩胛骨下回旋、内缩（朝肩胛骨下角远离胸廓的方向）。

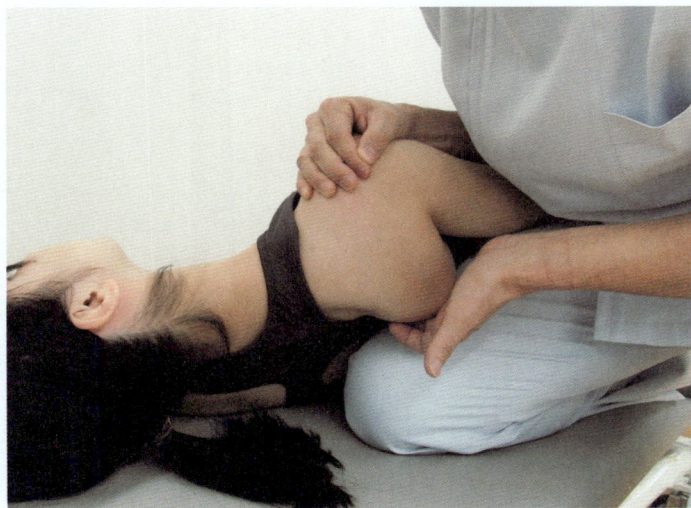

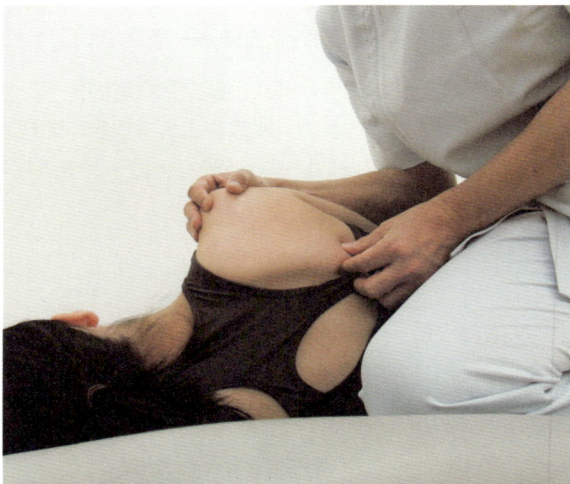

图1-7-3　前锯肌下部纤维的固定操作

患者朝左侧卧，物理治疗师右侧大腿外侧置于患者背部进行固定。固定时首先确定肩胛骨下角的位置，注意腿部不要妨碍后续对肩胛骨进行的操作。

图1-7-4　前锯肌下部纤维的拉伸操作（握姿）

开始拉伸前，物理治疗师应确保握住肩胛骨下角内侧缘。首先使患者完全放松，物理治疗师左手食指到小指全部置于患者肩胛骨下角内侧缘（①）。

物理治疗师右手置于患者肩峰处，使患者肩峰缓慢下回旋，肩胛骨下角（包括内侧缘下方）会自动远离胸廓（②）。

物理治疗师右手置于患者上臂近肩部使肩胛骨后缩，由此肩胛骨下角处内侧缘滑至左手手指指腹上方（③）。

若拉伸期间患者较为紧张，则肌肉收缩会使物理治疗师手指滑出肩胛骨内侧缘。因此可以轻声提醒患者或轻摇其身体，使患者完全放松。

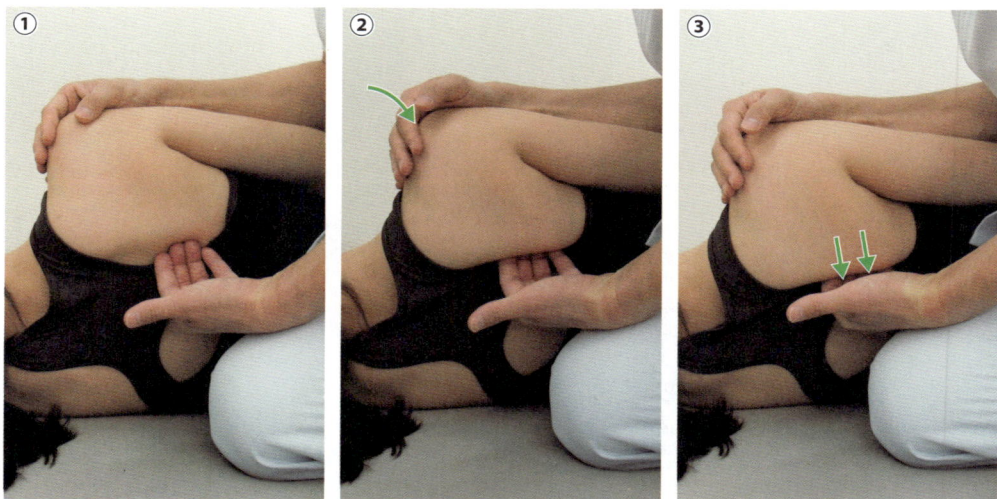

图1-7-5　前锯肌下部纤维的拉伸操作

物理治疗师左手握住患者肩胛骨下角处内侧缘后，右手使肩峰下回旋，双手同时进行操作使肩胛骨下回旋、后缩与远离胸廓（①）。

之后物理治疗师右手辅助肩胛骨后缩，调整肩胛骨远离胸廓的角度，确保肩胛骨下角远离肋骨侧面（②）。

拉伸时使患者吸气、打开胸腔进行固定，从而加强患者拉伸感。

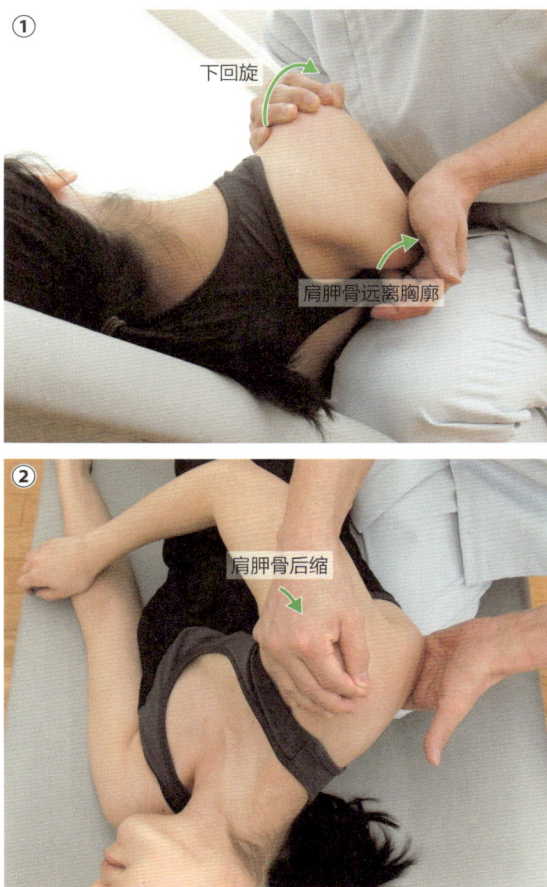

① 下回旋

肩胛骨远离胸廓

② 肩胛骨后缩

图1-7-6　前锯肌中部纤维的拉伸——概要（1）

患者朝左侧卧。物理治疗师拉伸肩胛骨下角后，对肩胛骨内侧缘中央进行同样的拉伸操作，手握住患者肩胛骨内侧缘以及上臂近肩部。

物理治疗师左手置于患者肩胛骨内侧缘中央，缓慢使其远离躯干进行后缩，其间注意切忌给患者带来疼痛。同时右手置于上臂近肩部，使肩胛骨朝后缩方向运动，进行拉伸。

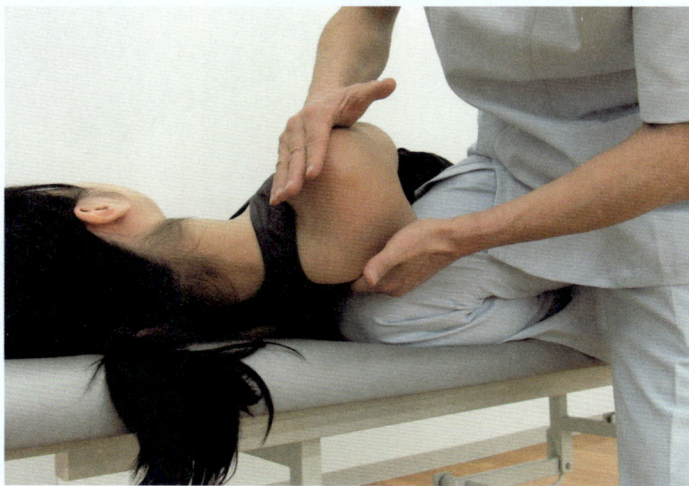

图1-7-7　前锯肌中部纤维的拉伸——概要（2）

物理治疗师左手握住患者肩胛骨内侧缘，由于内侧缘中央相比于下角更难固定，因此手指应尽量伸向深处。待患者完全放松后，使肩胛骨内侧缘后缩远离胸廓，使其向后缩方向运动，进行拉伸。

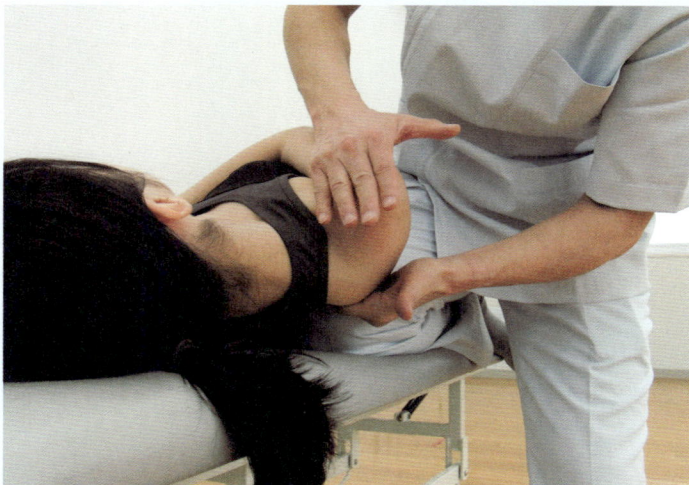

图1-7-8   前锯肌中部纤维的固定操作

患者朝左侧卧，物理治疗师右侧大腿外侧置于患者背部进行固定。固定时首先确定肩胛骨下角的位置，注意腿部不要妨碍后续对肩胛骨进行的操作。

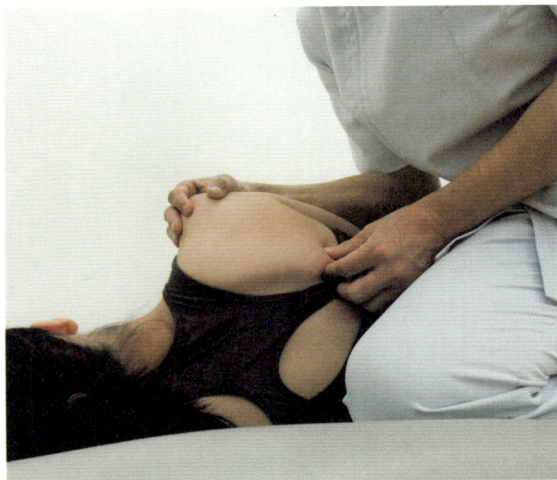

图1-7-9   前锯肌中部纤维的拉伸操作（握姿）

开始拉伸前，物理治疗师应确保握住肩胛骨内侧缘。首先使患者完全放松，物理治疗师左手食指到小指全部置于患者肩胛骨下角内侧缘靠内位置（①）。

物理治疗师右手置于患者上臂近肩部，使患者肩胛骨向后缩方向运动（②）。

按压上臂近肩部，肩胛骨内侧缘滑至左手手指指腹上方，由此可握住内侧缘进行固定（③）。

若拉伸期间患者较为紧张，则肌肉收缩会使物理治疗师手指滑出肩胛骨内侧缘。因此，可以轻声提醒患者或轻摇其身体，使患者完全放松。

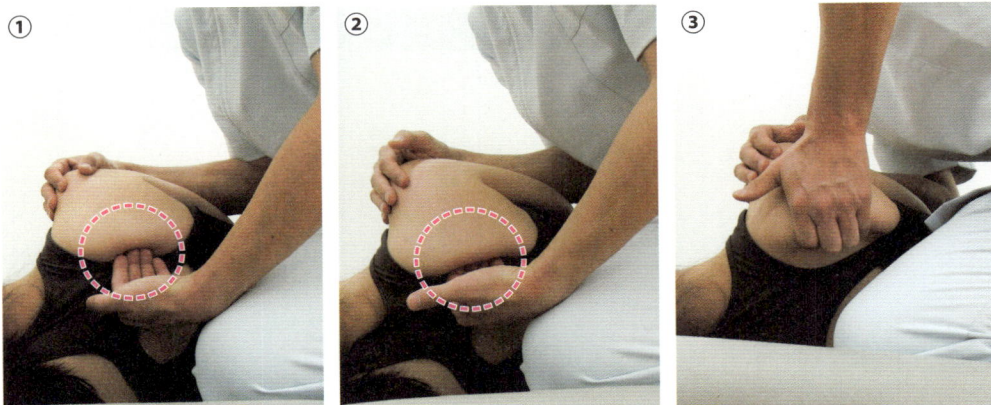

图1-7-10 前锯肌中部纤维的拉伸操作

物理治疗师左手握住患者肩胛骨内侧缘，右手置于上臂近肩部按压关节窝辅助肩胛骨后缩，同时左手使肩胛骨后缩并远离胸廓（①）。

之后物理治疗师右手辅助肩胛骨后缩，调整肩胛骨远离胸廓的角度，确保肩胛骨下角远离肋骨侧面（②）。

拉伸时使患者吸气、打开胸腔进行固定，从而加强患者拉伸感。

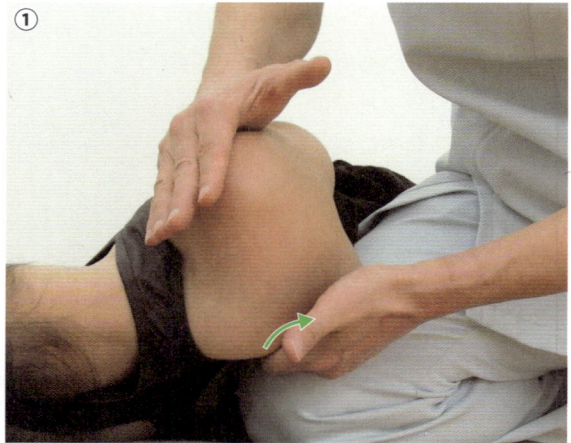

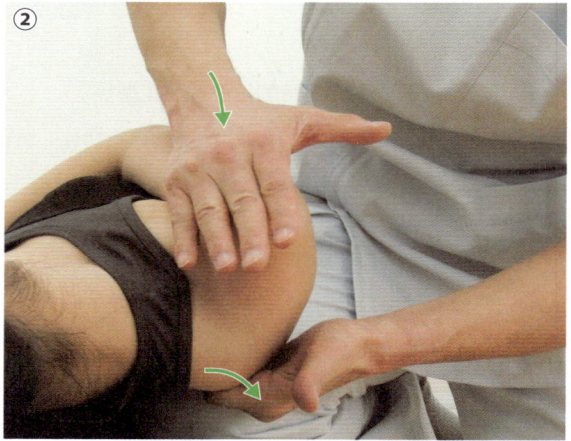

图1-7-11　前锯肌上部纤维的拉伸——概要（1）

患者朝左侧卧，物理治疗师握住患者肩胛骨上角与上臂近肩部。

物理治疗师左手食指至小指置于肩胛骨上角内侧缘，拇指置于上角外侧；右手置于患者上臂近肩部使肩胛骨朝上回旋、后缩方向运动，进行拉伸。使患者肩胛骨上角后缩并缓慢使其远离胸廓进行上回旋，其间注意切忌给患者带来疼痛。

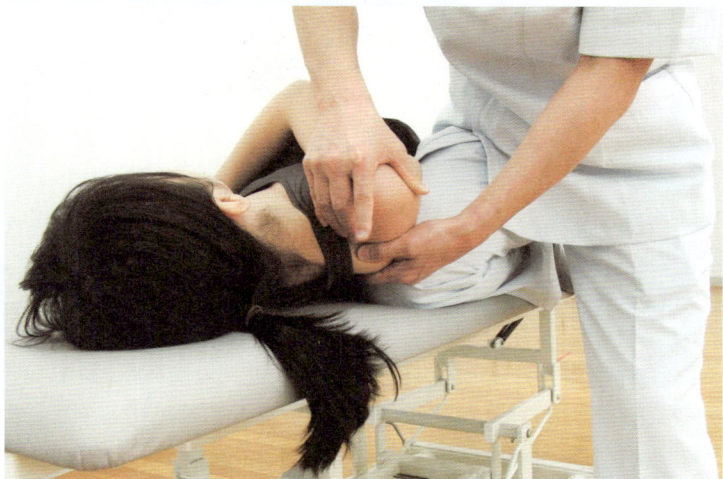

图1-7-12　前锯肌上部纤维的拉伸——概要（2）

物理治疗师左手握住患者肩胛骨上角内侧缘。由于上角部位较其他部位更难固定，因此需花费一定时间待患者充分放松后使手指伸向深处，以便充分固定。待患者完全放松后，使患者肩胛骨上角远离胸廓，缓慢向后缩、上回旋方向运动，进行拉伸。

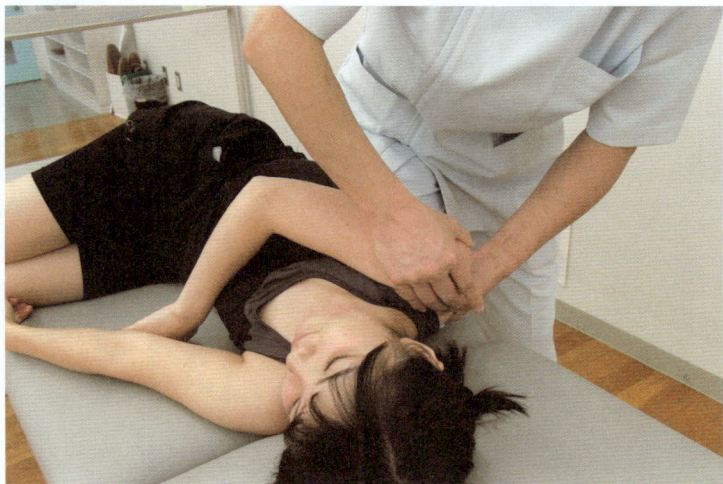

图1-7-13 前锯肌上部纤维的固定
操作与上角位置的确认

患者朝左侧卧，物理治疗师右侧大腿
外侧置于患者背部进行固定。固定时
首先确定肩胛骨上角的位置，注意腿
部不要妨碍后续对肩胛骨进行的操作。
此外，与拉伸下部、中部纤维时的固
定相比，拉伸上部纤维时腿部可较为
靠近头部进行固定。

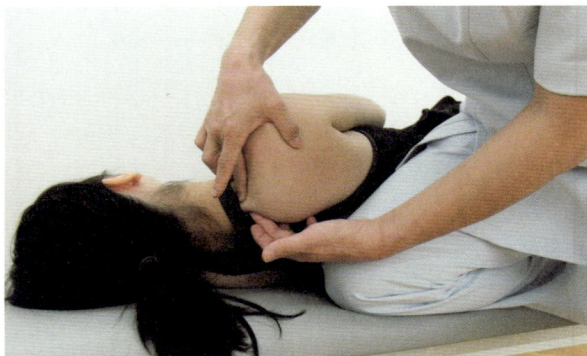

图1-7-14 前锯肌上部纤维的拉伸操作（握姿）

开始拉伸前，物理治疗师应确保握住肩胛骨上角内侧缘。首先使患者完全放松，物理治疗师左手食
指到小指全部置于患者肩胛骨上角内侧缘（①）。

物理治疗师右手置于患者上臂近肩部，朝后缩、上回旋方向按压患者肩胛骨，使肩胛骨上角（包含
内侧缘顶部）远离胸廓（②）。

物理治疗师右手使患者肩胛骨朝上回旋、后缩方向运动，以使患者肩胛骨上角至内侧缘顶部滑至物
理治疗师左手手指指腹（③）。肩胛骨上角至内侧缘顶部滑至手指指腹一定程度后，物理治疗师左手
拇指置于患者肩胛骨上角外侧，与其他手指一起握住肩胛骨上角外侧（④）。

若拉伸期间患者较为紧张，则肌肉收缩会使物理治疗师手指滑出肩胛骨内侧缘。因此可以轻声提醒
患者或轻摇其身体，使患者完全放松。

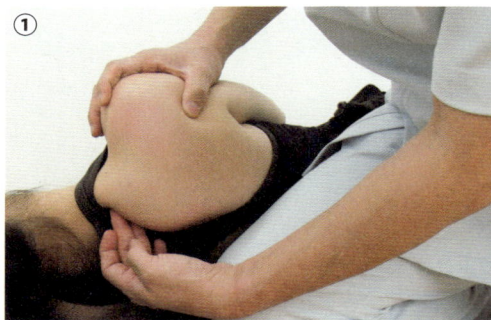

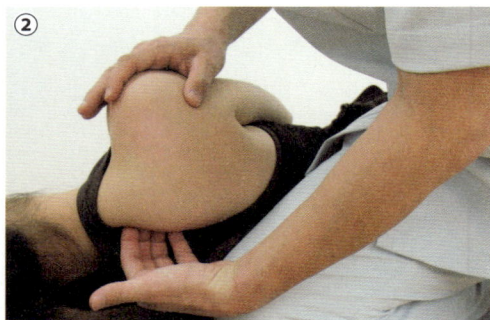

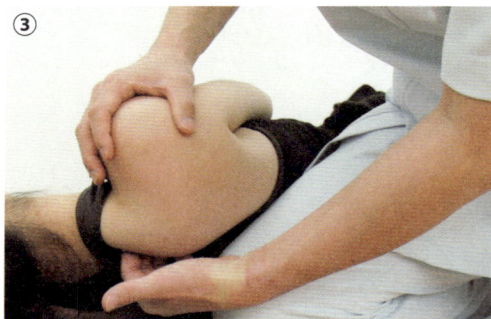

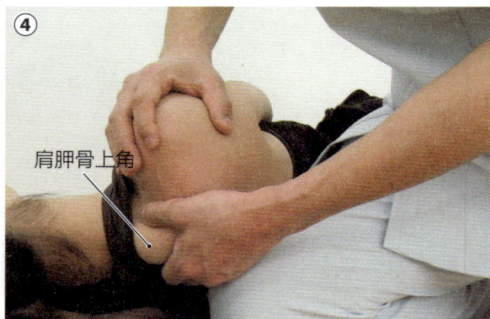

图1-7-15　前锯肌上部纤维的拉伸操作（1）

物理治疗师左手握住患者肩胛骨上角（①），右手置于上臂近肩部辅助肩胛骨进行上回旋、后缩运动。之后物理治疗师左手使患者肩胛骨上回旋、后缩并远离胸廓（②），拉伸时要注意调整方向，使患者肩胛骨上角远离第1肋骨侧面。

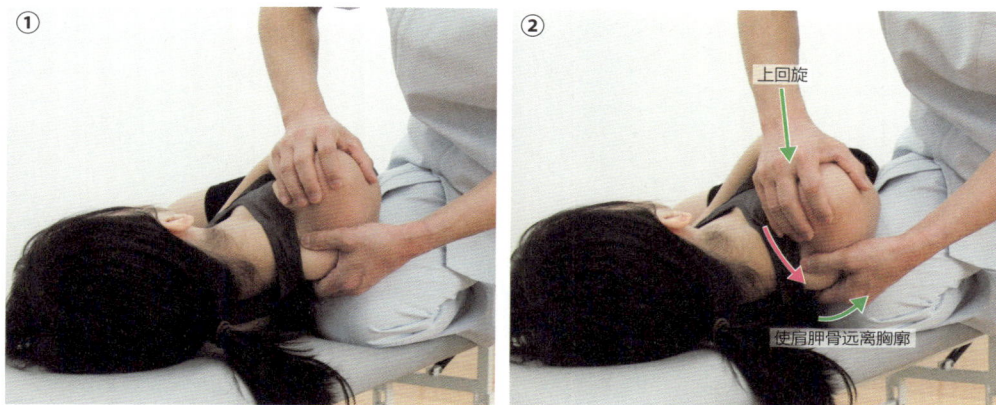

图1-7-16　前锯肌上部纤维的拉伸操作（2）

拉伸前锯肌上部纤维时的重点是肩胛骨的上回旋。由于肌纤维集中于肩胛骨下角，因此前锯肌的作用是使肩胛骨前伸、上回旋；但是前锯肌上部纤维的作用却是使其前伸、下回旋。因此拉伸时应使肩胛骨后缩、上回旋。

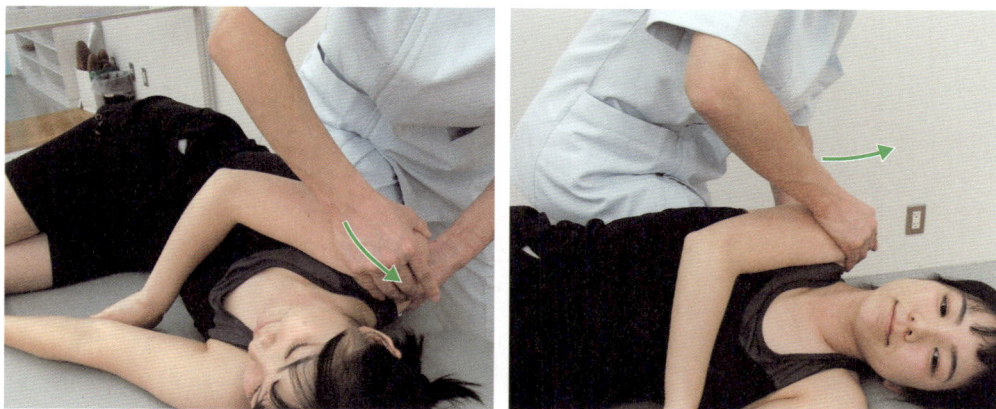

图1-7-17　前锯肌各部位的拉伸方向汇总——水平面及矢状面视角

前锯肌	水平面	矢状面
整体		
下部纤维		
中部纤维		
上部纤维		

三角肌前部肌束 *anterior fiber of deltoid muscle*

起点	锁骨外侧 1/3 上缘	支配神经	腋神经
止点	肱骨体外侧的三角肌粗隆	神经节	C5、C6

■技术要点

肌肉走向 与功能	■ 经过盂肱关节屈曲－伸展轴前侧	▶ 使盂肱关节屈曲
	■ 经过盂肱关节内收－外展轴内侧	▶ 使盂肱关节内收
	■ 经过盂肱关节内旋－外旋轴前侧	▶ 使盂肱关节内旋
	■ 经过盂肱关节水平屈曲－水平伸展轴前侧	▶ 使盂肱关节水平屈曲
固定操作 要点	■ 盂肱关节在轻度外展位水平伸展时肩胛骨如何活动	▶ 肩胛骨下回旋、后缩
抑制其他 肌肉	■ 抑制肱二头肌	▶ 肘关节呈屈曲位
	■ 控制胸大肌锁骨部的拉伸程度	▶ 控制肩关节外旋幅度

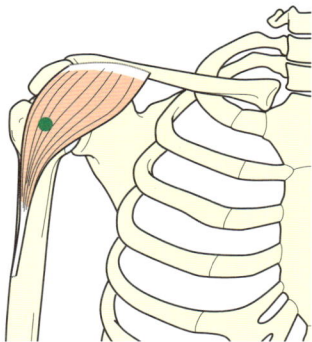
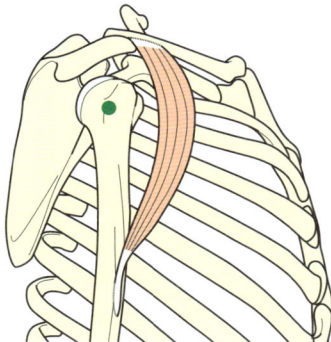
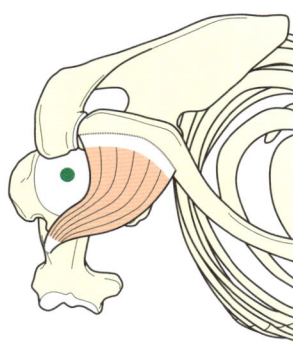

冠状面　　　　　　　　　矢状面　　　　　　　水平面（上方）

三角肌前部肌束起于锁骨外侧 1/3 上缘，止于肱骨体外侧的三角肌粗隆。
由于三角肌前部肌束经过盂肱关节屈曲－伸展轴前侧，内收－外展轴内侧，内旋－外旋轴前侧，水平屈曲－水平伸展轴前侧，因此可使盂肱关节屈曲、内收、内旋、水平屈曲。若盂肱关节外展幅度较大，则肌肉越过轴的位置，可使盂肱关节外展。

图2-1-1 三角肌前部肌束的拉伸——概要（1）

物理治疗师左手向上回旋、前伸方向固定肩胛骨，右手握住患者肘关节至前臂，将盂肱关节从轻度外展位向水平伸展方向拉伸，同时使其轻度外旋。这时可对肱骨略微施加压力。

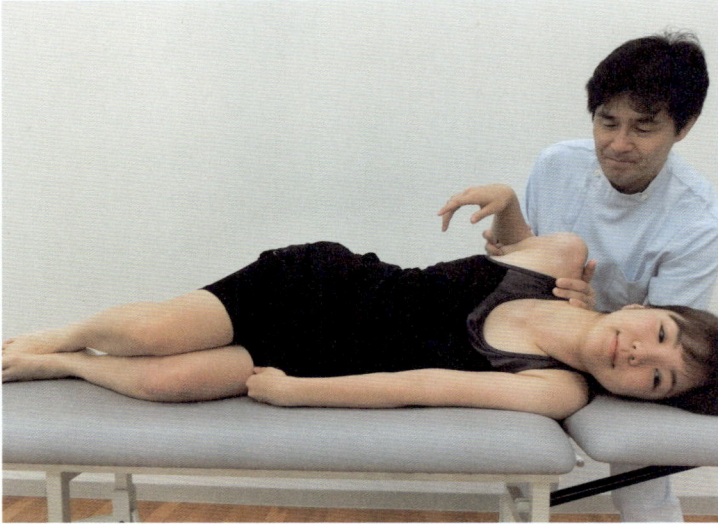

图2-1-2 三角肌前部肌束的拉伸——概要（2）

从图可知，患者右腋并未夹紧（非盂肱关节的内收运动），这时盂肱关节从轻度外展位向水平伸展方向运动。

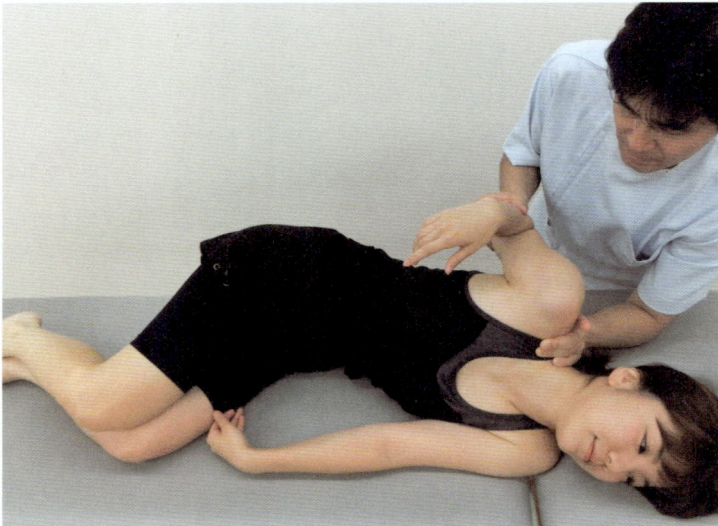

图2-1-3　三角肌前部肌束的拉伸

物理治疗师右手握住患者肘关节至前臂近肩部，使肩关节轻度外旋。同时使盂肱关节由轻度外旋位运动至水平伸展方向，并施加一定压力。

对肱骨长轴方向施加压力，可使肩胛骨更容易上回旋，盂肱关节更易伸展，因此更容易在肩胛骨上回旋方向进行固定。

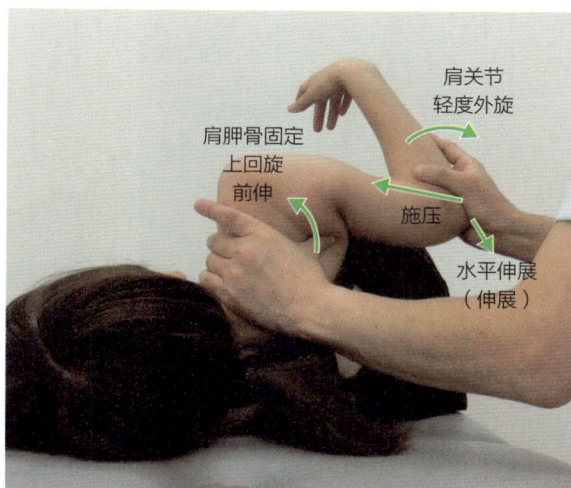

肩关节
轻度外旋

肩胛骨固定
上回旋
前伸

施压

水平伸展
（伸展）

图2-1-4　三角肌前部肌束的固定操作

a图所示肩胛骨固定不充分，则拉伸盂肱关节时肩胛骨易下回旋、后缩。因此物理治疗师固定肩胛骨时应如b图所示，左手中指、无名指置于患者肩胛骨上角附近，并以其为支点，左手拇指指腹至大鱼际置于冈下窝，将肩胛骨固定于上回旋、前伸方向。

固定肩胛骨的秘诀便是左手与肩胛骨的接触面够大，且充分贴合。进行固定时物理治疗师左手中指与无名指不可单独握住肩胛骨，拇指也不可单独发力。物理治疗师应尽量增大左手与肩胛骨的接触面积，并均匀地向患者肩胛骨施加压力。

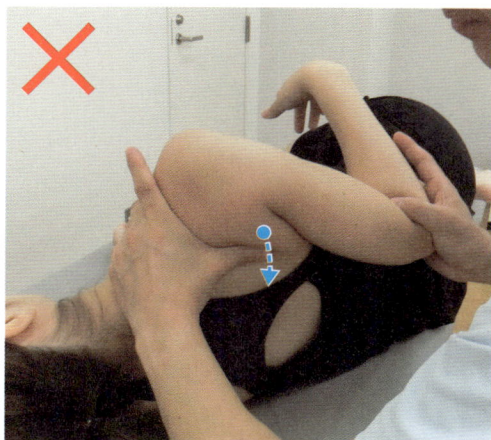

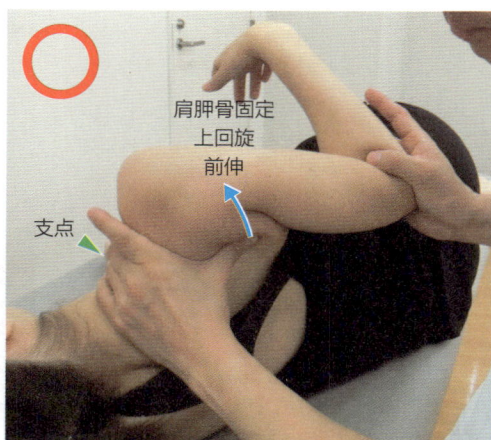

肩胛骨固定
上回旋
前伸

支点

a.肩胛骨固定不充分　　　　　　　　　　　b.肩胛骨固定充分

图2-1-5 三角肌前部肌束的拉伸操作（固定辅助）

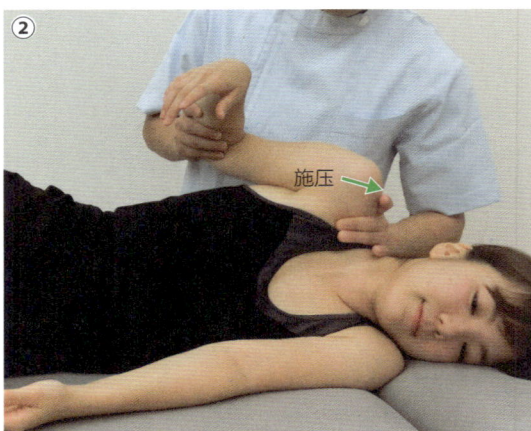

① 物理治疗师右手置于患者肱骨长轴并施加压力，同时进行拉伸。由此置于患者肩胛骨的左手进行固定时的阻力减小，可轻松进行固定。

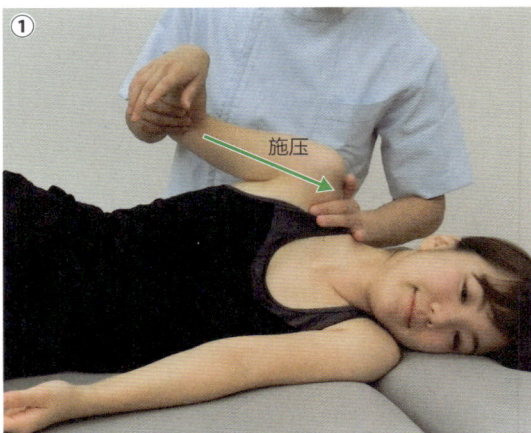

② 拉伸时物理治疗师右手向肱骨长轴方向施加压力，使患者肩峰稍微上提、上回旋。

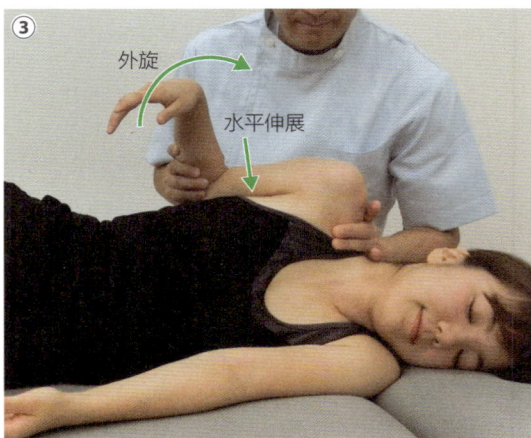

③ 施加压力时，物理治疗师右手使患者盂肱关节内收、轻度外旋。之后按图①所示使盂肱关节自轻度外展位运动至水平伸展方向，不可使其内收。此外，若关节外旋力度过大，则会拉伸胸大肌锁骨部，因此需注意控制外旋力度。

三角肌中部肌束 middle fiber of deltoid muscle

起点	肩峰的外侧缘	支配神经	腋神经
止点	肱骨体外侧的三角肌粗隆	神经节	C5、C6

■技术要点

肌肉走向与功能	■ 经过盂肱关节屈曲－伸展轴	▶ 使盂肱关节处于屈曲、伸展中立位
	■ 经过盂肱关节内收－外展轴外侧	▶ 使盂肱关节外展
	■ 经过盂肱关节内旋－外旋轴	▶ 使盂肱关节处于内旋、外旋中立位
	■ 经过盂肱关节水平屈曲－水平伸展轴	▶ 使盂肱关节处于水平屈曲、水平伸展中立位
拉伸操作要点	■ 何为盂肱关节正确内收方向	▶ 在肩胛平面进行内收运动
固定操作要点	■ 盂肱关节在肩胛平面内收时，肩胛骨如何运动	▶ 肩胛骨下回旋

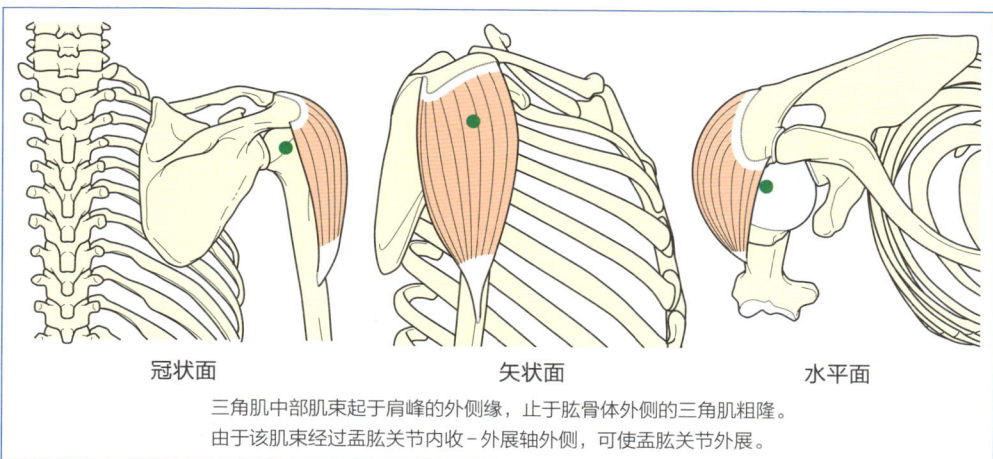

冠状面　　　　　　　　矢状面　　　　　　　　水平面

三角肌中部肌束起于肩峰的外侧缘，止于肱骨体外侧的三角肌粗隆。
由于该肌束经过盂肱关节内收－外展轴外侧，可使盂肱关节外展。

图2-2-1 三角肌中部肌束的拉伸——概要（1）

物理治疗师左手使患者肩胛骨上回旋并固定，右手握住患者肘关节附近，施加压力使盂肱关节在肩胛平面内收以进行拉伸。在肘关节处施加压力的目的是防止肩胛骨下回旋，使盂肱关节有效内收。

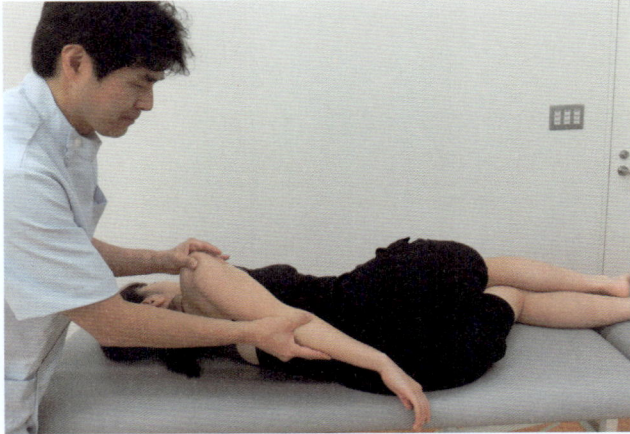

图2-2-2 三角肌中部肌束的拉伸——概要（2）

盂肱关节内收是在肩胛平面上的运动，因此物理治疗师应使患者上肢向背部方向运动。拉伸时盂肱关节整体不进行内旋或外旋，但是若希望拉伸三角肌中部肌束的前侧纤维可使关节轻度外旋，若希望拉伸后侧纤维可使关节轻度内旋。

患者肘关节屈曲可能会抵住躯干，因此应使患者肘关节保持伸展。为此物理治疗师应握住肘关节远端（靠近手腕位置）。

物理治疗师左手使患者肩胛骨上回旋并进行固定。

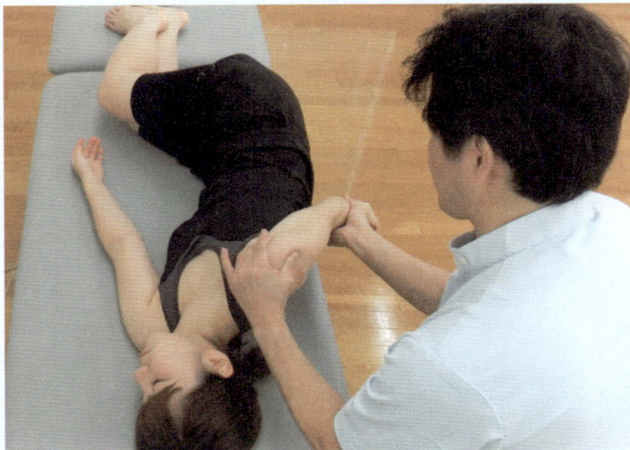

图2-2-3　三角肌中部肌束的固定操作（1）

盂肱关节在肩胛平面进行内收运动可导致
肩胛骨下回旋，因此物理治疗师左手需使
患者肩胛骨上回旋并进行固定。

物理治疗师左手拇指与中指前后夹紧患者
肩峰；左手小鱼际按压患者肩胛骨上角并
找到支点，上提肩峰使肩胛骨上回旋。

此外，应在拉伸开始前，肩胛骨呈上回旋
位时固定肩胛骨。

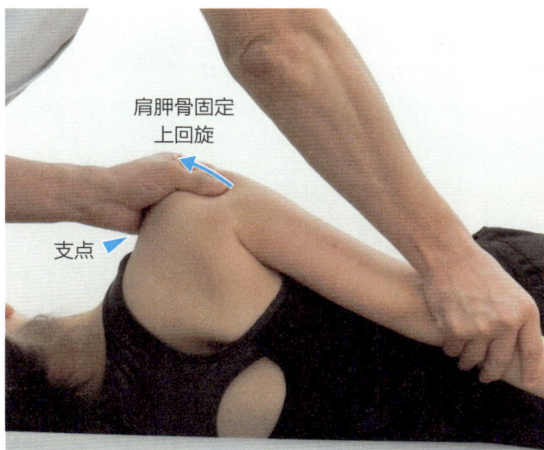

图2-2-4　三角肌中部肌束的固定操作（2）——固定肩峰的握姿

首先确认患者肩峰的位置以及宽度，想象患者肩峰大小（①）。其次根据其大小，物理治疗师伸展左
手拇指与中指的指间关节，用近节指骨部位前后夹住患者肩峰（②）。此时注意确保拇指与中指全
部置于患者肩峰，从前后包住三角肌中部肌束。若物理治疗师左手拇指或中指的指间关节屈曲，则
会导致手指与患者肩峰及肌肉间出现缝隙，不仅无法充分固定，还可能因指间发力给患者带来痛感。
因此固定肩峰时需确保指间关节伸展。

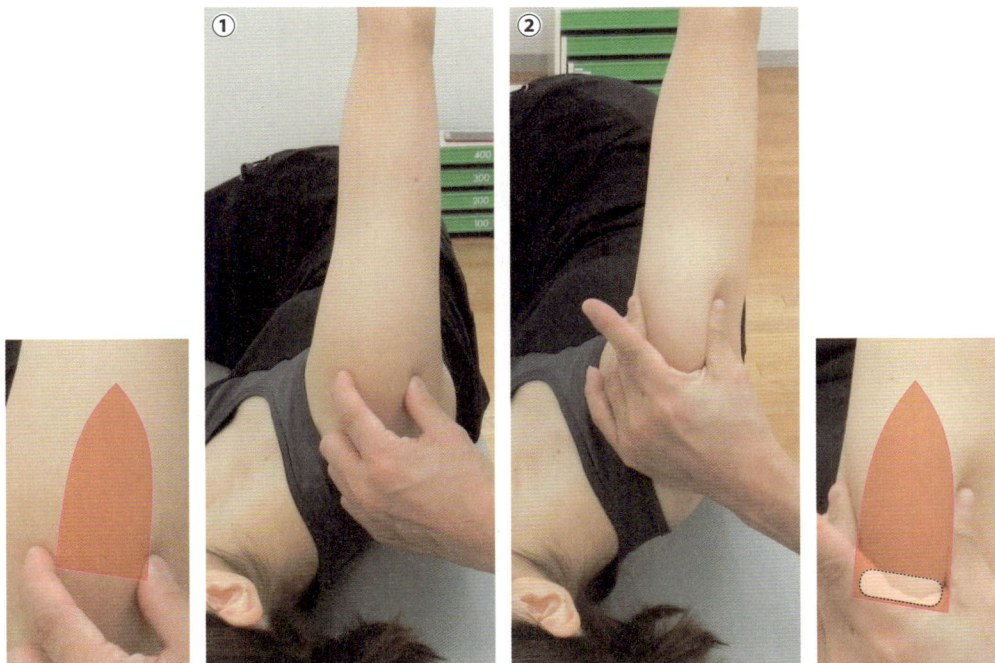

图2-2-5　三角肌中部肌束的临床拉伸方法

若患者肌肉较为紧张或其他因素导致拉伸难以进行，可用以下方法进行放松和拉伸。

与固定肩胛骨时相同，物理治疗师右手拇指与中指握住肩峰侧的肌肉近端；左手拇指与中指握住三角肌粗隆侧的肌肉远端。

物理治疗师双手拇指与中指充分固定患者三角肌中部肌束后，从前后缓缓施压，握住三角肌中部肌束使该肌肉与深层组织分离（①）；然后不断上提肌肉，使肌腹与深层组织分离（②）。

若拉伸三角肌中部肌束前侧，则上提双手拇指按压部位；若拉伸三角肌中部肌束后侧，则上提双手中指按压部位。

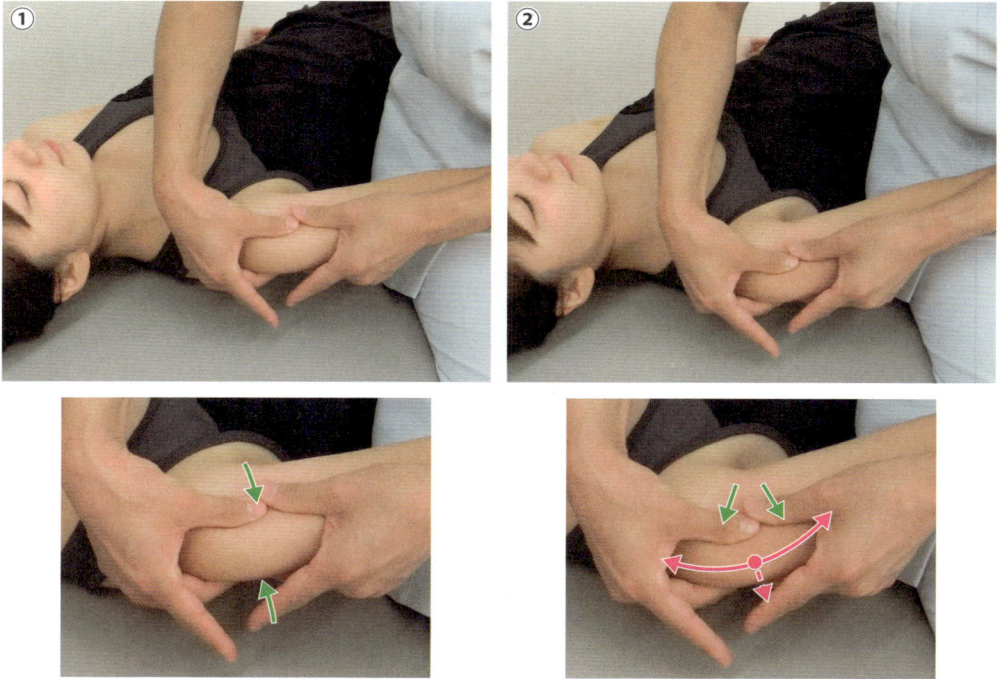

三角肌后部肌束 posterior fiber of deltoid muscle

起点	肩胛冈的下缘		支配神经	腋神经
止点	肱骨体外侧的三角肌粗隆		神经节	C5、C6

■技术要点

肌肉走向与功能	■ 经过盂肱关节屈曲－伸展轴后侧	▶ 使盂肱关节伸展
	■ 经过盂肱关节内收－外展轴内侧	▶ 使盂肱关节内收
	■ 经过盂肱关节内旋－外旋轴后侧	▶ 使盂肱关节外旋
	■ 经过盂肱关节水平屈曲－水平伸展轴后侧	▶ 使盂肱关节水平伸展

固定操作要点	■ 盂肱关节水平屈曲时肩胛骨如何运动	▶ 肩胛骨前伸、上提、上回旋（肩胛骨后缩、下沉、下回旋时固定）

拉伸操作要点	■ 使盂肱关节水平屈曲、屈曲、轻微内旋，进行拉伸
	■ 若盂肱关节内旋幅度过大，则小圆肌与冈下肌会得到更好的拉伸，导致三角肌后部肌束拉伸不充分

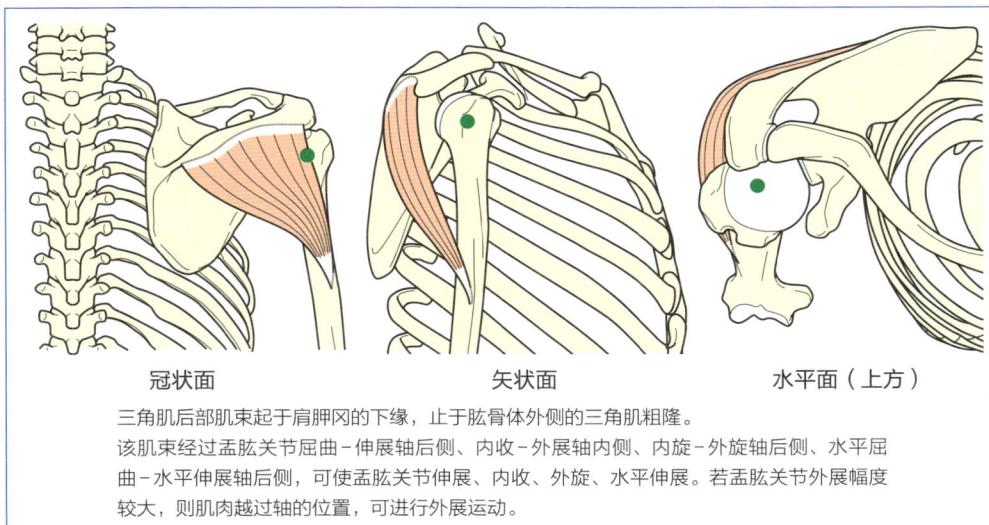

冠状面　　　　　　　　矢状面　　　　　　　水平面（上方）

三角肌后部肌束起于肩胛冈的下缘，止于肱骨体外侧的三角肌粗隆。
该肌束经过盂肱关节屈曲－伸展轴后侧、内收－外展轴内侧、内旋－外旋轴后侧、水平屈曲－水平伸展轴后侧，可使盂肱关节伸展、内收、外旋、水平伸展。若盂肱关节外展幅度较大，则肌肉越过轴的位置，可进行外展运动。

图2-3-1 三角肌后部肌束的拉伸——概要（1）

物理治疗师左手使患者肩胛骨后缩、下回旋、下沉，进行固定；右手握住患者肘关节附近，对肱骨施加压力，同时使盂肱关节水平屈曲、屈曲、轻微内旋，进行拉伸。

对肱骨施加压力以防肩胛骨前伸，使盂肱关节更有效地进行水平屈曲运动。

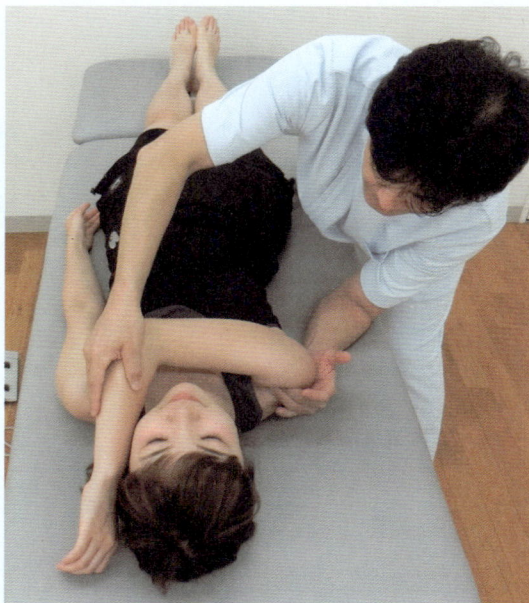

图2-3-2 三角肌后部肌束的拉伸——概要（2）

拉伸盂肱关节时，并非单纯地进行水平屈曲运动，还要伴随内收与屈曲运动。患者上肢呈60度外展位伸至身体对侧，指向对角线方向（钟表8时与2时形成的对角线方向）。

若盂肱关节内旋幅度过大，则小圆肌与冈下肌会得到更好的拉伸，导致三角肌后部肌束拉伸不充分。因此，内旋时物理治疗师要注意控制幅度，同时要根据用于固定的左手、视觉信息、右手终末感进行调整。

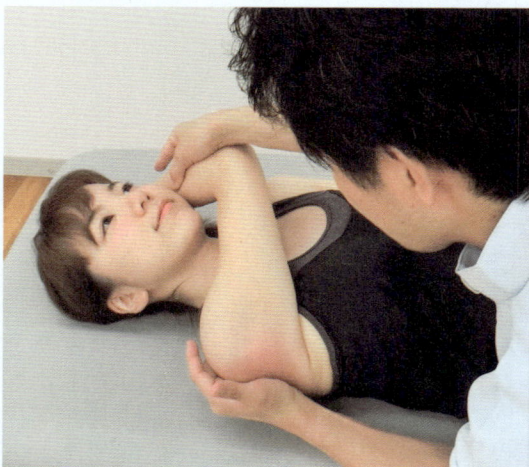

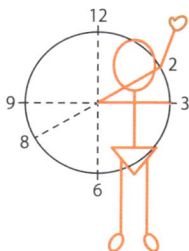

图2-3-3　三角肌后部肌束的固定操作（1）

若肩胛骨代偿运动开始后才对肩胛骨进行固定则为时已晚。因此，应在拉伸盂肱关节前（肩胛骨运动前）充分固定肩胛骨。

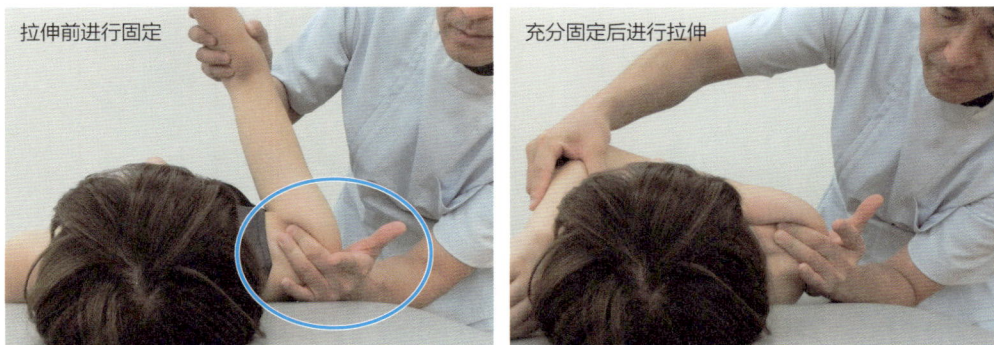

拉伸前进行固定　　　　　　　　　　　　　　充分固定后进行拉伸

图2-3-4　三角肌后部肌束的固定操作（2）

若没有充分固定肩胛骨，则关节活动度增大。这种情况下，表面上肌肉得到充分拉伸，但是三角肌后部肌束拉伸感却不强烈（①）。充分固定肩胛骨后关节活动度变小，但三角肌后部肌束可以获得强烈的拉伸感（②）。

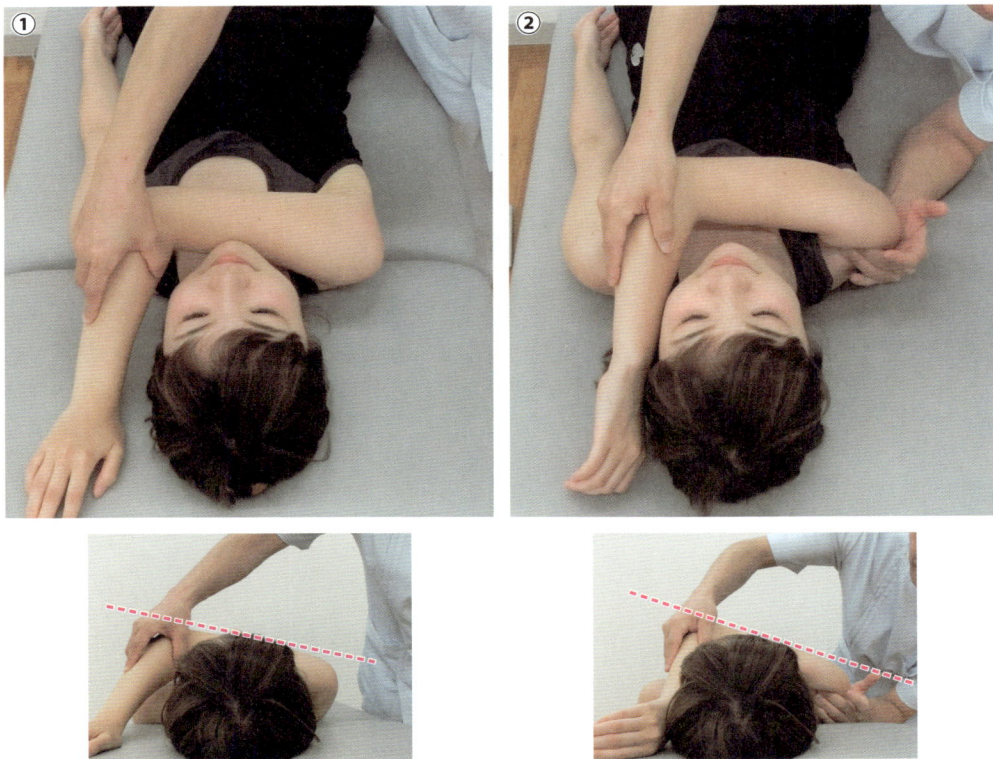

图2-3-5 三角肌后部肌束的固定操作（3）

物理治疗师左手中指指腹置于患者锁骨远端，左手小鱼际置于患者肩胛冈至冈下窝部位，与中指夹紧进行固定。之后以物理治疗师置于患者锁骨远端的左手中指为支点（①），左手小鱼际将肩胛骨固定于后缩方向（②）。

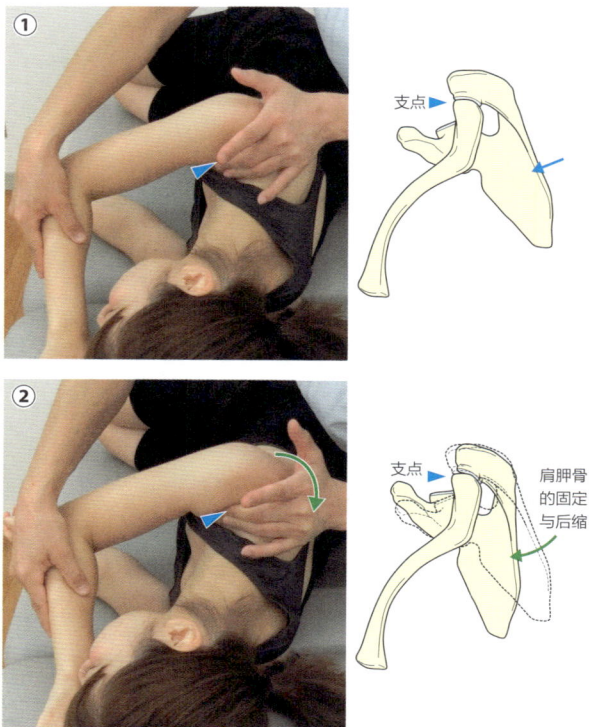

从后面看，物理治疗师将肩胛骨固定于后缩方向可同时将其固定于下沉、下回旋方向。

物理治疗师固定锁骨远端时形成支点，同时由于左手中指置于锁骨远端上方，可防止其上提与上回旋（①'）。此外，物理治疗师左手小鱼际使患者肩胛骨后缩（防止其前伸）可同时防止肩胛骨上回旋（通过辅助其下回旋进行）（②'）。

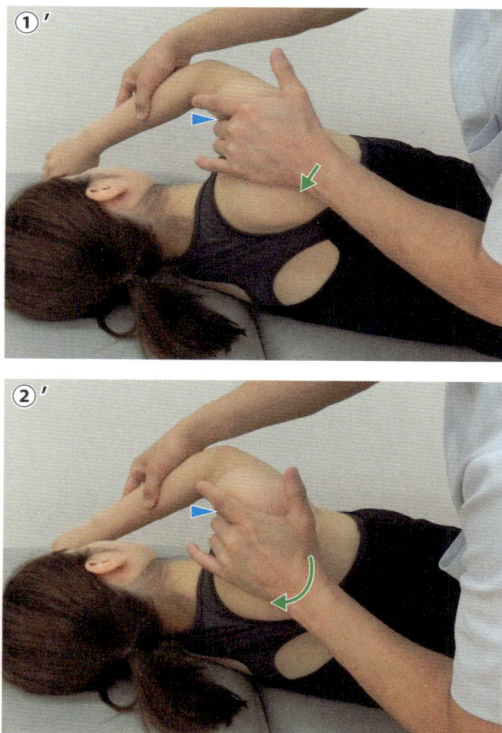

图2-3-6 三角肌后部肌束的拉伸操作（1）

物理治疗师右手握住患者肘关节附近，同时对患者上肢施压使盂肱关节进行水平屈曲、屈曲、轻微内旋运动；对肱骨施压以防肩胛骨前伸，使盂肱关节更有效地进行水平屈曲运动。

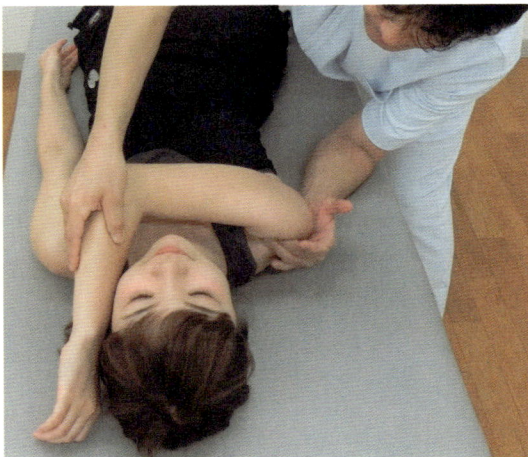

图2-3-7 三角肌后部肌束的拉伸操作（2）

拉伸盂肱关节时，并非单纯地进行水平屈曲运动，还伴随内收与屈曲运动。患者上肢呈60度外展位伸至身体对侧，指向对角线方向（钟表8时与2时形成的对角线方向）。若盂肱关节内旋幅度过大，则小圆肌与冈下肌会得到更好的拉伸，导致三角肌后部肌束拉伸不充分。因此内旋时物理治疗师要注意控制幅度，同时要根据用于固定的左手、视觉信息、右手终末感进行调整。

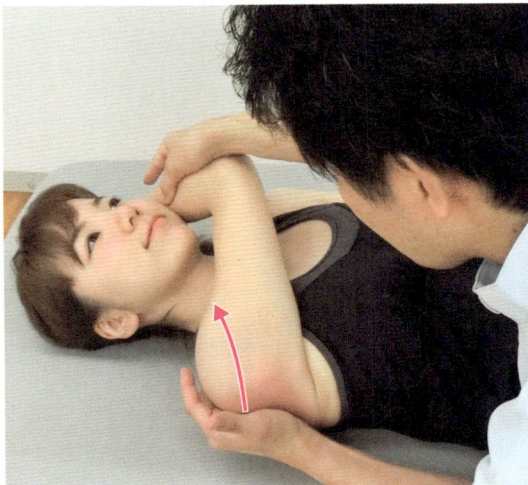

胸大肌锁骨部 clavicular fiber of pectoralis major muscle

起点	锁骨内侧半	支配神经	胸外侧神经
止点	肱骨大结节嵴	神经节	C5~T1

■技术要点

肌肉走向与功能	■ 起于锁骨内侧半	▶ 需固定锁骨	
	■ 肩关节内收、外展时肌肉越过运动轴	▶ 经过内收－外展轴时，需要拉伸的肌束处于最佳拉伸位置	
	■ 经过肩关节内旋－外旋轴前侧	▶ 使肩关节内旋	
	■ 经过肩关节水平屈曲－水平伸展轴前侧	▶ 使肩关节水平屈曲	
	■ 经过肩关节屈曲－伸展轴前侧	▶ 使肩关节屈曲	
固定操作 要点	■ 盂肱关节水平伸展时肩胛骨如何运动	▶ 上抬锁骨，同时后缩肩胛骨（将肩胛骨固定于前伸方向）	
	■ 如何固定锁骨	▶ 逐渐固定锁骨，同时确定肩胛冈与锁骨长轴形成的角度	
拉伸操作 要点	■ 如何确定肩关节内收、外展的程度	▶ 进行触诊，在拉伸感最强的位置进行拉伸。肩关节外展角度以45度~70度为最佳	
	■ 盂肱关节外展、外旋时保持拉伸位，最后使其水平伸展进行拉伸		

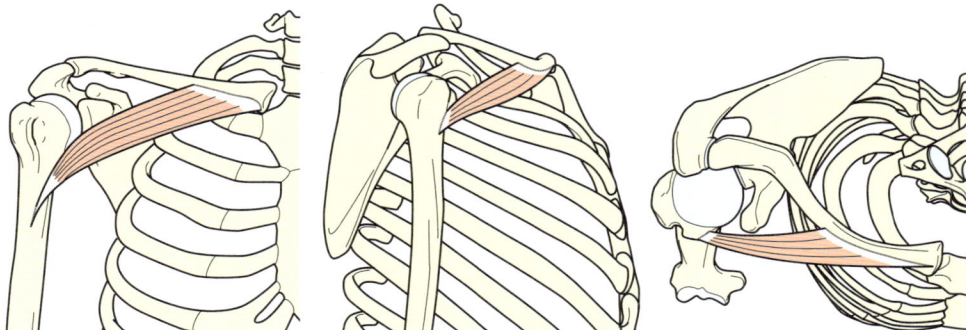

冠状面　　　　　　　　矢状面　　　　　　　　水平面（上方）

胸大肌锁骨部起于锁骨内侧半，止于肱骨大结节嵴。

肩关节外展45度~70度时，该肌纤维可越过盂肱关节内收－外展轴。此外，由于该肌纤维经过盂肱关节内旋－外旋轴前侧，水平屈曲－水平伸展轴前侧，屈曲－伸展轴前侧，因此可使盂肱关节进行内旋、水平屈曲、屈曲运动。由于该肌纤维起于锁骨部位，因此拉伸时需固定锁骨。

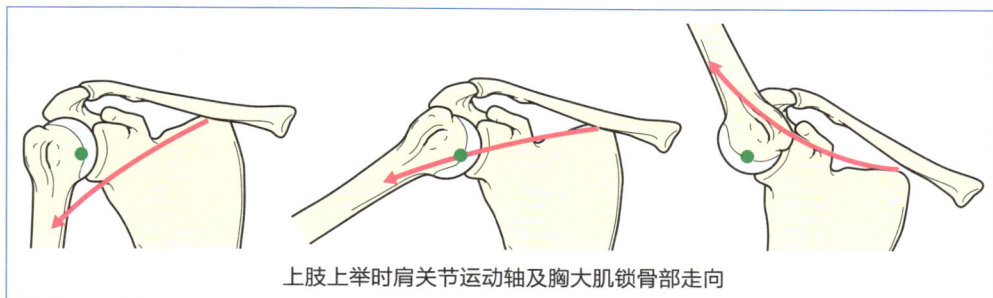

上肢上举时肩关节运动轴及胸大肌锁骨部走向

图2-4-1　胸大肌锁骨部的拉伸——概要（1）

物理治疗师单手使患者肩关节外旋，进行拉伸的手（右手）置于肘关节附近进行拉伸。右手拇指置于患者前臂近端内侧，中指、无名指置于外侧，使肩关节外旋。

通过触诊确认使患者拉伸感最强的外展角度，进行拉伸时保持患者肩关节外展、外旋，使其水平伸展。

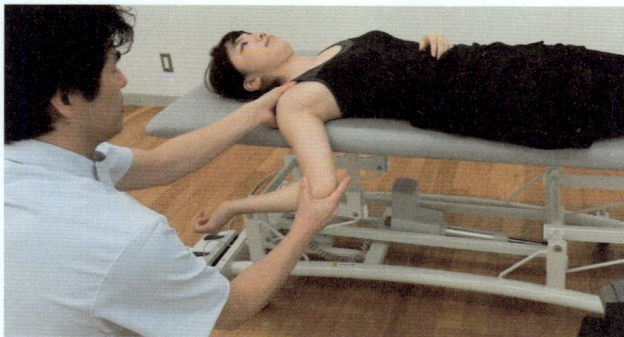

图2-4-2　胸大肌锁骨部的拉伸——概要（2）

患者肩关节水平伸展时，需进行固定以防患者肩胛带后缩（肩胛骨后缩、锁骨上抬）。物理治疗师进行固定的手（左手）的拇指使患者锁骨下沉，中指、无名指防止肩胛骨后缩。

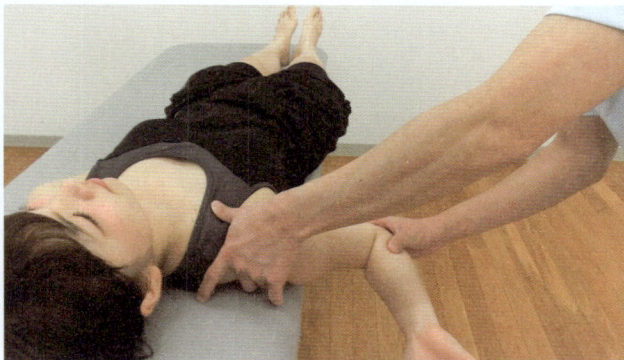

图2-4-3　胸大肌锁骨部的拉伸——前段

拉伸前段的重点是如何确定患者的拉伸位置。一般来说，其要点是物理治疗师进行拉伸的手能否使患者肩关节处于外旋位，并且能否保持。
物理治疗师进行固定的手（左手）的拇指为防止患者锁骨下沉，应尽量靠近该肌纤维起点。此外，应使患者肩胛骨贴紧床面进行固定。

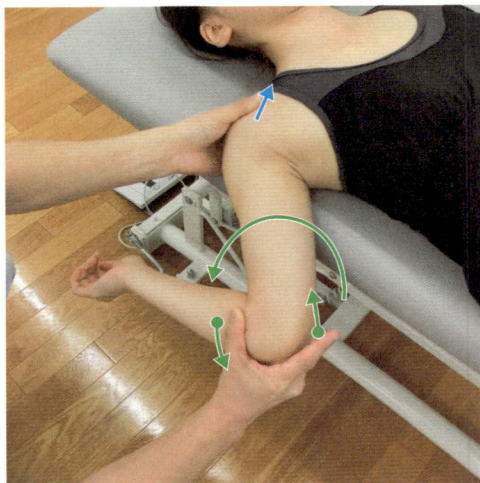

图2-4-4　胸大肌锁骨部的固定操作（1）

固定胸大肌锁骨部时，应从患者身体正面固定锁骨下方，从患者身体后面固定肩峰至肩胛冈外侧。
物理治疗师左手拇指应置于患者锁骨正面下侧，防止患者锁骨下沉。

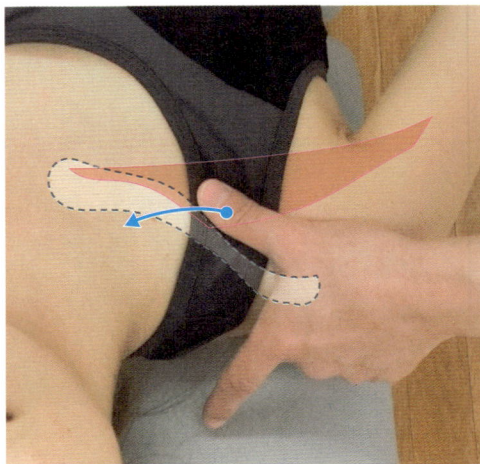

图2-4-5　胸大肌锁骨部的固定操作（2）

物理治疗师左手中指及无名指置于患者身体后面肩峰至肩胛冈外侧，从患者身体前面进行固定，防止肩胛骨后缩。此外，中指与无名指也可为置于锁骨正面下侧的拇指提供固定支点。

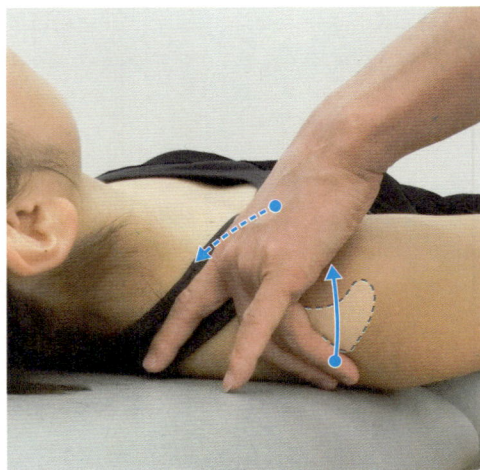

图2-4-6　胸大肌锁骨部的拉伸准备（1）

根据物理治疗师手部终末感，在患者可接受范围内使肩关节保持水平伸展、外旋位。

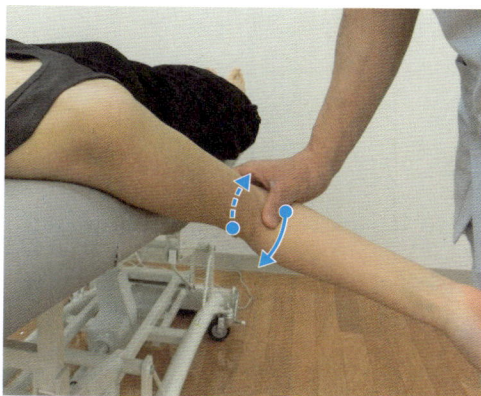

图2-4-7　胸大肌锁骨部的拉伸准备（2）

肩关节保持外旋位，同时进行内收、外展运动（①），从而确认外展角度，保证胸大肌锁骨部收缩程度最大（②）。

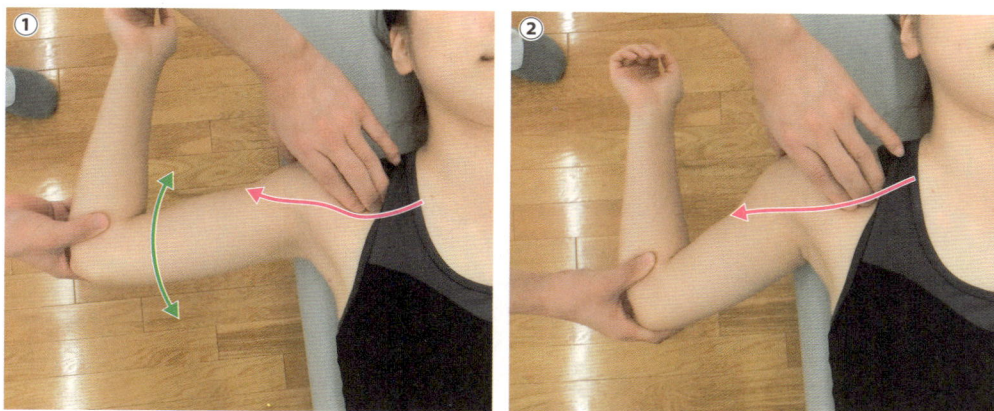

图2-4-8　胸大肌锁骨部的拉伸准备（3）

物理治疗师在患者肘关节附近进行拉伸，以便可以单手使患者肩关节外旋。其次物理治疗师右手拇指置于患者前臂近端内侧，中指与无名指置于前臂近端外侧，使患者肩关节外旋。

之后物理治疗师并非手持患者前臂使其旋转，而是通过右手拇指、中指与无名指在不同位置施加作用力从而使其旋转。此外，物理治疗师手部感受到患者肩关节外旋后需保持这一状态，以防肩关节内旋。

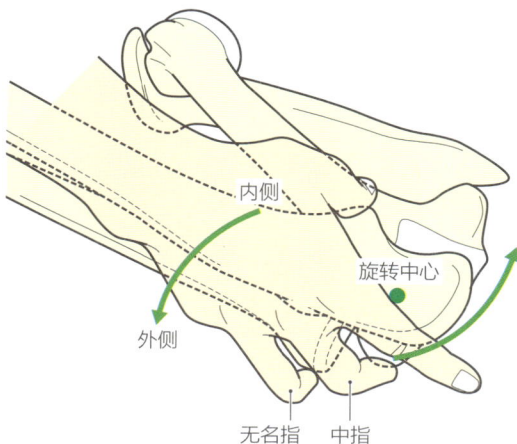

图2-4-9　胸大肌锁骨部的拉伸操作

拉伸准备完成后使患者肩关节进行水平伸展运动。此时需注意切勿放松对肩关节外旋方向的固定，切勿使固定好的部位发生移动。

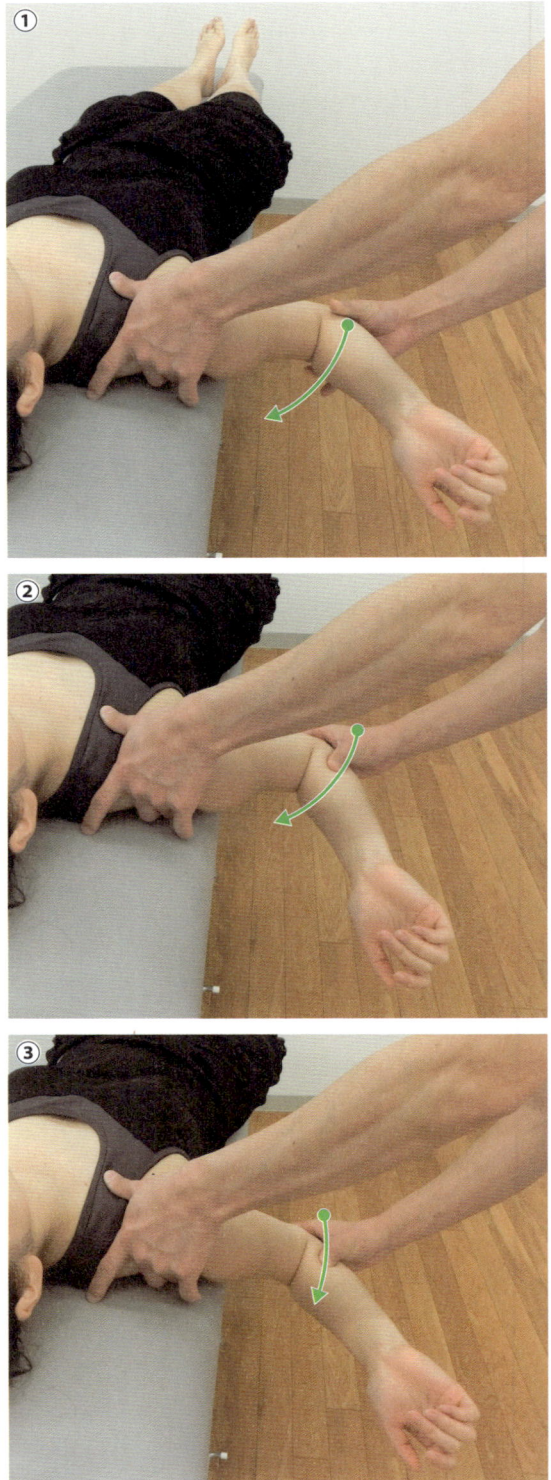

胸大肌胸肋部 sternocostal fiber of pectoralis major muscle

起点	胸骨前面和第1~第6肋软骨	支配神经	胸内、外侧神经
止点	肱骨大结节嵴	神经节	C5~T1

■技术要点

肌肉走向与功能	■ 起于胸骨前面和第1~第6肋软骨	▶ 使肌纤维起点向对侧水平内收
	■ 肩关节内收、外展使肌纤维越过关节运动轴	▶ 肌纤维分布于内收－外展轴上时处于最佳拉伸位置
	■ 经过肩关节内旋－外旋轴前侧	▶ 使肩关节内旋
	■ 经过肩关节水平屈曲－水平伸展轴前侧	▶ 使肩关节水平屈曲
	■ 经过肩关节屈曲－伸展轴前侧	▶ 使肩关节屈曲

固定操作要点	■ 如何固定肌纤维起点	▶ 将被拉伸一侧的下肢置于另一侧下肢上方，使患者躯干旋转

拉伸操作要点	■ 如何确定肩关节内收、外展角度	▶ 通过触诊确定最佳拉伸位置进行拉伸，肩关节外展角度以90度~120度为最佳
	■ 如何防止肩关节前侧脱位	▶ 在患者腋下从前下方固定肱骨

■ 确定希望拉伸的肌纤维在盂肱关节处的外展、外旋、水平伸展位后，物理治疗师对肩胛胸壁关节进行拉伸。此外，物理治疗师还需补充进行肩胛胸壁关节的运动以使盂肱关节角度不发生变化

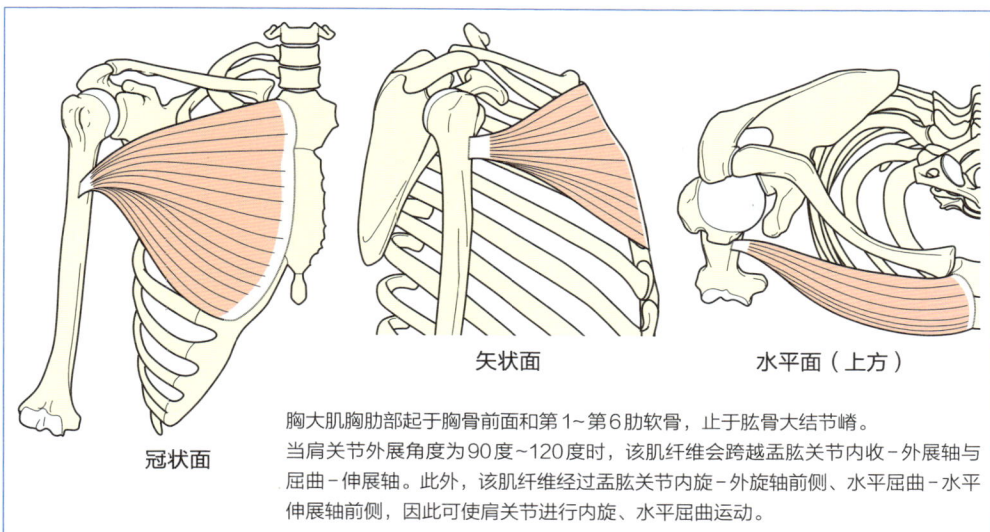

冠状面　　　　矢状面　　　　水平面（上方）

胸大肌胸肋部起于胸骨前面和第1~第6肋软骨，止于肱骨大结节嵴。
当肩关节外展角度为90度~120度时，该肌纤维会跨越盂肱关节内收－外展轴与屈曲－伸展轴。此外，该肌纤维经过盂肱关节内旋－外旋轴前侧、水平屈曲－水平伸展轴前侧，因此可使肩关节进行内旋、水平屈曲运动。

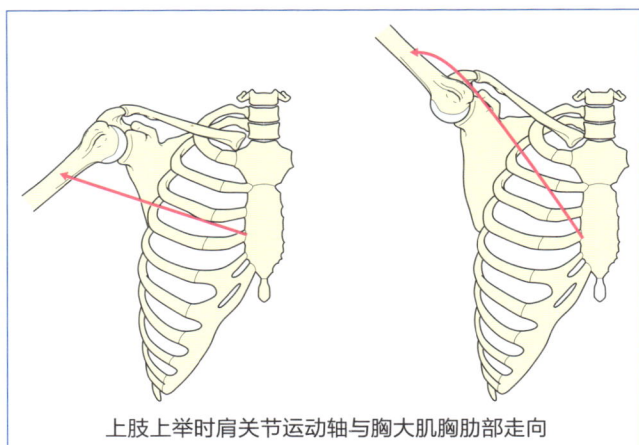

上肢上举时肩关节运动轴与胸大肌胸肋部走向

图2-5-1 胸大肌胸肋部的拉伸——概要（1）

患者侧卧，被拉伸一侧的下肢屈曲，置于另一侧下肢上方，患者自行用手按住膝关节进行固定，被拉伸一侧的上肢水平伸展。物理治疗师左手使其进行外旋，右手防止肩关节前侧脱位。首先使患者肩关节90度外展，物理治疗师左手置于前臂近端，使肩关节保持外旋位。确定位置并调整角度，使肌纤维得到最佳的拉伸。

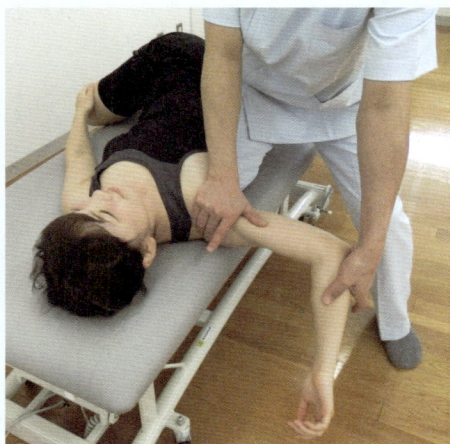

图2-5-2 胸大肌胸肋部的拉伸——概要（2）

物理治疗师右手从患者身体正面按压其腋窝处，防止肱骨头位置变化，以防肱骨脱位。物理治疗师双手位置保持不变使肩胛胸壁关节水平伸展，以配合牵引方向进行拉伸。

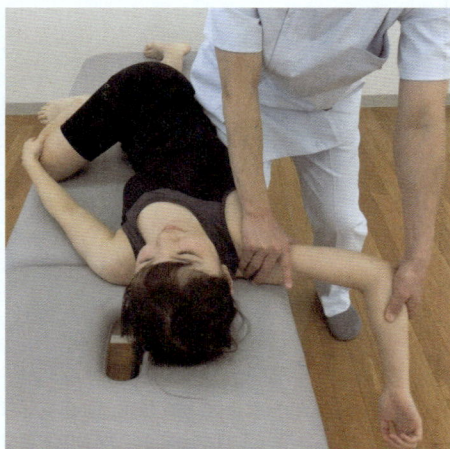

图2-5-3　胸大肌胸肋部的拉伸操作

患者姿势同复位检查（relocation test，用于检查盂肱关节前侧稳定性）的姿势，物理治疗师右手小鱼际置于患者肱骨处，防止其脱位（①）。拉伸胸大肌胸肋部时，使肩关节外展的操作与拉伸胸大肌锁骨部时的操作相同，物理治疗师通过触诊判断最佳外展角度，以使患者获得强烈拉伸感。

物理治疗师左手置于患者右前臂近端，保持肩关节处于外旋位（②）。之后维持外展角度与外旋角度，逐渐向肱骨长轴方向牵引患者右上肢，拉伸患者前胸部。

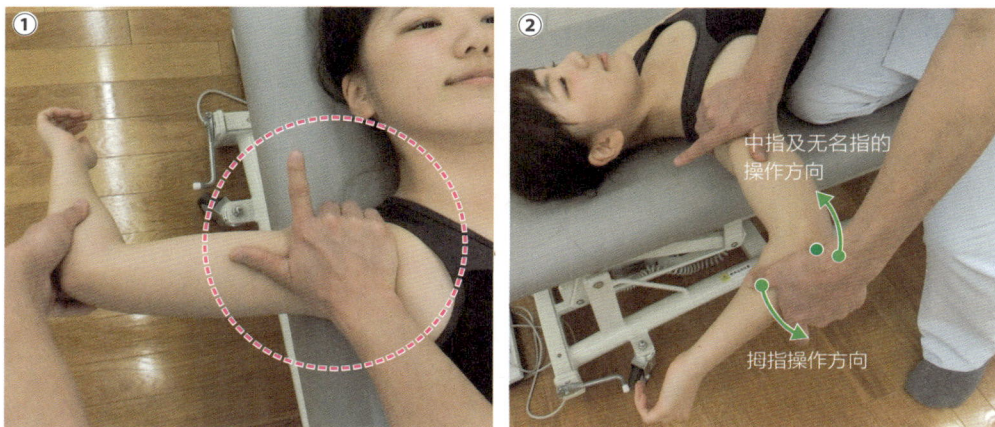

中指及无名指的操作方向

拇指操作方向

图2-5-4　胸大肌胸肋部的拉伸——开始体位

患者朝左侧卧，右下肢髋关节与膝关节屈曲，患者自行用手固定膝关节，使其贴紧床面，并且在拉伸时不可使其离开床面。之后患者上半身向右后方旋转，呈拉伸开始体位，右上肢水平伸展，方便后续拉伸操作。

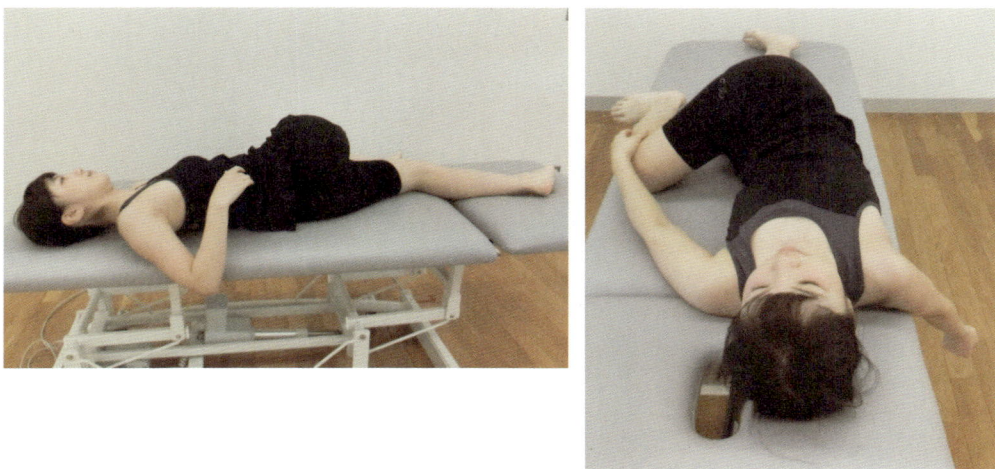

图2-5-5 物理治疗师用下肢固定患者躯干的注意事项

物理治疗师应用大腿固定患者下位胸椎以下，其原因为防止拉伸时胸骨及肋骨随拉伸动作发生旋转。

但是如果固定肩胛骨时，仅拉伸盂肱关节可能会使患者受伤。因此若拉伸时涉及患者上肢，物理治疗师应用大腿固定患者肩胛骨下角，以使肩胛胸壁关节等肩关节复合体一起运动。

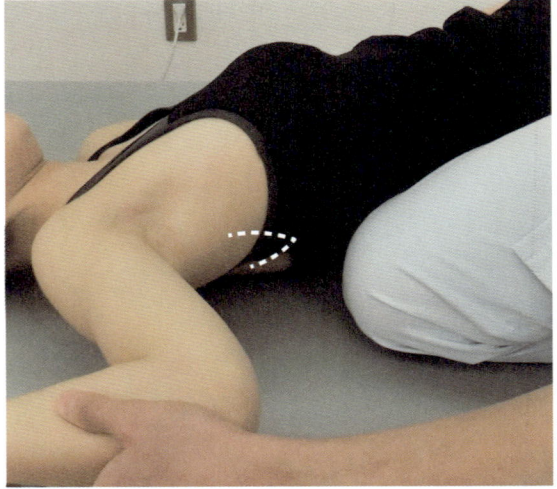

图2-5-6 胸大肌胸肋部的拉伸——确定外展位

物理治疗师通过对患者前臂的操作使肩关节保持外旋，调整外展角度。同时物理治疗师右手进行触诊，确定使患者拉伸感最强烈的外展角度，进行调节（①）。确定角度后，肩关节位置即为开始体位（②）。

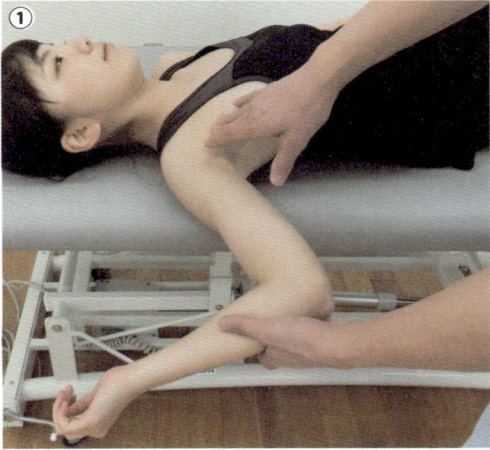

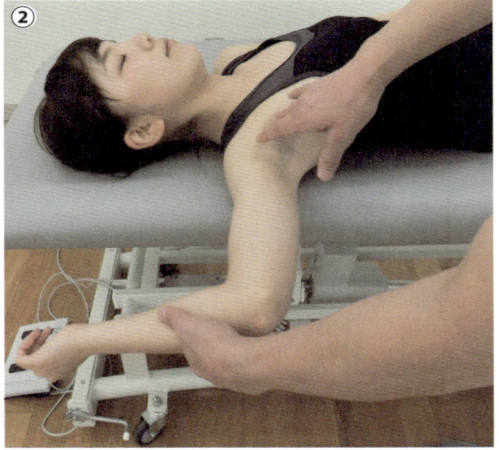

图2-5-7　胸大肌胸肋部的拉伸操作

拉伸时注意患者表情，从中判断拉伸是否带来痛感。同时保持拉伸开始体位中的肩关节外展、外旋角度，物理治疗师双手使其水平伸展。若患者肩关节曾发生脱位，则此步操作需谨慎；若患者肩关节习惯性脱位，则此步操作可省略。

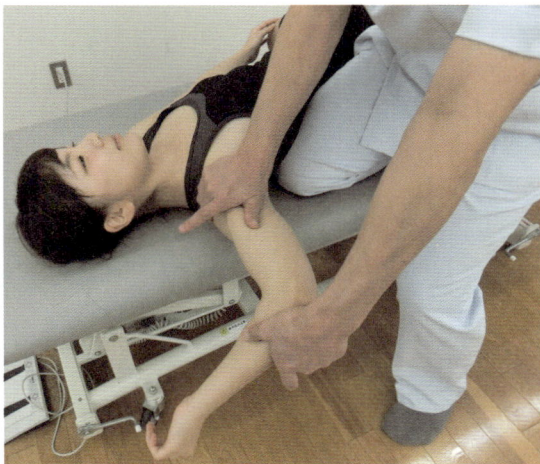

图2-5-8　胸大肌胸肋部的拉伸操作（详细）

物理治疗师应以防止患者肩关节脱位的手为中心进行拉伸（①），若以置于患者前臂的手为中心则会增加患者肩关节脱位的风险。

拉伸方向为水平伸展，若缓慢向患者肱骨长轴方向施加压力，则患者更容易产生拉伸感（②）。

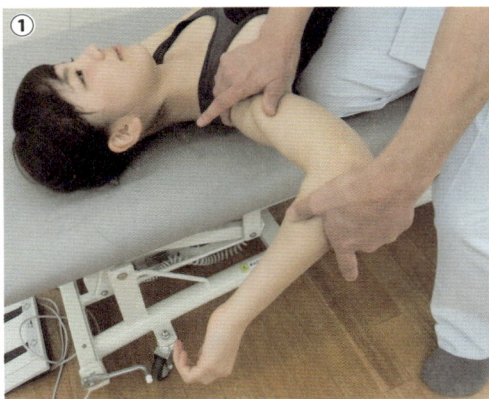

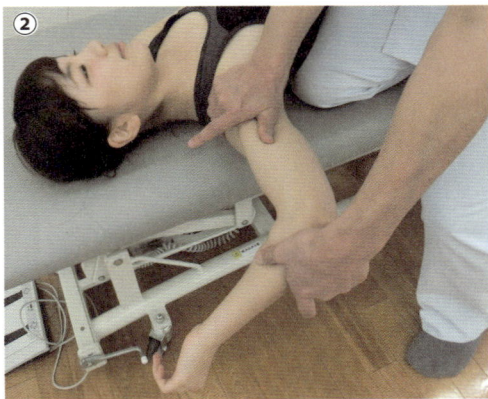

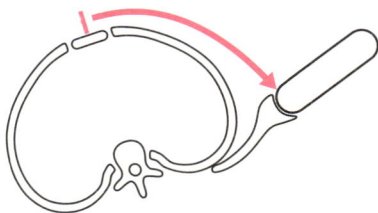

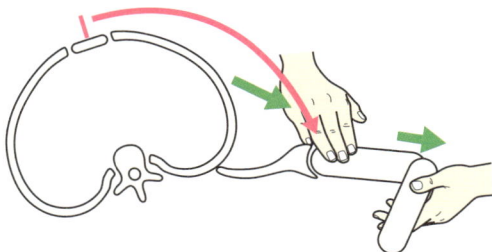

胸大肌腹部 abdominal fiber of pectoralis major muscle

起点	腹直肌鞘前层	支配神经	胸内、外侧神经
止点	肱骨大结节嵴	神经节	C5~T1

■技术要点

肌肉走向与功能	■ 起于腹直肌鞘前层	▶ 使肌纤维起点向对侧水平内收
	■ 肩关节内收、外展使肌纤维越过关节运动轴	▶ 肌纤维分布于内收－外展轴上时处于最佳拉伸位置
	■ 经过肩关节内旋－外旋轴前侧	▶ 使肩关节内旋
	■ 经过肩关节水平屈曲－水平伸展轴前侧	▶ 使肩关节水平屈曲
	■ 经过肩关节屈曲－伸展轴前侧	▶ 使肩关节屈曲（盂肱关节从屈曲位开始可进行伸展运动）
固定操作要点	■ 如何固定肌纤维起点	▶ 将被拉伸一侧的下肢置于另一侧下肢上方，使患者躯干旋转
拉伸操作要点	■ 如何确定肩关节内收、外展角度	▶ 通过触诊确定最佳拉伸位置进行拉伸
	■ 如何防止肩关节前侧脱位	▶ 在患者腋下从前下方固定肱骨
	■ 确定希望拉伸的肌纤维在盂肱关节处的外展、外旋、水平伸展位后，物理治疗师在肩胛胸壁关节进行拉伸。此外，物理治疗师还需补充进行肩胛胸壁关节的运动以使盂肱关节角度不发生变化	

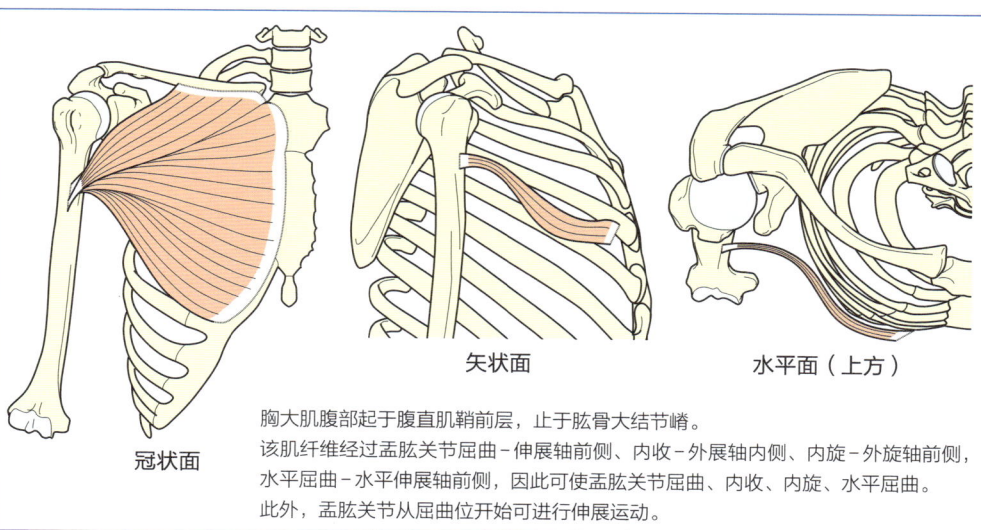

冠状面

矢状面

水平面（上方）

胸大肌腹部起于腹直肌鞘前层，止于肱骨大结节嵴。
该肌纤维经过盂肱关节屈曲－伸展轴前侧、内收－外展轴内侧、内旋－外旋轴前侧、水平屈曲－水平伸展轴前侧，因此可使盂肱关节屈曲、内收、内旋、水平屈曲。
此外，盂肱关节从屈曲位开始可进行伸展运动。

上肢上举时肩关节运动轴及胸大肌腹部走向

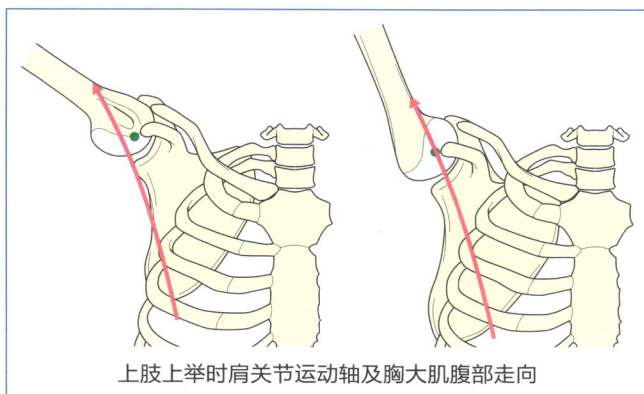

图2-6-1　胸大肌腹部的拉伸——概要

患者朝左侧卧，右侧下肢呈屈曲位置于另一侧下肢上方，患者自行用手按住膝关节将其固定于床面。患者右侧上肢肩关节处于起始位置，之后肩部屈曲、水平伸展，打开胸腔。

物理治疗师左手使患者肩关节外旋、屈曲，并防止肱骨头前侧脱位，右手固定腹直肌与肋骨正下部。

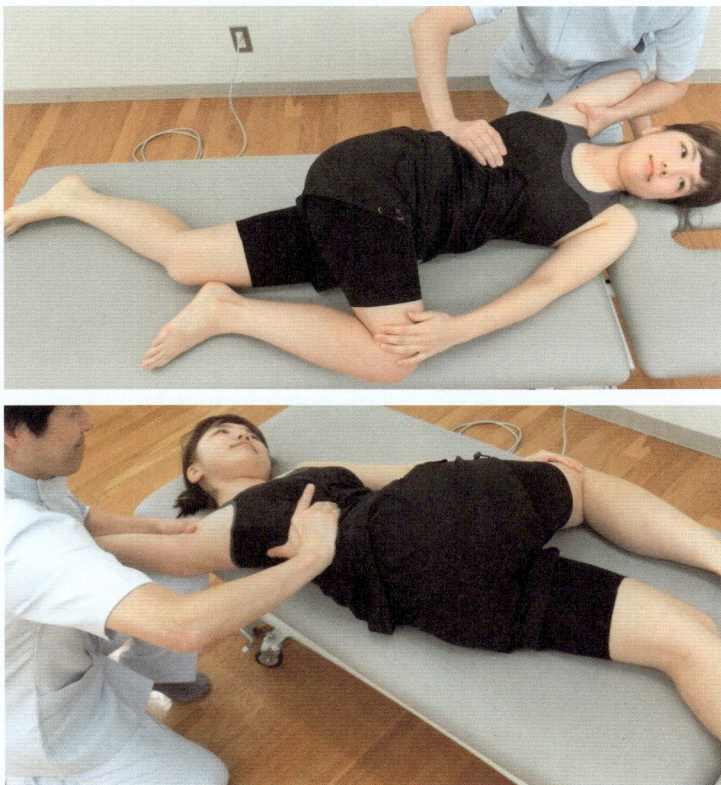

图2-6-2　胸大肌腹部的固定操作

物理治疗师使患者肩关节呈外旋、外展位（①），之后抬高患者肘关节使肩关节位于起始位置（②）。从外部看，患者肩关节呈外旋位后（③），物理治疗师将患者前臂置于自己左前臂与左大腿之间进行固定（④）。

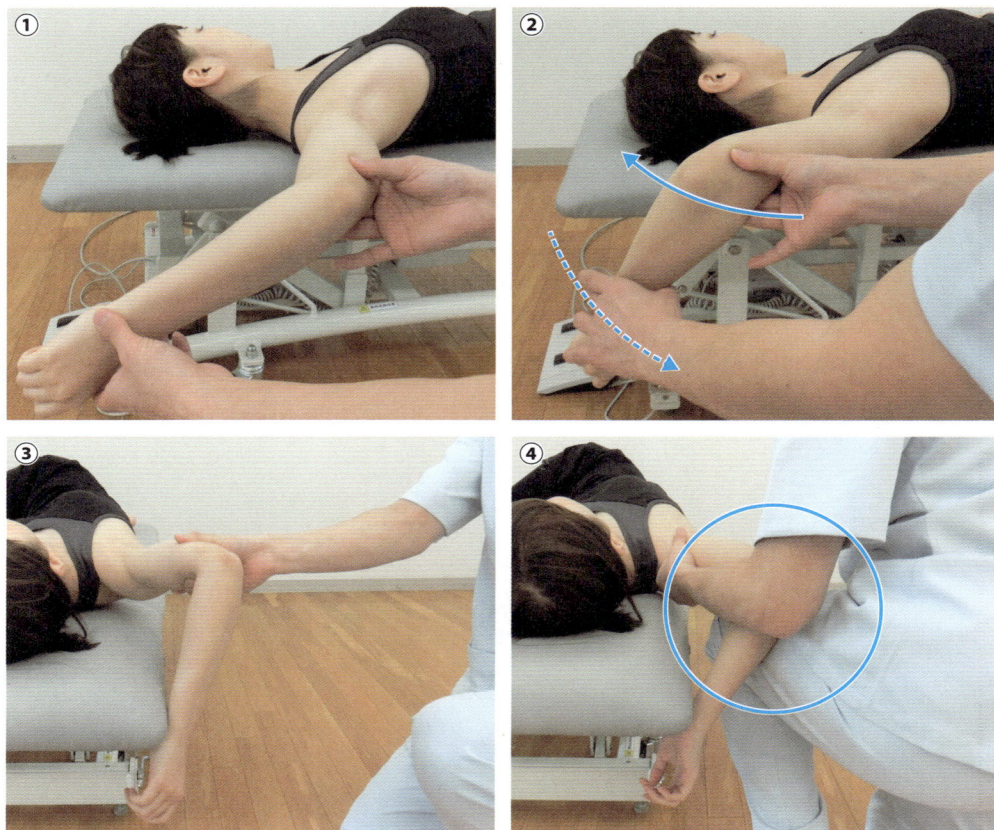

图2-6-3　拉伸胸大肌腹部时防止关节脱位

固定时患者上肢所处的位置虽不是外展、外旋位，但是肩关节仍有一定的脱位风险。因此物理治疗师左手拇指近节指骨至大鱼际需从患者正面按压肩关节。

此时不应从后向前按压肩关节，应锁住肱骨，防止其脱位。

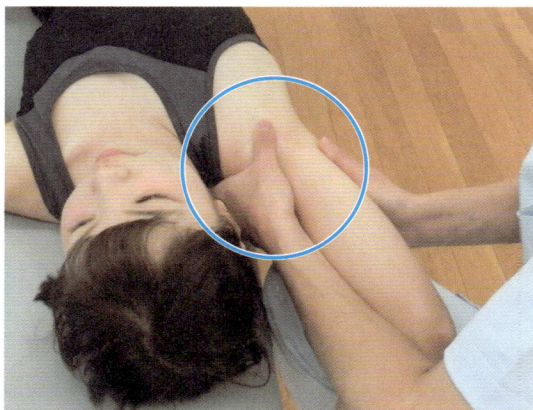

图2-6-4　胸大肌腹部的拉伸准备

拉伸时为了让肌肉止点远离腹直肌鞘前层（肌肉起点），患者被拉伸一侧下肢置于另一侧下肢上方，腰朝另一侧旋转。此外，患者还需自行用手按压膝关节将其固定于床面，以保持这一姿态。

物理治疗师在头脑中想象胸大肌腹部的拉伸方向（ ➡ ），双手（包括用于固定的左下肢）进行拉伸。

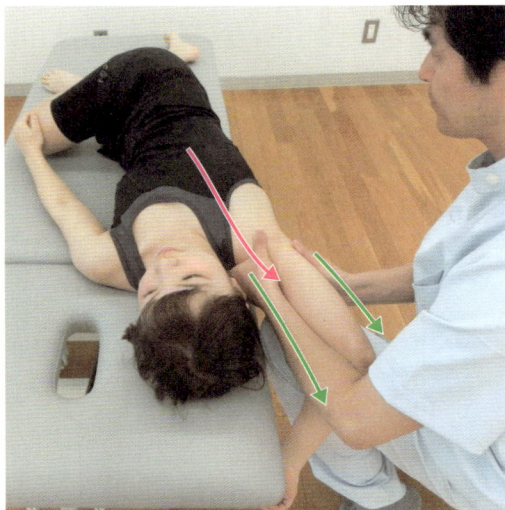

图2-6-5　胸大肌腹部的拉伸操作

物理治疗师右手使患者右肋骨部位向另一侧旋转，使其远离胸大肌腹部起点。

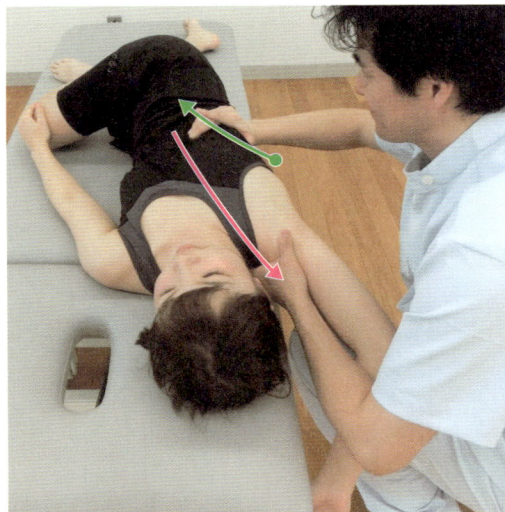

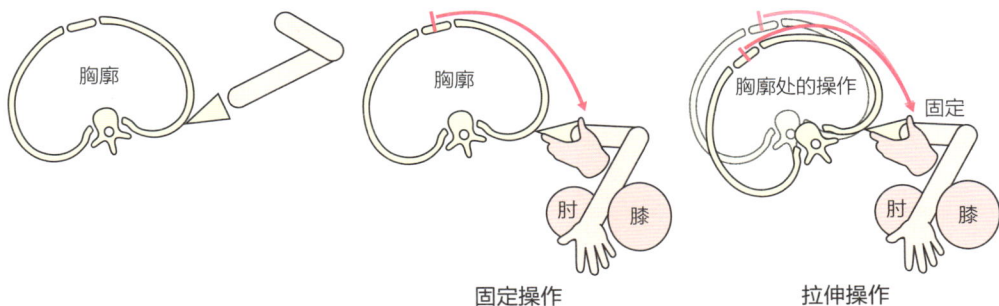

胸廓

固定操作

胸廓

肘　膝

胸廓处的操作　固定

肘　膝

拉伸操作

冈上肌 supraspinatus muscle

起点	肩胛骨冈上窝	支配神经	肩胛上神经
止点	肱骨大结节上部	神经节	C5、C6

■技术要点

肌肉走向	与功能	■ 冈上肌前方肌纤维经过内旋－外旋轴前侧；后方肌纤维经过内旋－外旋轴后侧	▶ 前方肌纤维使肩关节内旋 后方肌纤维使肩关节外旋
		■ 经过盂肱关节内收－外展轴上方	▶ 使肩关节外展

固定操作	要点	■ 盂肱关节内收，肩胛骨易下回旋	▶ 将肩胛骨固定于上回旋方向

拉伸操作	要点	■ 拉伸前方肌纤维时，盂肱关节内收同时在肩胛平面外旋
		■ 拉伸后方肌纤维时，盂肱关节内收同时在肩胛平面内旋
		■ 使肱骨内收时，对肱骨施加压力，可防止肩胛骨下回旋

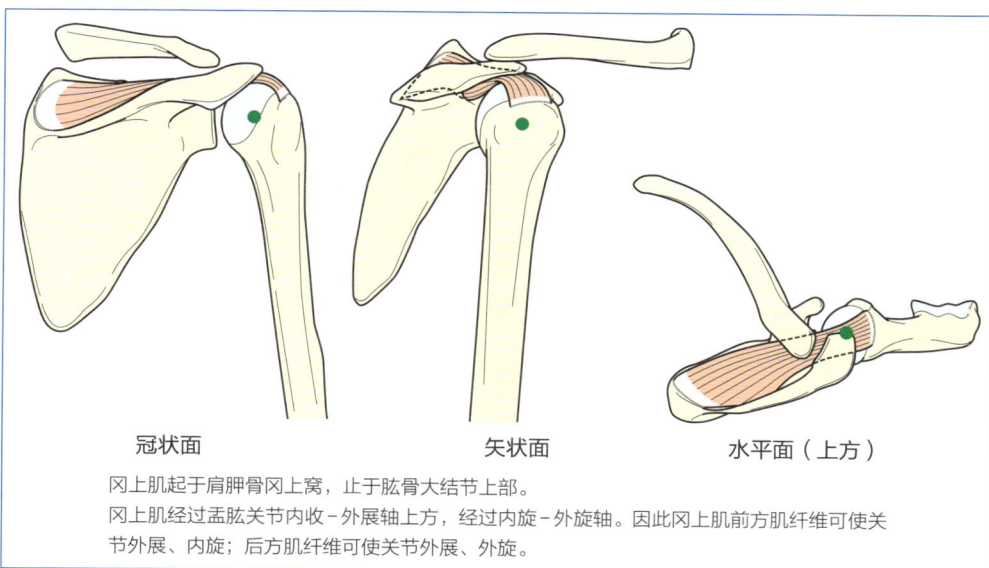

冠状面　　　　　　　　矢状面　　　　　　　水平面（上方）

冈上肌起于肩胛骨冈上窝，止于肱骨大结节上部。
冈上肌经过盂肱关节内收－外展轴上方，经过内旋－外旋轴。因此冈上肌前方肌纤维可使关节外展、内旋；后方肌纤维可使关节外展、外旋。

图2-7-1　冈上肌前方肌纤维的拉伸——概要（1）

物理治疗师左手锁住患者肩峰与肩胛冈外侧以防患者肩胛骨后缩（或肩胛骨前伸），同时若有需要，物理治疗师可用手（中指与无名指）固定冈上肌前方肌纤维。

物理治疗师右手握住肱骨远端，使盂肱关节外旋并使其在肩胛平面进行内收运动。

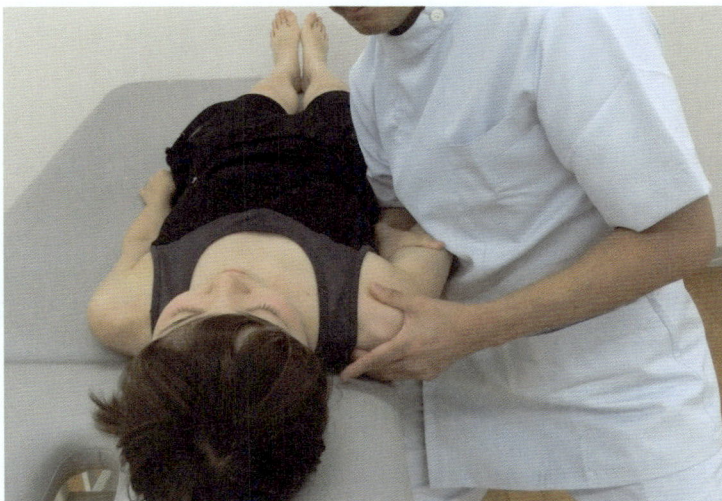

图2-7-2　冈上肌前方肌纤维的拉伸——概要（2）

患者盂肱关节内收时，肩胛骨容易下沉或下回旋，从而导致冈上肌无法得到充分拉伸。因此物理治疗师需向肱骨长轴方向施加压力使其内收，从而更易使肩胛骨保持上回旋位，使盂肱关节充分内收。

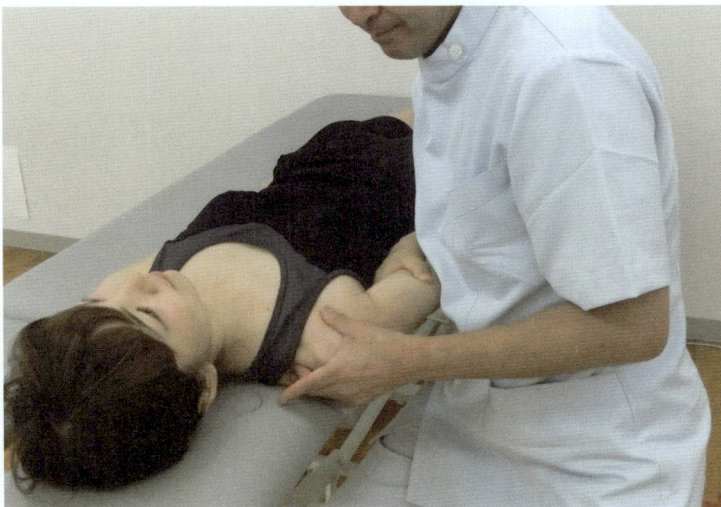

图2-7-3　冈上肌前方肌纤维的固定操作

患者肱骨（盂肱关节）外旋容易使肩胛骨后缩，因此物理治疗师可将左手小指置于患者肩胛冈外侧至肩峰部位进行固定。

若患者盂肱关节充分内收后拉伸感仍不强烈，则物理治疗师可用左手中指或无名指将患者冈上肌前方肌纤维肌腹向近端移动，进行固定后再次拉伸即可。

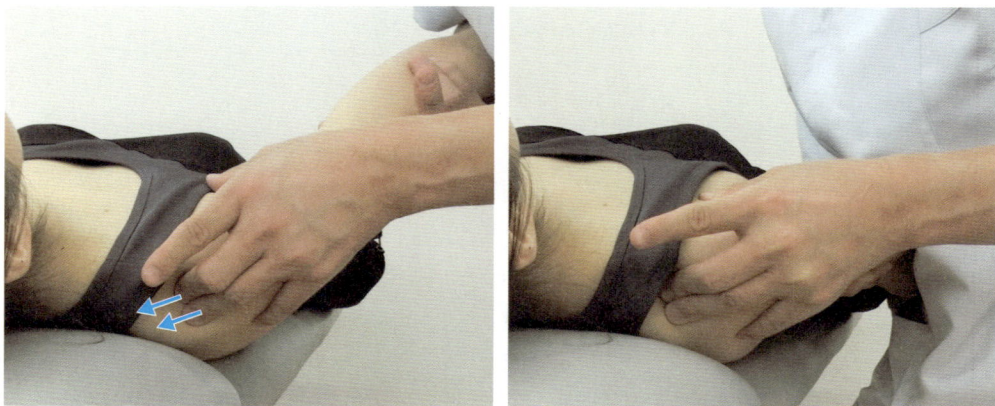

图2-7-4　冈上肌前方肌纤维的拉伸操作（1）

拉伸冈上肌前方肌纤维时，患者盂肱关节在肩胛平面进行内收而非冠状面。患者盂肱关节在肩胛平面45度向上（a）呈拉伸开始体位，之后在肩胛平面进行内收运动。

盂肱关节的内收并非仅在身体侧面进行，也应在床沿与患者躯干之间进行，即向肩胛骨方向内收（b）。

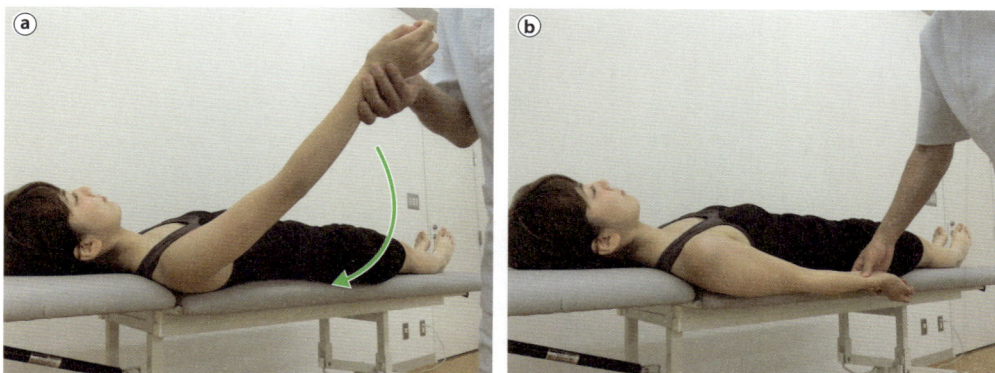

a.开始体位　　　　　　　　　　　　　　　　b.肩胛平面上的内收位置

图2-7-5 冈上肌前方肌纤维的拉伸操作（2）

冈上肌前方肌纤维的拉伸操作包括使盂肱关节外旋、在肩胛平面进行内收运动，对患者肱骨长轴方向施压。

首先，患者盂肱关节在肩胛平面上提45度呈拉伸开始体位，物理治疗师右手握住患者肱骨远端，使患者盂肱关节外旋（①）。确保盂肱关节充分外旋后，使患者盂肱关节进行内收运动。

使盂肱关节内收时需注意以下两点。第一，确保盂肱关节在肩胛平面充分进行内收。物理治疗师右手对患者上肢进行拉伸，同时将患者右前臂远端至手部夹在腋下，保持患者上肢稳定。此外，物理治疗师重心应发生变化以保证正确拉伸：患者盂肱关节在肩胛平面处于外展位时，物理治疗师重心提高；相反，在肩胛平面处于内收位时重心放低。在图①~②的操作中，物理治疗师始终处于下蹲姿势。

第二，患者盂肱关节在肩胛平面进行内收运动时，肩胛骨容易下回旋，从而导致盂肱关节在肩胛平面内收不充分。因此物理治疗师应对患者肱骨施加压力，防止患者肩胛骨下回旋。

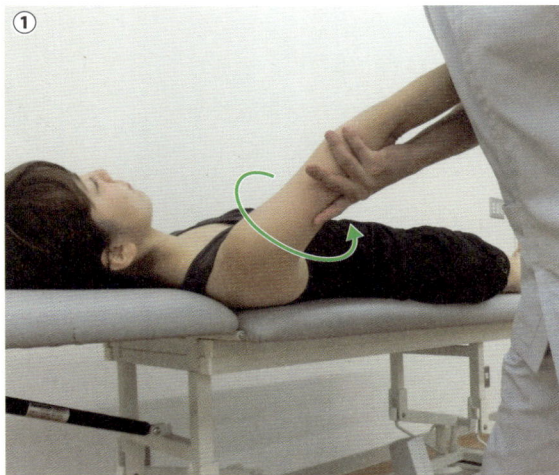

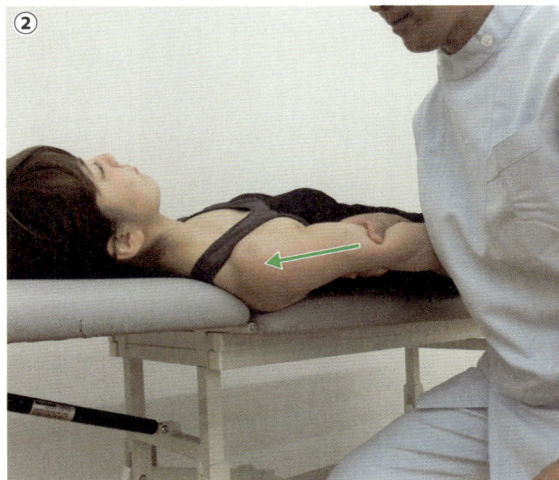

图2-7-6　冈上肌前方肌纤维的拉伸操作（3）——外旋

物理治疗师经常误认为已经充分使患者盂肱关节外旋，但实际情况并非如此。盂肱关节外旋时，物理治疗师应改变握姿，使自己右前臂旋后，握住患者上臂远端后侧至外侧，从盂肱关节容易外旋的部位开始拉伸（①）。然后物理治疗师右前臂旋前，将患者肱骨朝盂肱关节外旋方向进行拉伸（②）。

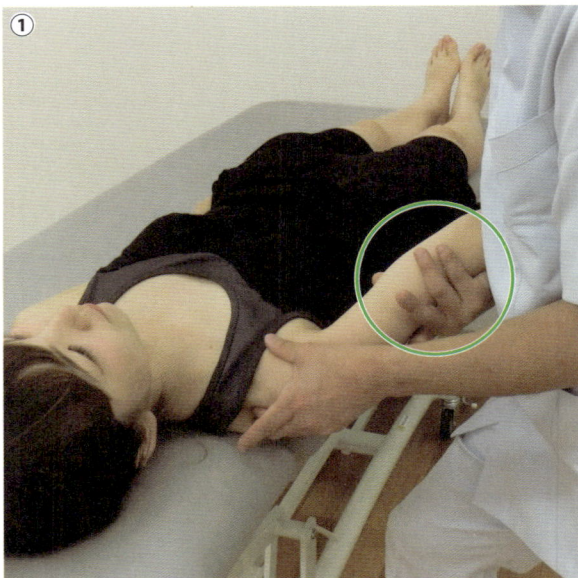

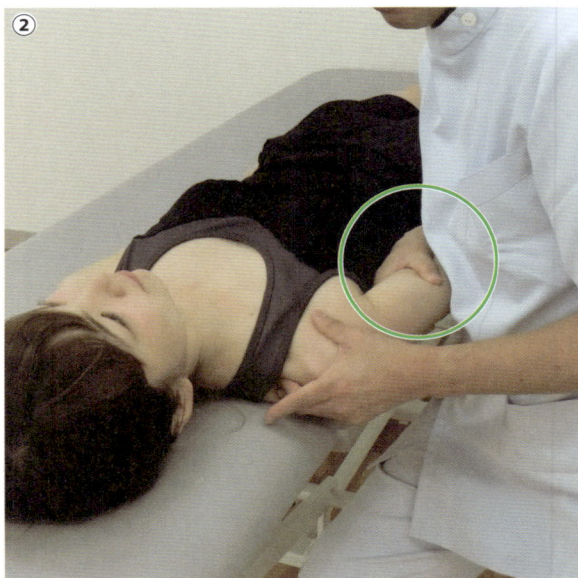

图2-7-7　冈上肌后方肌纤维的拉伸——概要（1）

物理治疗师右手握住患者肱骨远端使盂肱关节内旋，同时使其在肩胛平面进行内收运动。物理治疗师左手大鱼际从正面锁住患者肩关节，防止患者肩胛骨前伸。若有必要，物理治疗师可用手（左手中指与无名指）固定冈上肌后方肌纤维的肌腹。

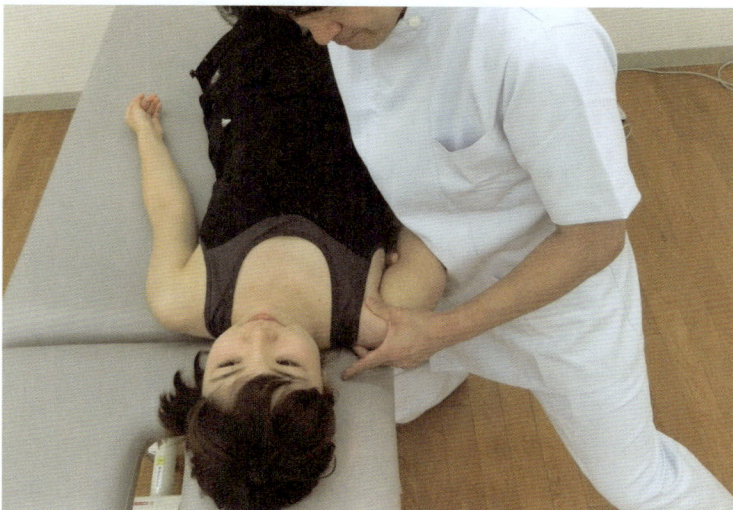

图2-7-8　冈上肌后方肌纤维的拉伸——概要（2）

物理治疗师使患者盂肱关节内收时，若患者肩胛骨下沉、下回旋，会导致冈上肌拉伸不充分。因此物理治疗师需向患者肱骨长轴方向施加压力，使盂肱关节内收，不仅可以将肩胛骨固定于上回旋位，还可以使盂肱关节充分进行内收运动。

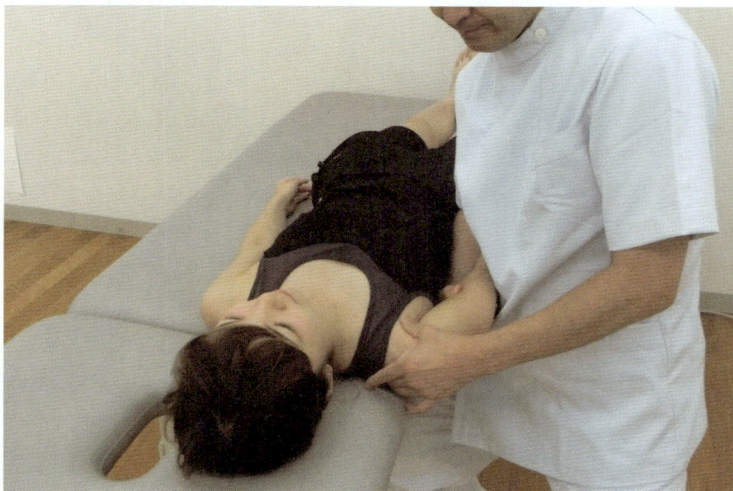

图2-7-9 冈上肌后方肌纤维肌腹的固定

患者肱骨（盂肱关节）内旋容易使肩胛骨前伸，因此物理治疗师可将左手大鱼际置于患者肩前进行固定。若患者盂肱关节充分内收后拉伸感仍不强烈，则物理治疗师可用左手中指和无名指将患者冈上肌后方肌纤维肌腹向近端移动，进行固定后再次拉伸即可。

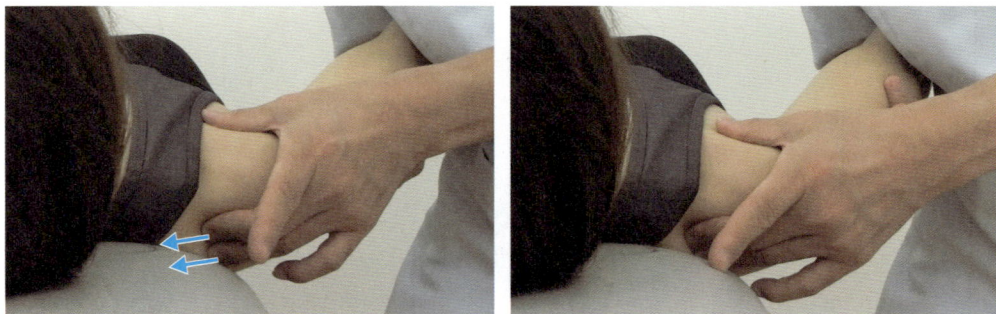

图2-7-10 冈上肌后方肌纤维的拉伸操作

物理治疗师经常误认为已经充分使患者盂肱关节内旋，但实际情况并非如此。

盂肱关节内旋时，物理治疗师应改变握姿，使自己右前臂旋前，握住患者上臂远端前侧，从盂肱关节容易内旋的部位开始拉伸（①）。然后物理治疗师右前臂旋后，将患者肱骨朝盂肱关节内旋方向进行拉伸。

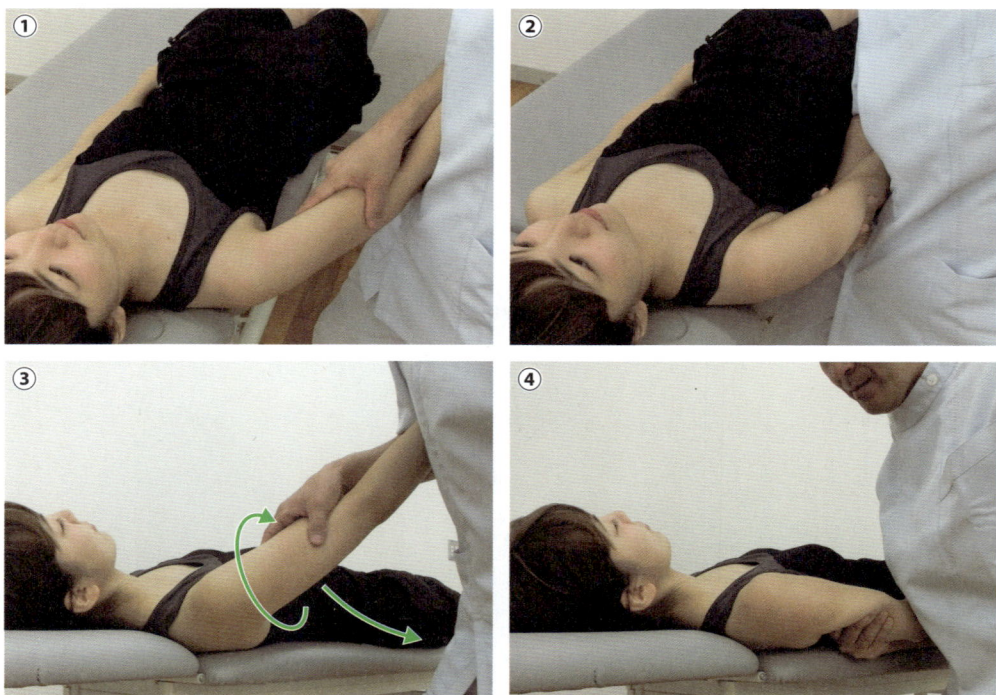

图2-7-11　冈上肌后方肌纤维的固定操作（1）

与冈上肌前方肌纤维的拉伸相同，患者盂肱关节在肩胛平面进行内收而非冠状面。患者盂肱关节在肩胛平面45度向上（①）呈拉伸开始体位，之后在肩胛平面进行内收运动。

盂肱关节的内收并非仅在身体侧面进行，也应在床沿与患者躯干之间进行，即向肩胛骨方向内收（②）。

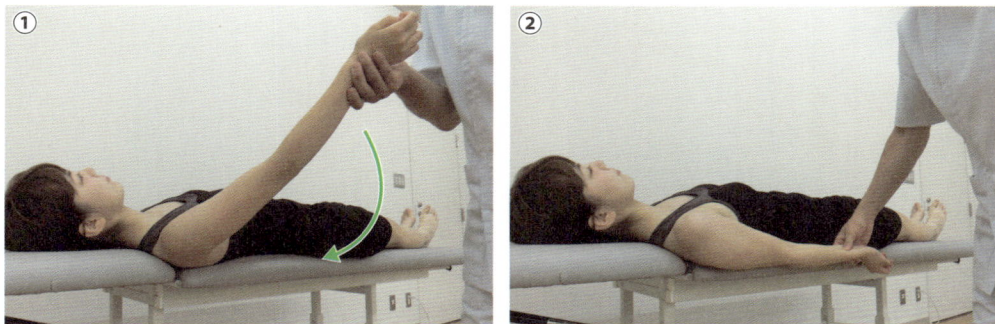

图2-7-12　冈上肌后方肌纤维的固定操作（2）

与冈上肌前方肌纤维的拉伸相同，拉伸时肱骨内收容易使肩胛骨下回旋，从而导致盂肱关节内收幅度较小。因此物理治疗师可对患者肱骨长轴方向施加压力，以防止肩胛骨下回旋。肱骨内收时肩胛骨也可上提、上回旋，如图②和②'所示。

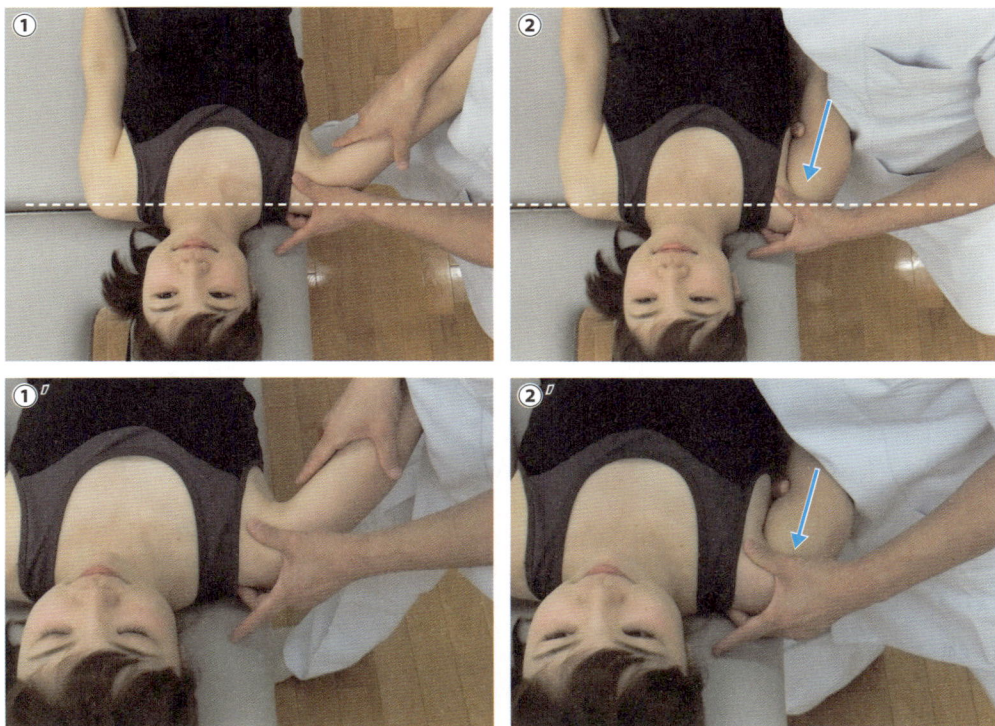

冈下肌 infraspinatus muscle

起点	肩胛骨冈下窝	支配神经	肩胛上神经
止点	肱骨大结节中部	神经节	C5、C6

■技术要点

肌肉走向与功能	■ 经过盂肱关节内旋 – 外旋轴后侧	▶ 可使肩关节**外旋**
	■ 冈下肌上方肌纤维经过盂肱关节内收 – 外展轴上方；下方肌纤维经过其下方	▶ 上方肌纤维可使肩关节**外展**
		▶ 下方肌纤维可使肩关节**内收**

固定操作要点	■ 对上方肌纤维进行盂肱关节内收运动容易使肩胛骨下回旋	▶ 将上方肌纤维肌腹与肩胛骨固定于上回旋方向
	■ 对下方肌纤维进行盂肱关节外展运动容易使肩胛骨上回旋	▶ 将下方肌纤维肌腹与肩胛骨固定于下回旋方向

拉伸操作要点	■ 肱骨内旋时，注意绕轴旋转
	■ 拉伸上方肌纤维时，盂肱关节外旋，同时在肩胛平面内收
	■ 盂肱关节内收时，物理治疗师对肱骨长轴方向施加压力，可防止肩胛骨下回旋
	■ 拉伸下方肌纤维时，盂肱关节内旋，同时在肩胛平面外展

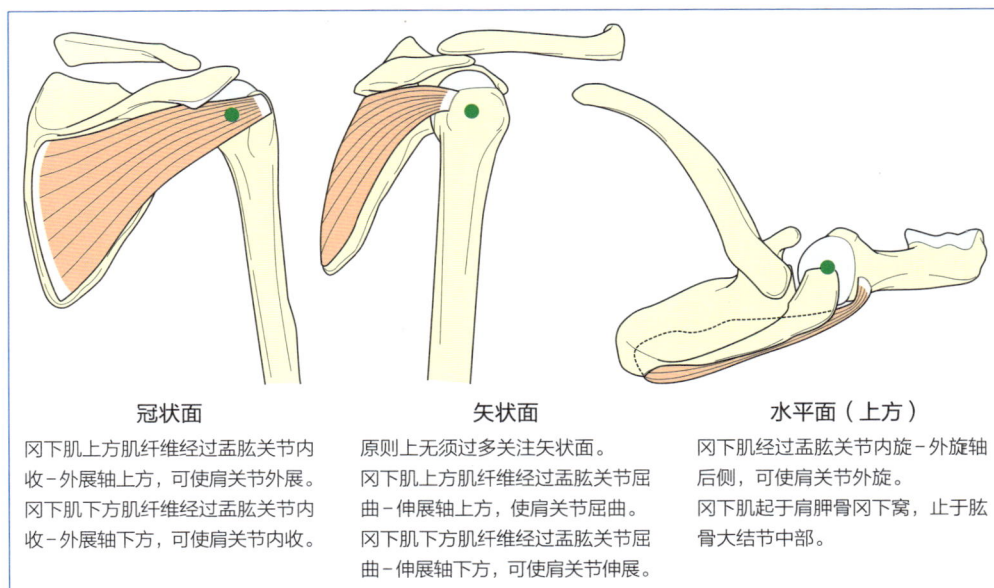

冠状面

冈下肌上方肌纤维经过盂肱关节内收–外展轴上方，可使肩关节外展。冈下肌下方肌纤维经过盂肱关节内收–外展轴下方，可使肩关节内收。

矢状面

原则上无须过多关注矢状面。冈下肌上方肌纤维经过盂肱关节屈曲–伸展轴上方，使肩关节屈曲。冈下肌下方肌纤维经过盂肱关节屈曲–伸展轴下方，可使肩关节伸展。

水平面（上方）

冈下肌经过盂肱关节内旋–外旋轴后侧，可使肩关节外旋。冈下肌起于肩胛骨冈下窝，止于肱骨大结节中部。

图2-8-1 冈下肌上方肌纤维的拉伸——概要（1）

物理治疗师右手握住患者肱骨远端，使患者盂肱关节内旋，同时在肩胛平面使其内收。物理治疗师左手大鱼际从正面锁住患者肩胛骨，防止其前伸，左手中指与无名指在内旋方向拉伸患者肱骨大结节后方。

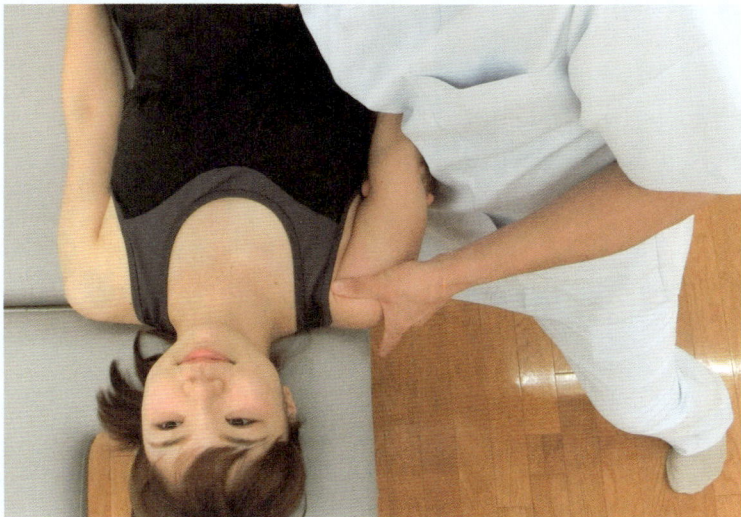

图2-8-2 冈下肌上方肌纤维的拉伸——概要（2）

物理治疗师向患者肱骨长轴方向施加压力，使患者盂肱关节内收，防止患者肩胛骨下沉、下回旋。由此可将患者肩胛骨固定于上回旋位，更易通过患者盂肱关节内收进行拉伸。

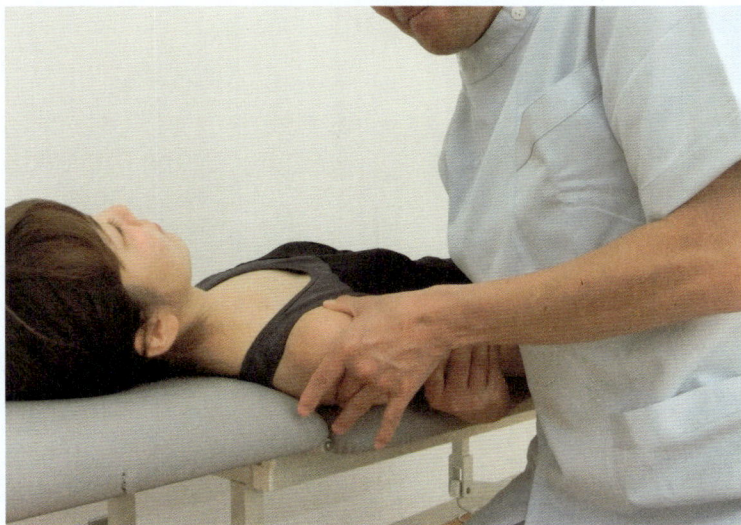

图2-8-3 冈下肌上方肌纤维的拉
伸——对肱骨近端的操作

冈下肌上方肌纤维的拉伸与冈上肌后方肌纤
维的拉伸相似（参照第91页），即盂肱关节
在肩胛平面进行内收、内旋。唯一不同的是
拉伸冈下肌上方肌纤维时要重点关注盂肱关
节内旋，其内旋时可参考下述对肱骨近端的
操作。

物理治疗师左手置于患者肱骨近端，拇指置
于躯干正面肱骨大结节前方至小结节部位
（①②），中指置于躯干后面肱骨大结节上方
至中部或下方部位（图2-8-4）。

对患者肱骨近端前侧进行操作时，物理治疗
师左手拇指将患者肱骨大结节前方至小结节
牵引至盂肱关节内旋方向。此外，物理治疗
师左手大鱼际置于患者肩前，防止内旋导致
肩部向前移动。

物理治疗师左手中指与无名指置于患者肱骨
大结节上方至中部或下方部位（③④），以
便对患者肱骨近端后侧进行操作。之后保持
这一姿势，同时进行肱骨近端前侧操作使盂
肱关节内旋。同时对肱骨近端前侧及后侧
进行操作，可使盂肱关节保持中立位并进行
内旋。

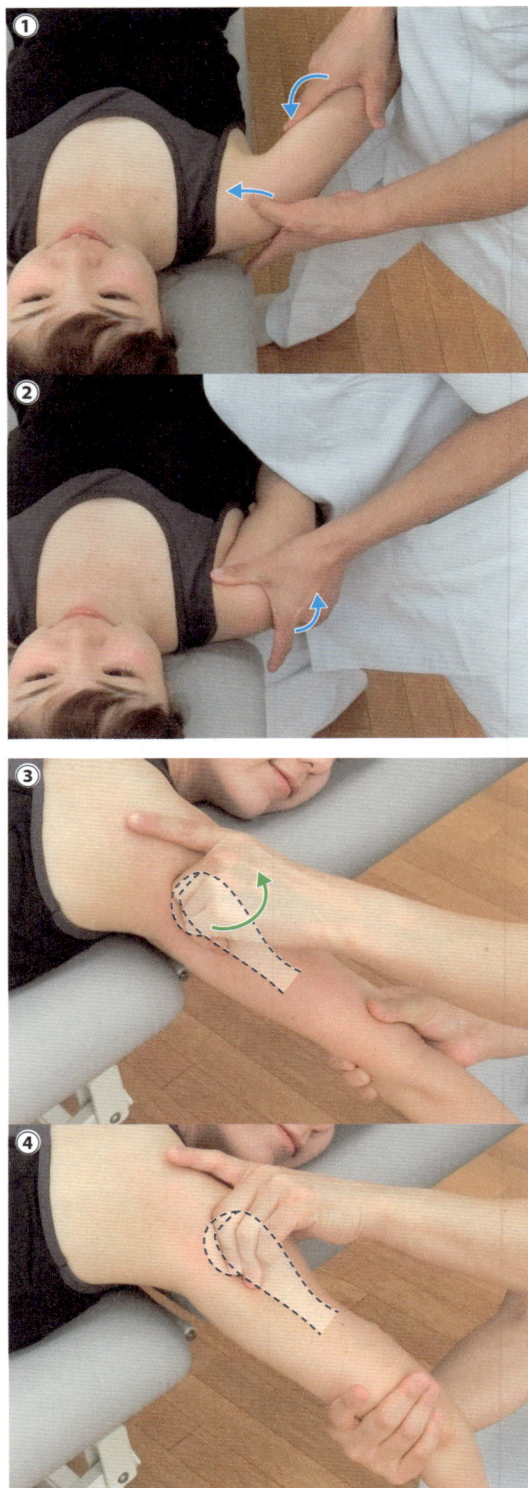

图2-8-4 冈下肌上方肌纤维的拉伸操
作（物理治疗师的动作要点）

冈下肌上方肌纤维的拉伸操作即为盂肱关
节在肩胛平面的内收与内旋。

① 使患者盂肱关节在肩胛平面45度向上，
物理治疗师右腋轻轻夹住患者前臂远
端至手部。物理治疗师左手握住患者
上臂近端，右手握住患者上臂中央至
远端部位。

② 物理治疗师向右倾斜，使患者前臂远
端至手部随肱骨内旋同步运动，从而
使盂肱关节的内旋运动更加顺利。此
外，盂肱关节在肩胛平面内收时，物
理治疗师应将身体重心放至右脚，压
低身体。

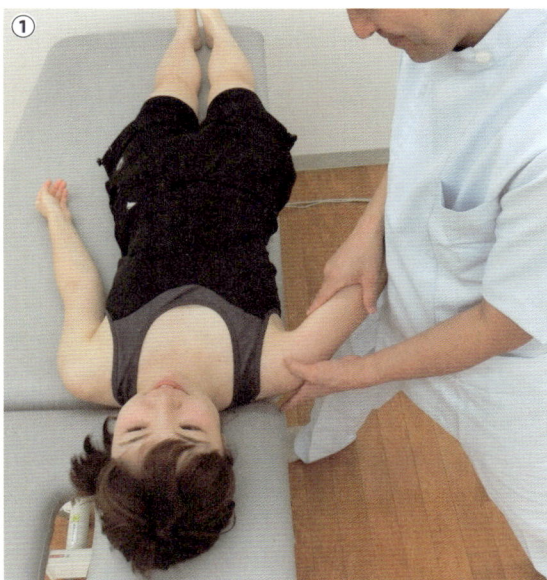

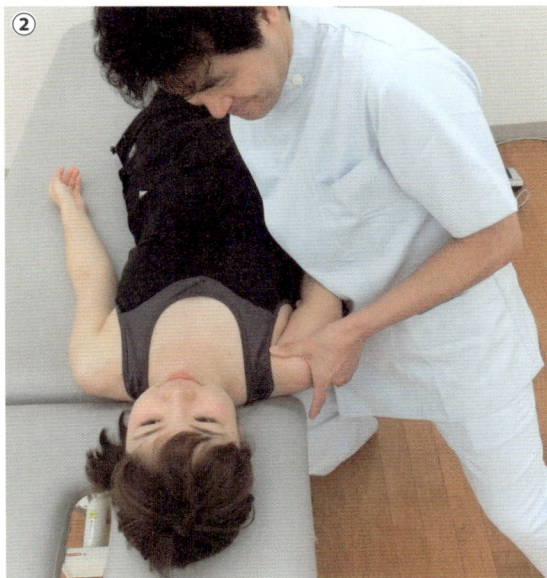

图2-8-5　冈下肌下方肌纤维的拉伸——概要

物理治疗师左手握住患者肱骨近端，左腋夹住肱骨远端进行固定。物理治疗师使患者盂肱关节内旋，同时在肩胛平面使其外展。物理治疗师右手食指至小指锁住患者冈下窝以防患者肩胛骨上回旋。

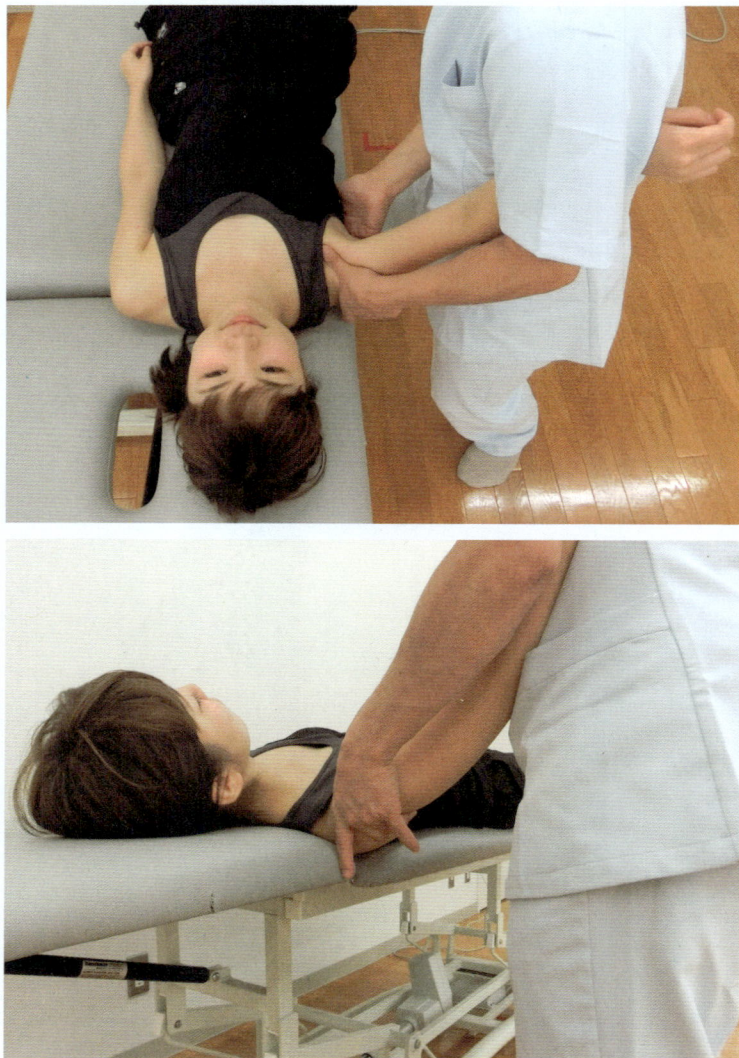

图2-8-6 冈下肌下方肌纤维的拉伸——对
肱骨近端的操作

物理治疗师左手置于患者肱骨近端，左手拇指
置于躯干正面肱骨大结节上方至前方（①②③），
中指置于躯干后方肱骨大结节上方至中部或下
方（④⑤）。

对肱骨近端前侧进行操作时，物理治疗师左手
拇指按压肱骨大结节上方至前方，使患者盂肱
关节向内旋方向运动。

对肱骨近端后侧进行操作时，首先物理治疗师左
手中指与无名指置于肱骨大结节上方至中部或
下方（③④），之后保持这一姿势，同时进行肱
骨近端前侧操作使盂肱关节内旋。

同时对肱骨近端前侧及后侧进行操作，可使盂
肱关节保持中立位并进行内旋。

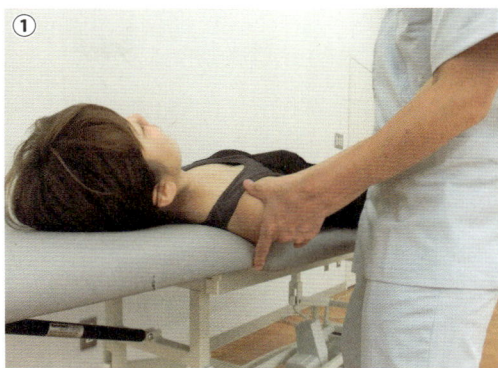

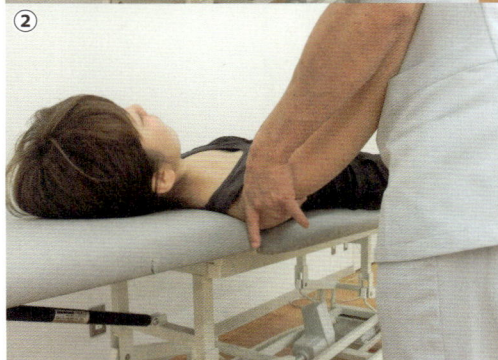

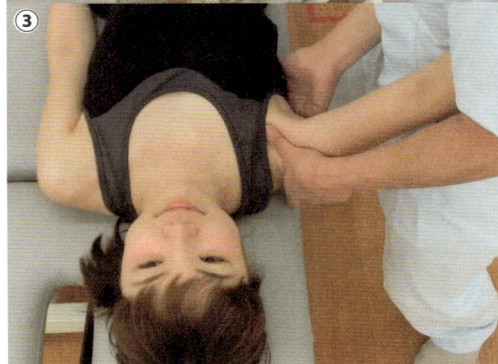

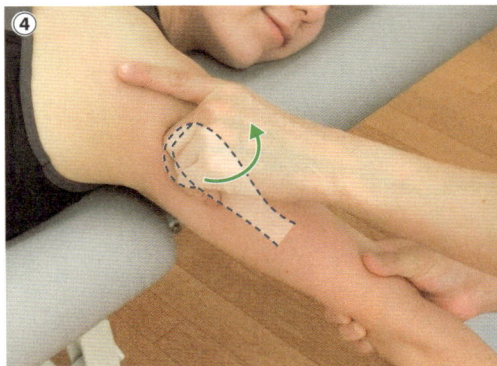

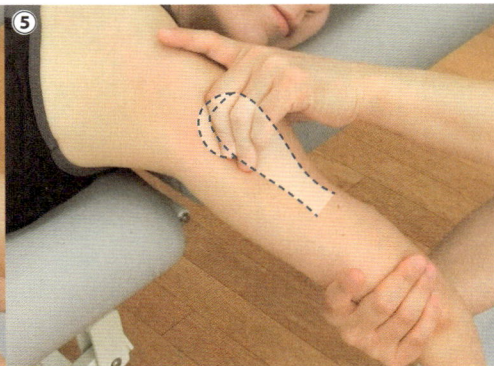

图2-8-7 冈下肌下方肌纤维的拉伸操作
（物理治疗师的动作要点）

①

冈下肌下方肌纤维的拉伸操作即为盂肱关节在肩胛平面的外展与内旋。首先，使患者的盂肱关节在肩胛平面45度向上，然后物理治疗师用左腋轻轻夹住患者的前臂远端至手部，用左手握住患者的上臂近端，用右手固定患者的肩胛骨。接着物理治疗师的骨盆应向左脚方向移动，上半身向右侧倾斜，使患者的前臂远端至手部随着肱骨内旋同步运动，以更好地进行盂肱关节的内旋操作（①②）。

②

物理治疗师的骨盆向左脚方向移动，在肩胛平面对患者的盂肱关节进行外展操作，使患者对应部位的重心位置升高（③④）。

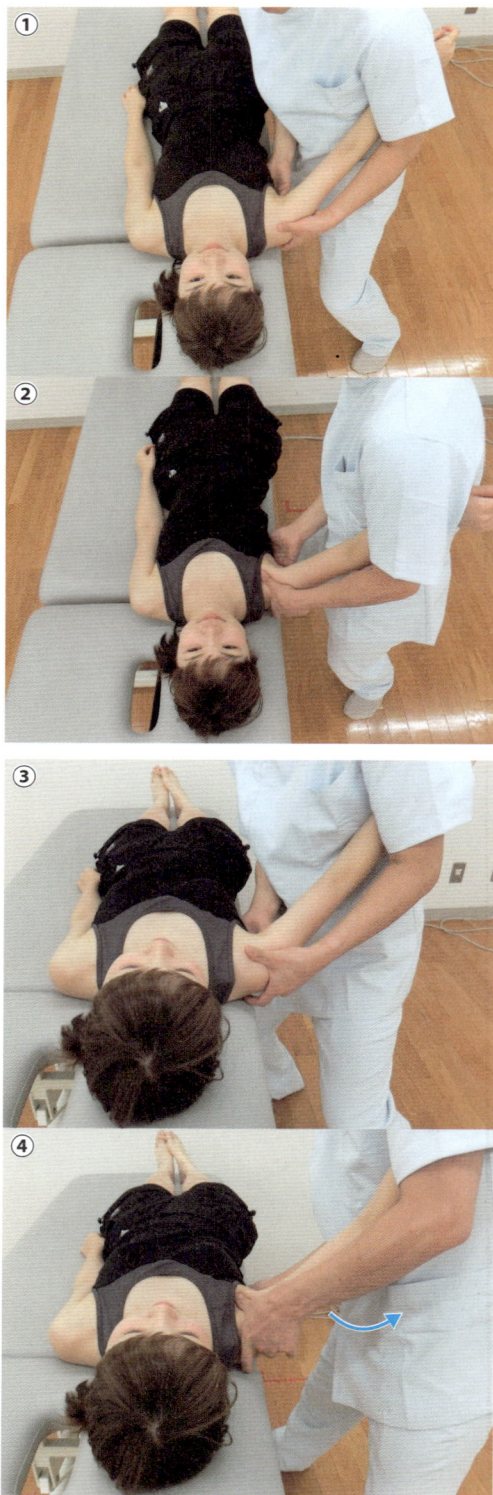

③

④

大圆肌 teres major muscle

起点	小圆肌下方，肩胛骨下角背面	支配神经	肩胛下神经
止点	肱骨小结节嵴	神经节	C5、C6

■技术要点

肌肉走向与功能	■ 经过盂肱关节内收－外展轴下方	▶ 使盂肱关节内收
	■ 经过盂肱关节屈曲－伸展轴下方	▶ 使盂肱关节伸展
	■ 经过盂肱关节内旋－外旋轴前侧	▶ 使盂肱关节内旋

固定操作要点	■ 盂肱关节屈曲，肩胛骨下角提至外上方	▶ 由于肩胛骨上提或上回旋，因此在下沉或下回旋方向固定肩胛骨

拉伸操作要点	■ 使患者盂肱关节屈曲、外展、外旋，进行拉伸，其中优先进行屈曲运动，其次进行外展运动
	■ 物理治疗师应下压患者肱骨大结节，防止盂肱关节外旋时肩胛骨上提或上回旋

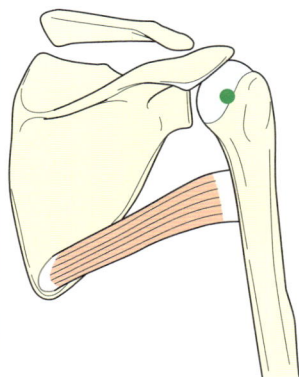

冠状面
大圆肌经过盂肱关节内收－外展轴下方，使盂肱关节内收。

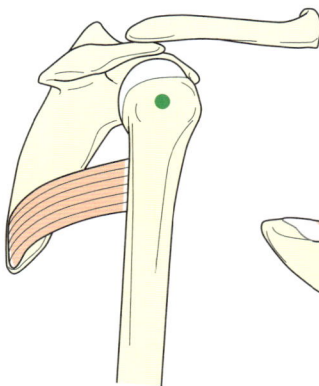

矢状面
大圆肌经过盂肱关节屈曲－伸展轴下方，使盂肱关节伸展。

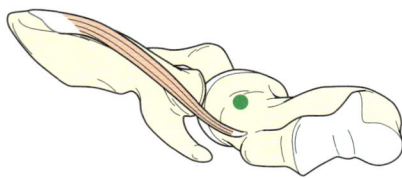

水平面
大圆肌经过盂肱关节内旋－外旋轴前侧，使盂肱关节内旋。

大圆肌起于肩胛骨下角背面，止于肱骨小结节嵴。

图2-9-1　大圆肌的拉伸——概要

患者右上肢屈曲，物理治疗师左腋夹住患者右上肢，右手握住患者大圆肌进行固定。

物理治疗师左手握住患者肱骨近端，使患者盂肱关节屈曲的同时进行外旋运动，进行拉伸。

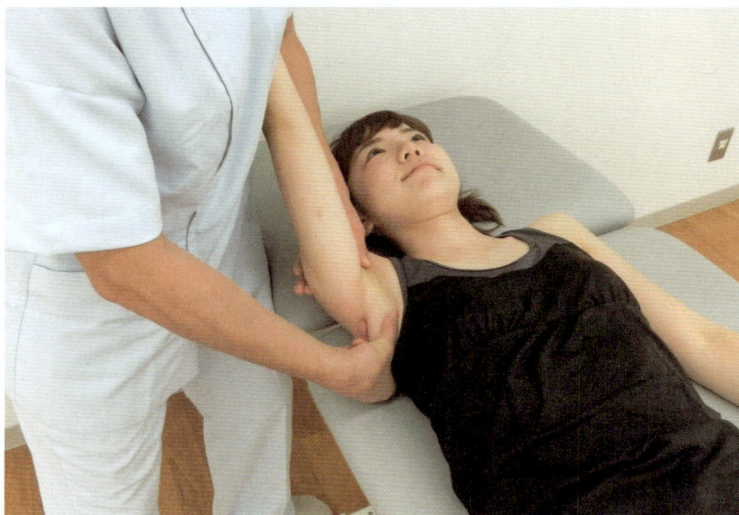

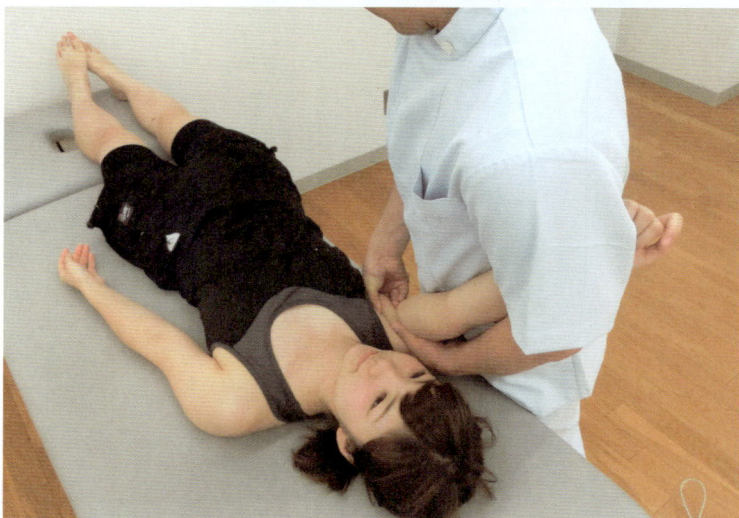

图2-9-2　大圆肌的固定操作

患者右上肢屈曲，物理治疗师左腋夹住患者右上肢，右手握住患者大圆肌进行固定。

若对肩胛骨下角进行固定，多数情况下大圆肌前方的背阔肌与腋窝处的皮肤会首先拉伸，因此直接握住患者大圆肌进行固定。

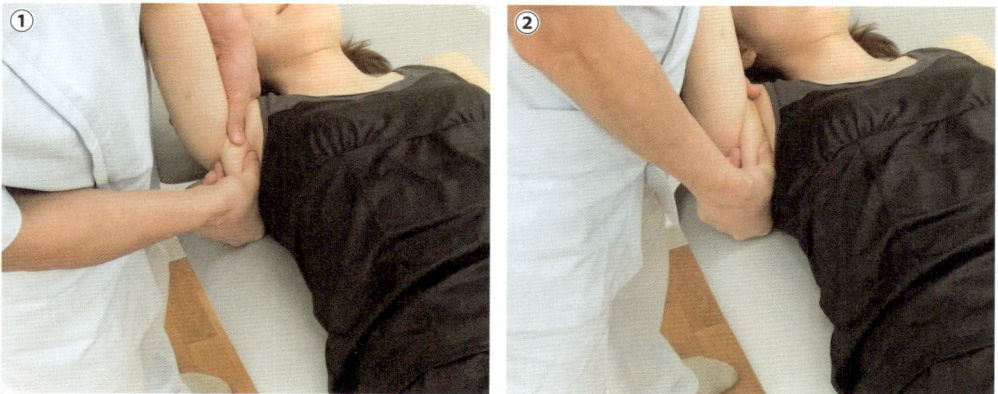

图2-9-3　大圆肌的拉伸——对肱骨大结节的操作

若物理治疗师左手中指桡侧置于患者肱骨大结节处，握住肱骨近端后侧，则左手可从上至下握住患者肱骨近端（①①'）。

使物理治疗师左腋下的患者上肢的盂肱关节进行屈曲，同时使左手处的肱骨近端进行外旋（②②'）。

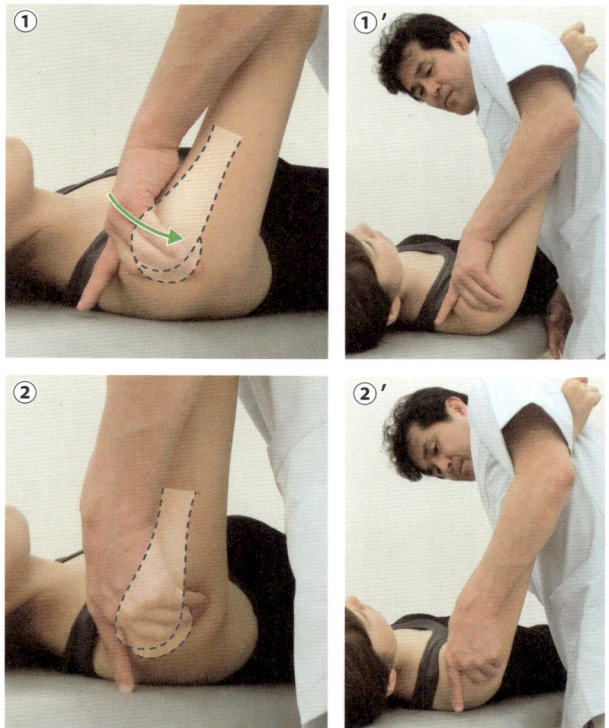

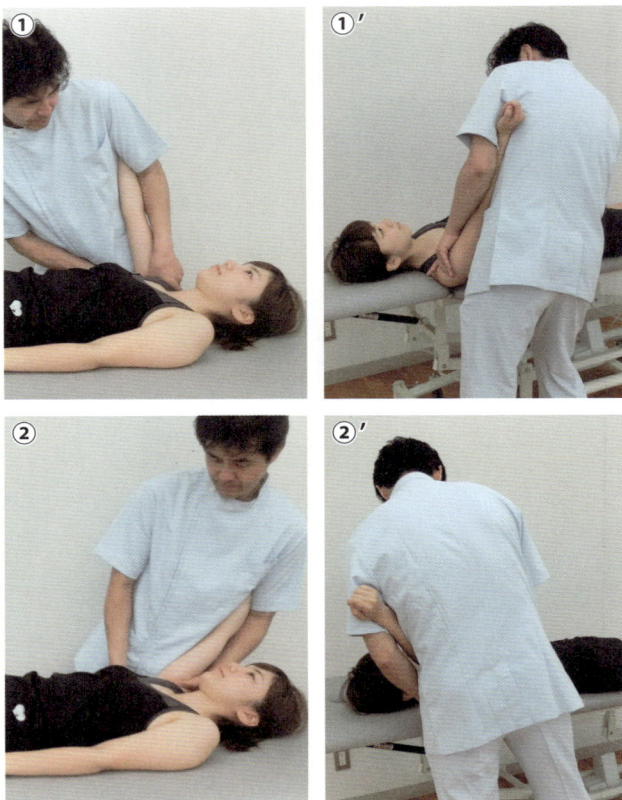

图2-9-4 大圆肌的拉伸操作（1）

物理治疗师左腋夹紧患者右上肢（①①'），但是不能妨碍后续左手对患者肱骨大结节的操作。该操作需配合物理治疗师的动作同步进行。

患者盂肱关节屈曲，同时物理治疗师躯干必须向左倾斜（②②'）。

图2-9-5 大圆肌的拉伸操作（2）

对患者肱骨大结节进行操作时，需注意患者盂肱关节屈曲、外旋时，不可被肩胛骨上提代偿。为了抑制代偿运动出现，物理治疗师握住患者肱骨大结节的中指应向后下方移动，从而防止肩胛骨上提（①➡②）。

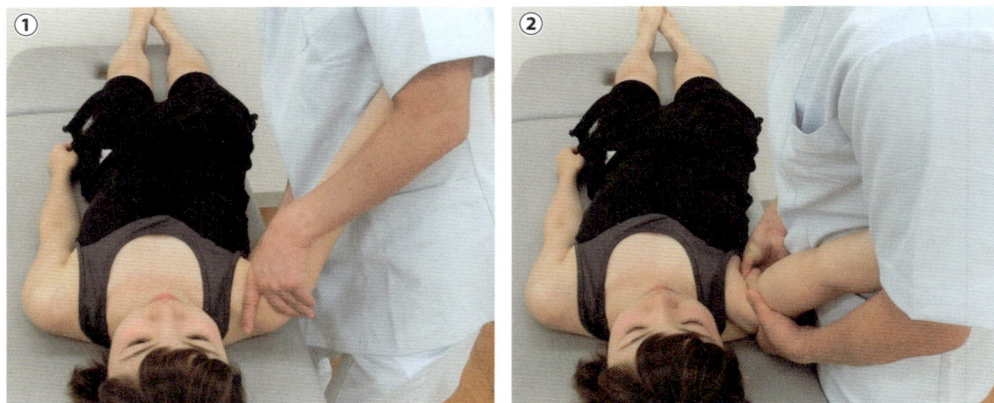

盂肱关节呈90度屈曲

盂肱关节最大限度屈曲、外旋，进行拉伸

肩胛下肌　subscapularis muscle

起点	肩胛下窝		支配神经	肩胛下神经
止点	肱骨小结节		神经节	C5、C6

■技术要点

<table>
<tr><td rowspan="6">肌肉走向与功能</td><td>■ 越过盂肱关节内收－外展轴</td><td>► 从内收－外展轴来看，肩胛下肌可分为上方肌纤维和下方肌纤维</td></tr>
<tr><td>■ 上方肌纤维经过盂肱关节内收－外展轴上侧</td><td>► 使盂肱关节外展</td></tr>
<tr><td>■ 下方肌纤维经过盂肱关节内收－外展轴下侧</td><td>► 使盂肱关节内收</td></tr>
<tr><td>■ 经过肩关节内旋－外旋轴前侧</td><td>► 使肩关节内旋</td></tr>
<tr><td>■ 上方肌纤维经过盂肱关节屈曲－伸展轴上侧</td><td>► 使盂肱关节轻微屈曲</td></tr>
<tr><td>■ 下方肌纤维经过盂肱关节屈曲－伸展轴下侧</td><td>► 使盂肱关节轻微伸展</td></tr>
<tr><td rowspan="3">固定操作要点</td><td>■ 如何固定起点</td><td>► 利用对肱骨的操作</td></tr>
<tr><td>■ 拉伸上方肌纤维，肩胛骨容易下回旋</td><td>► 肱骨内收时，向长轴方向施加压力，防止肩胛骨下回旋</td></tr>
<tr><td>■ 拉伸下方肌纤维，肩胛骨容易上回旋</td><td>► 肱骨外展时，向下回旋方向按压肩峰使其下回旋，防止肩胛骨上回旋</td></tr>
<tr><td>拉伸操作要点</td><td colspan="2">■ 拉伸上方肌纤维时盂肱关节的内收、伸展及拉伸下方肌纤维时肩关节的外展、屈曲，多数情况下是在肩胛平面的上提与下沉</td></tr>
</table>

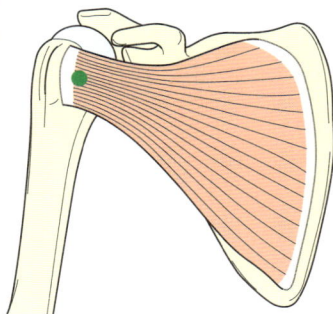

冠状面

肩胛下肌上方肌纤维经过盂肱关节内收－外展轴上侧，使盂肱关节外展。经过盂肱关节内收－外展轴正上方的肌纤维不可使盂肱关节内收、外展。肩胛下肌下方肌纤维经过盂肱关节内收－外展轴下侧，可使盂肱关节内收。

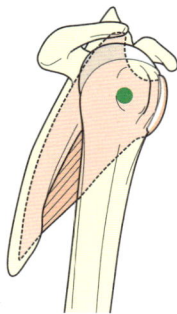

矢状面

原则上无须过多关注矢状面。肩胛下肌上方肌纤维经过盂肱关节屈曲－伸展轴上侧，可使盂肱关节轻微屈曲。肩胛下肌下方肌纤维经过盂肱关节屈曲－伸展轴下侧，可使盂肱关节轻微伸展。

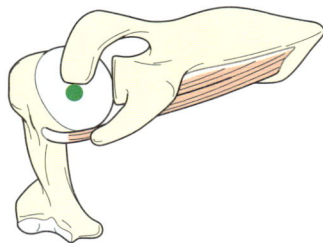

水平面（上方）

肩胛下肌经过盂肱关节内旋－外旋轴前侧，可使肩关节内旋。

肩胛下肌起于肩胛下窝，止于肱骨小结节。

图2-10-1 肩胛下肌上方肌纤维的拉伸——概要（1）

在肩胛平面45度向上充分使盂肱关节外旋，再进行内收。

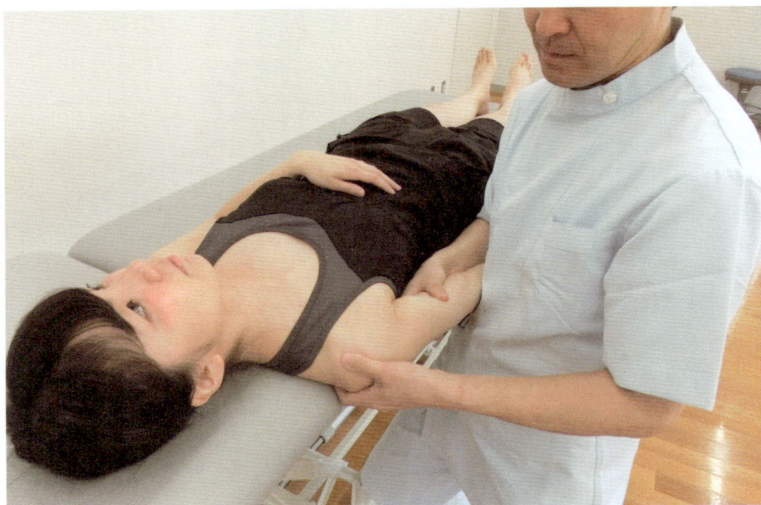

图2-10-2 肩胛下肌上方肌纤维的拉伸——概要（2）

盂肱关节外旋应在肱骨近端与肱骨较远端进行。对肱骨近端进行操作时应将患者肱骨小结节完全拉出后再进行外旋。

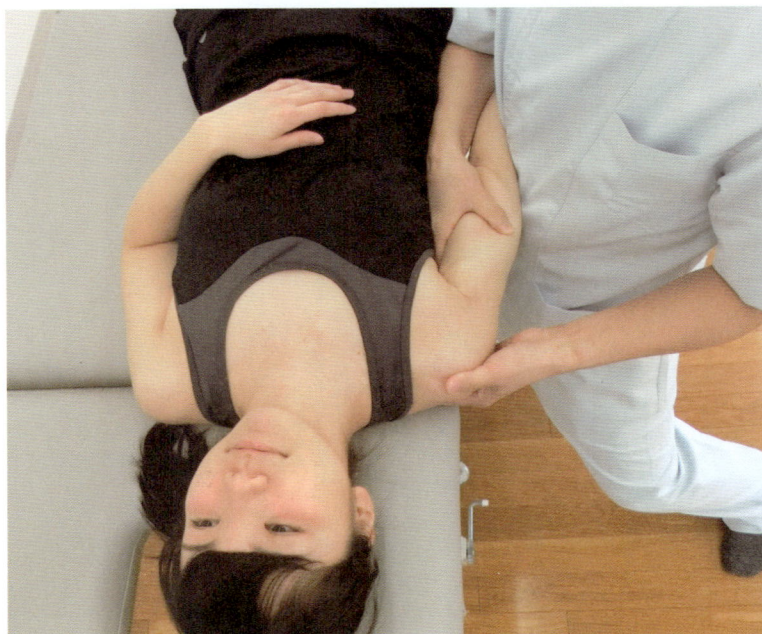

图2-10-3　肩胛下肌上方肌纤维的固定操作（1）

患者仰卧。盂肱关节外旋时，若患者肩胛骨随其后缩，则会导致拉伸不充分。患者仰卧时，其身体重量虽使肩胛骨固定于床沿，但是由于力度不够，肩胛骨在拉伸时仍会后缩（①➡②）。因此物理治疗师需对肩胛骨进行固定以防其后缩。

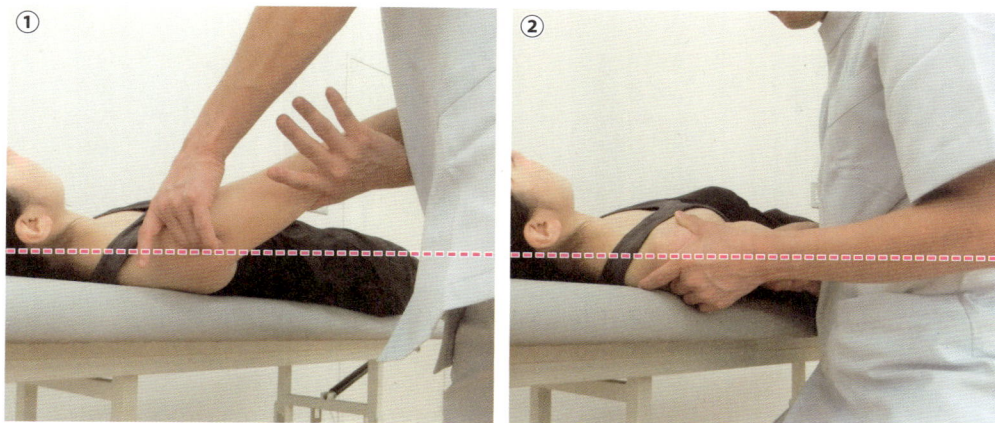

图2-10-4　肩胛下肌上方肌纤维的固定操作（2）

物理治疗师应在患者肱骨近端及较远端的部位对盂肱关节进行外旋操作，以使盂肱关节充分外旋。在肱骨近端进行操作时，物理治疗师左手握住患者肱骨大结节后侧，中指上推患者肩关节前侧，使盂肱关节充分外旋，同时也可防止患者肩胛骨后缩（①➡②）。

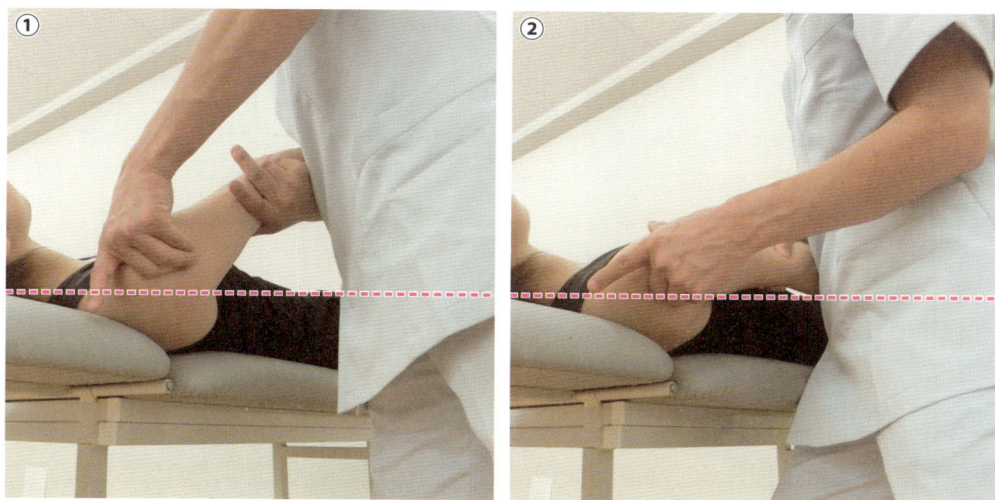

图2-10-5 肩胛下肌上方肌纤维的拉伸准备（肱骨小结节的触诊）

在患者肱骨近端进行拉伸时需要确认肱骨小结节的位置。

患者锁骨外1/3处的喙突基底部是喙突尖端（①），喙突尖端外侧与其同高的位置便是肱骨小结节（②）。物理治疗师将手指置于患者肱骨小结节处，同时使患者肱骨内旋、外旋，若手指按压处隆起部位随肱骨运动而运动，则该处为肱骨小结节。

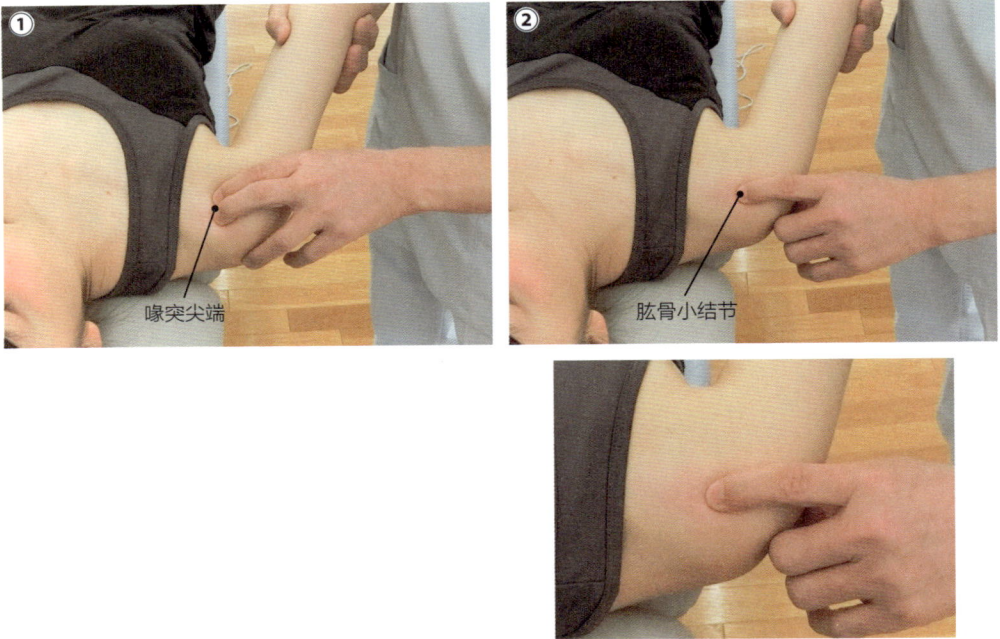

喙突尖端

肱骨小结节

图2-10-6 肩胛下肌上方肌纤维的拉伸操作（1）

首先使患者盂肱关节在肩胛平面45度向上，物理治疗师左手握住患者肱骨近端，右手握住患者上臂中间。其次物理治疗师左手拇指间关节（远端指骨）置于患者肱骨小结节处，使患者肩胛骨后缩。物理治疗师右前臂旋后，右手握住患者上臂较远端，同时置于患者上臂较外侧，以便其外旋（①）。物理治疗师右手置于患者肱骨近端及较远端，同时使肱骨充分绕轴外旋（②）。

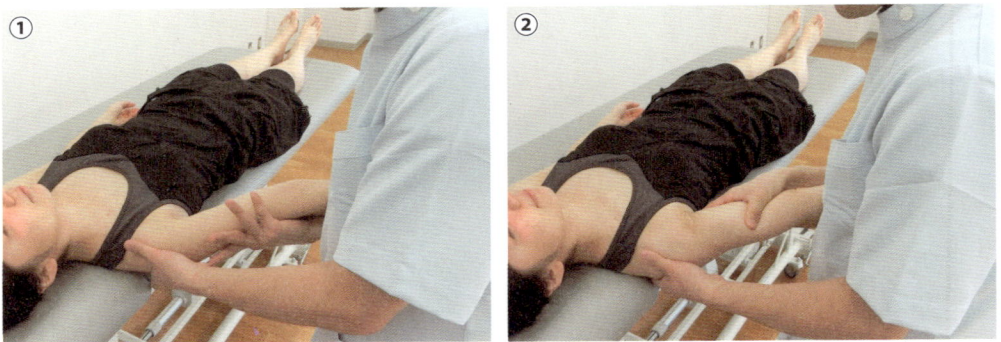

图2-10-7　肩胛下肌上方肌纤维的拉伸操作（2）

物理治疗师应充分进行固定，以便对患者的肱骨与肱骨小结节进行拉伸。若通过视觉观察能够确认患者肱骨远端内上髁、外上髁的位置变化，则也可以确认患者软组织及盂肱关节是否充分外旋。

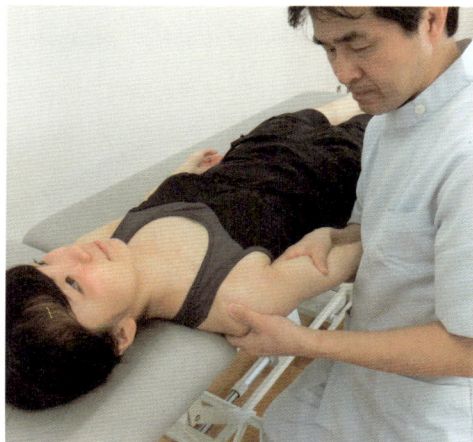

图2-10-8　肩胛下肌上方肌纤维的拉伸操作（3）

患者盂肱关节外旋至最大限度后，在患者可接受的范围内使盂肱关节内收。

物理治疗师右腋夹住患者右上肢使其内收（①），同时向患者右上臂施加压力（②），防止肩胛骨下回旋。若施加压力的方向、位置正确，则可保持患者肩峰位置固定，同时使盂肱关节内收（③）。

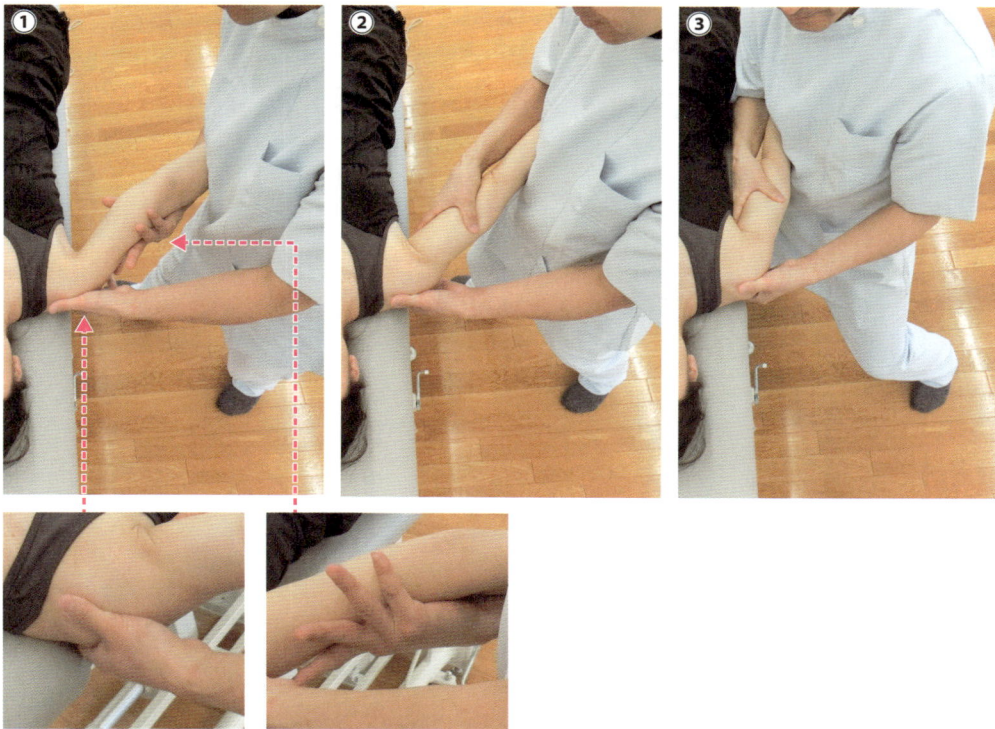

图2-10-9　肩胛下肌下方肌纤维的拉伸——概要

物理治疗师右手拇指按压患者肩胛下肌进行固定。之后缓慢在肩胛平面上提患者盂肱关节，同时使其外旋，进行拉伸。此时应注意切勿使患者肩峰随肩胛骨上回旋而上提。

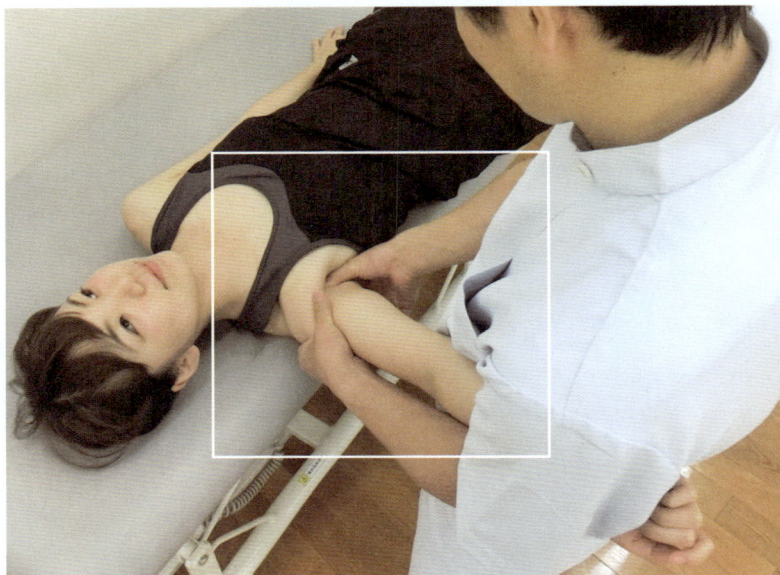

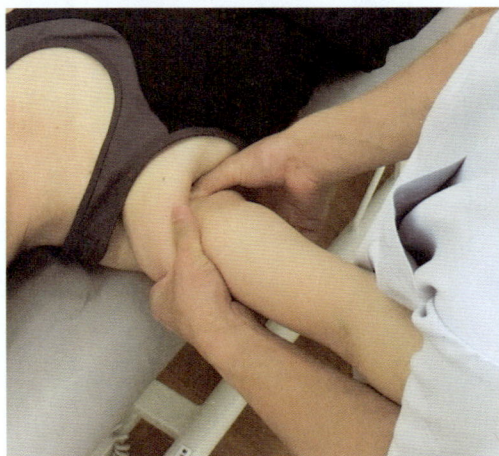

图2-10-10 固定肩胛下肌肌腹

肩胛下肌基本分布于肩胛骨面,因此拉伸肩胛下肌下方肌纤维时,若仅对关节进行拉伸操作,患者难以产生拉伸感,从而需直接固定肩胛下肌肌腹。

固定肩胛下肌肌腹时,物理治疗师右手拇指指腹置于患者肩胛骨面,使指腹滑至肩胛骨与胸廓(肋骨)之间(①);右手拇指指腹置于肩胛下肌下方肌纤维处,按压肌纤维的同时靠近肱骨近端(②)。

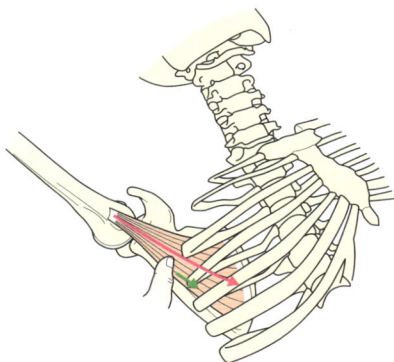

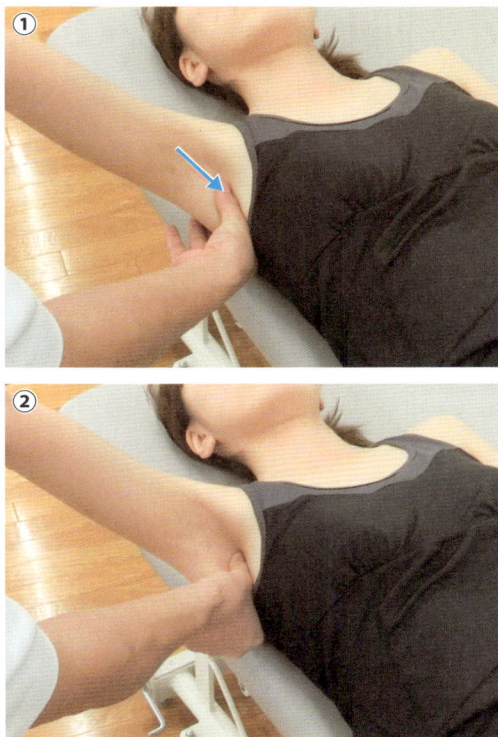

图2-10-11 肩胛下肌下方肌纤维的拉伸操作

使患者盂肱关节在肩胛平面45度上提。物理治疗师左手置于患者肱骨近端,右手拇指固定患者肩胛下肌肌腹(①)。

固定好肩胛下肌肌腹后,物理治疗师左手置于患者肱骨近端(肱骨大结节),使其外旋。利用患者上肢远端使盂肱关节外展,同时物理治疗师身体向左倾斜(②)。由此,对患者肱骨近端进行拉伸时不会影响到盂肱关节外旋。

患者肱骨近端外旋时,物理治疗师进行从盂肱关节前下方上推肱骨的操作即可。

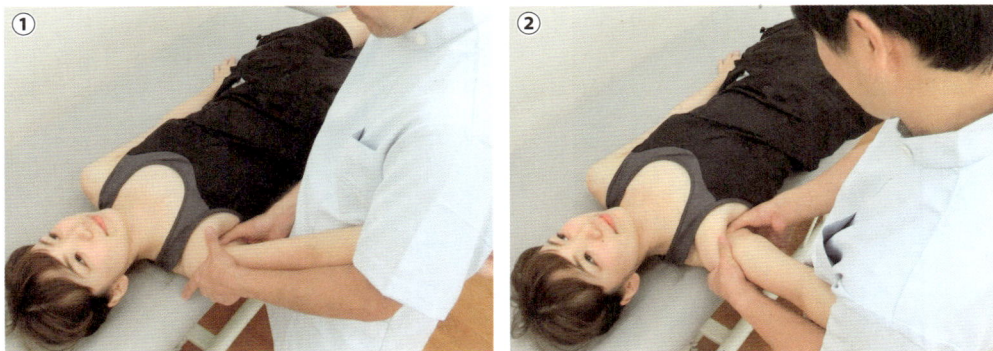

小圆肌 teres minor muscle

起点	肩胛骨外侧缘背面上 2/3	支配神经	腋神经
止点	肱骨大结节下部	神经节	C5、C6

■技术要点

肌肉走向与功能	■ 经过盂肱关节内收－外展轴下侧	▶ 使盂肱关节内收
	■ 经过盂肱关节屈曲－伸展轴下侧	▶ 使盂肱关节伸展
	■ 经过盂肱关节内旋－外旋轴后侧	▶ 使盂肱关节外旋

固定操作要点	■ 盂肱关节屈曲可向外上方提拉肩胛骨	▶ 由于肩胛骨发生上提、上回旋，因此应固定其于下沉、下回旋方向

拉伸操作要点	■ 盂肱关节通过屈曲、外展、内旋进行拉伸，先屈曲后外展
	■ 物理治疗师应下压患者肱骨大结节，防止盂肱关节外旋时肩胛骨上提、上回旋
	■ 拉伸时肩胛骨容易前伸，从而导致盂肱关节难以屈曲。因此，物理治疗师应对患者肱骨长轴背面施加压力，保持肩胛骨处于后缩位以及盂肱关节处于屈曲位

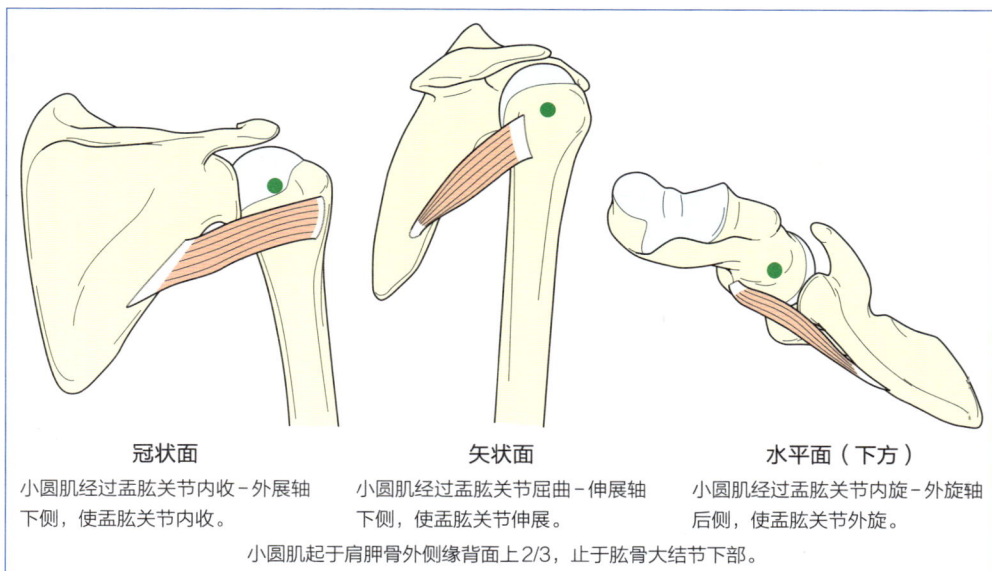

冠状面
小圆肌经过盂肱关节内收－外展轴下侧，使盂肱关节内收。

矢状面
小圆肌经过盂肱关节屈曲－伸展轴下侧，使盂肱关节伸展。

水平面（下方）
小圆肌经过盂肱关节内旋－外旋轴后侧，使盂肱关节外旋。

小圆肌起于肩胛骨外侧缘背面上2/3，止于肱骨大结节下部。

图2-11-1　小圆肌的拉伸——概要（1）

患者通过肩关节屈曲、内旋拉伸小圆肌。
拉伸时需要将肩胛骨外侧缘固定于后缩、
下回旋方向。

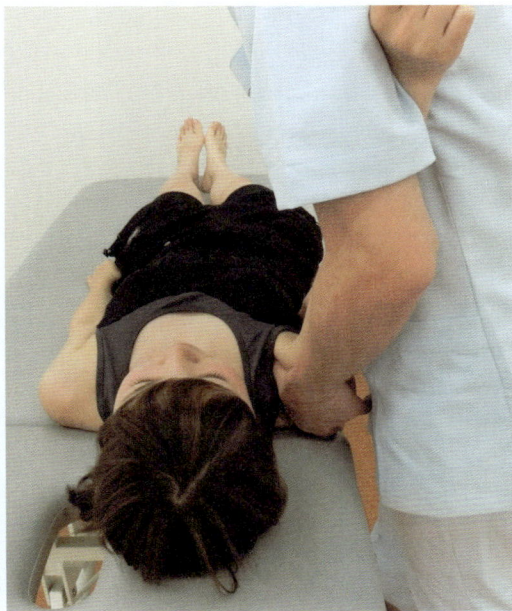

图2-11-2　小圆肌的拉伸——概要（2）

拉伸时患者肘关节屈曲虽然不会影响到
拉伸，但是为使患者肩关节绕轴充分内
旋，应使肘关节保持伸展，以便把握轴
的位置。

患者肩关节屈曲、内旋时，肩胛骨容易发
生上提、上回旋运动，因此物理治疗师
右手拇指应固定患者肩膀，防止其上提、
上回旋。

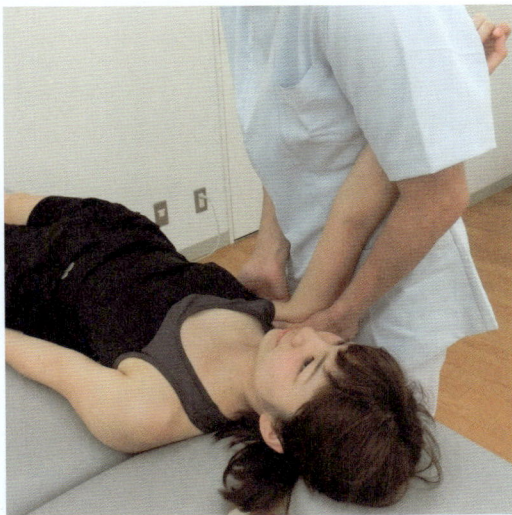

图2-11-3　小圆肌的拉伸操作（1）

物理治疗师右手置于患者肩胛骨外侧缘近端进行固定，左手对患者肱骨近端进行操作，使患者肩关节屈曲、内旋。此时，物理治疗师左手应完全包住患者右肱骨大结节（图①虚线指示的部位）。按照拉伸肱骨大结节的要领进行操作可使肩关节屈曲、内旋，可使肩关节充分运动（②）。

若肱骨大结节拉伸不充分，则只能拉伸三角肌（对远端进行操作）与肱三头肌等软组织，不能使肩关节充分运动。

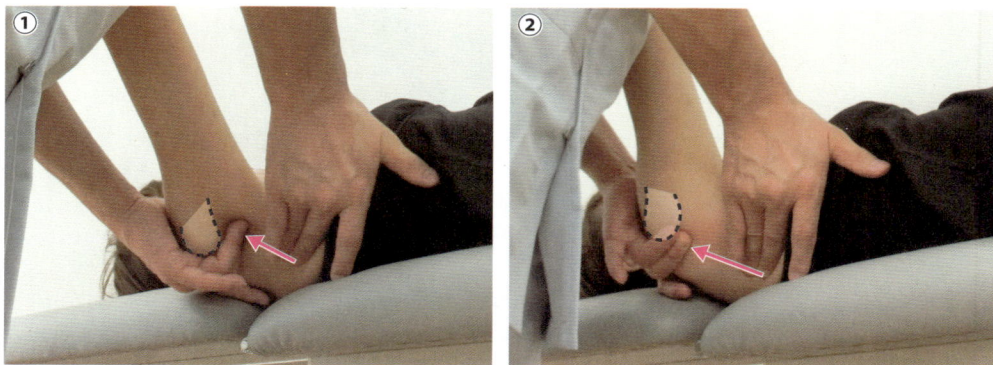

图2-11-4　小圆肌的拉伸操作（2）

物理治疗师左腋夹住患者腕部（①），左手使患者肩关节屈曲、内旋，患者腕部不可阻碍肩关节运动。因此物理治疗师臀部需左摆，使患者肩关节屈曲、内旋，从而带动患者肱骨及腕部运动（②）。

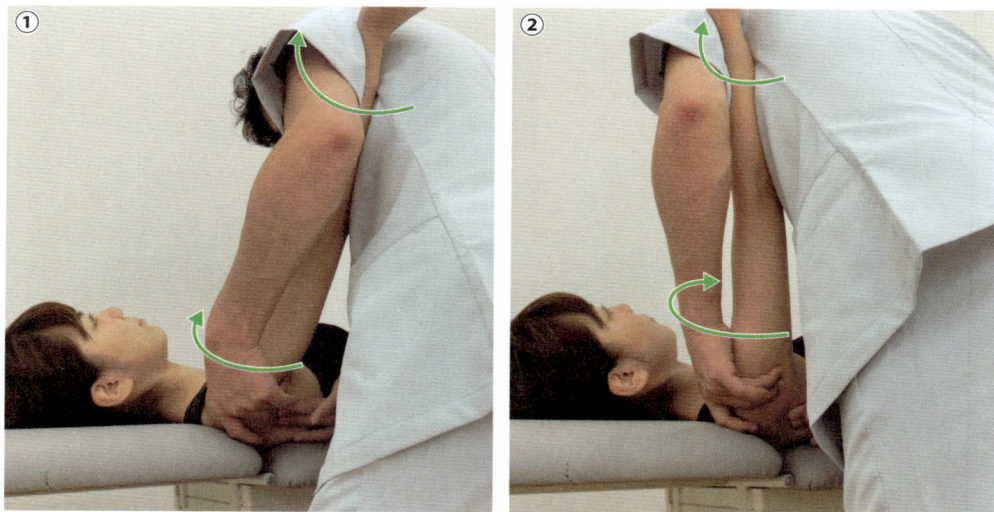

图2-11-5　小圆肌拉伸操作要点

物理治疗师左手使患者肩关节屈曲、内旋时，患者肩胛骨容易呈前伸位。这代表盂肱关节在肩胛平面进行上提运动。

此时对患者肱骨施加压力，让患者肩胛骨贴紧床面，患者上臂因而处于盂肱关节水平屈曲位，从而使肩关节处于正确屈曲位。肩关节内旋时，物理治疗师左手大鱼际从前上方下压患者肱骨大结节，以便拉伸肩关节后下方。

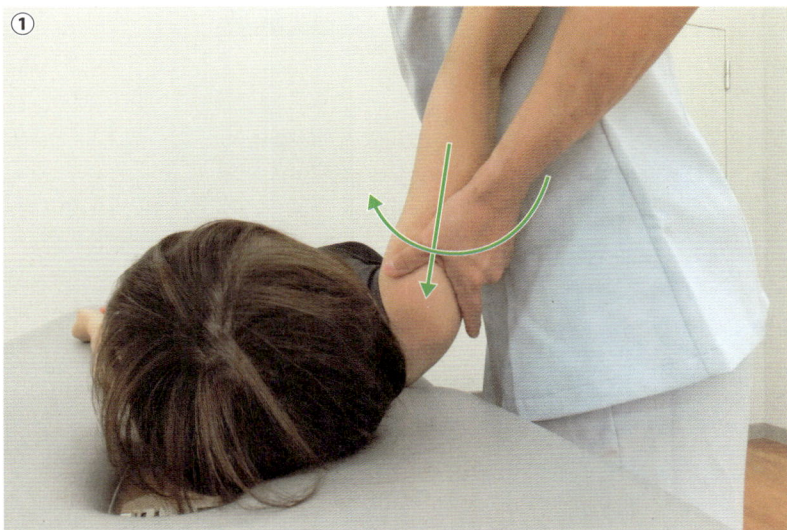

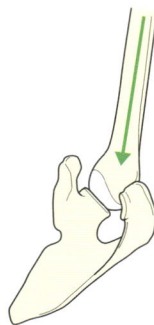

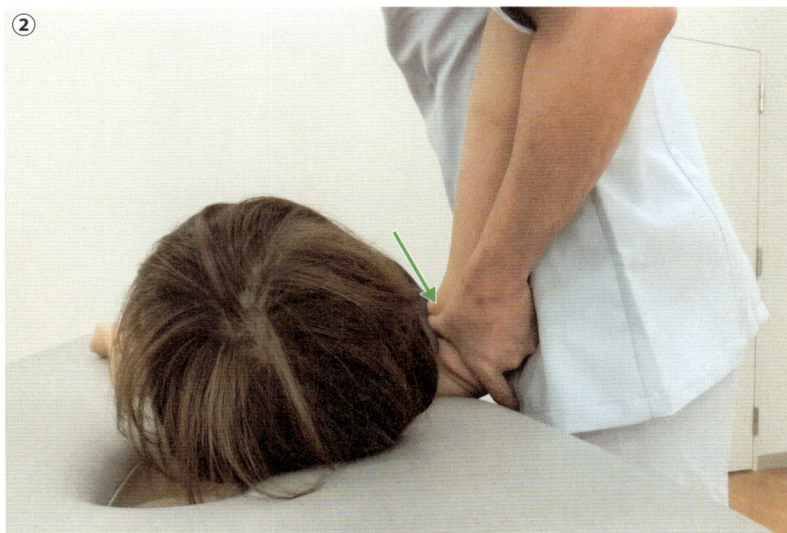

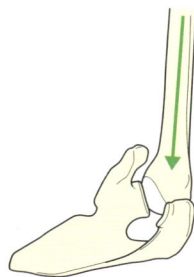

背阔肌 latissimus dorsi muscle

起点	1. 第7~第12胸椎棘突、全部腰椎棘突 2. 髂嵴后部　　3. 骶正中嵴 4. 下部肋骨　　5. 肩胛骨下角		支配神经	胸背神经
止点	肱骨小结节嵴		神经节	C6~C8

■技术要点

肌肉走向与功能	■ 起于第7~第12胸椎棘突	▶ 肌肉起点向对侧旋转
	■ 经过盂肱关节内收－外展轴下侧	▶ 使盂肱关节内收
	■ 经过盂肱关节屈曲－伸展轴下侧	▶ 使盂肱关节伸展
	■ 经过盂肱关节内旋－外旋轴前侧	▶ 使盂肱关节内旋
固定操作要点	■ 固定前对上肢（肌肉止点）的操作	▶ 肘关节屈曲，盂肱关节处于屈曲、外展、外旋位
	■ 固定上肢（肌肉止点）	▶ 将肘关节固定于肌肉止点稍远处
拉伸操作要点	■ 拉伸骨盆①	▶ 按压上方骨盆，以便其向拉伸侧旋转
	■ 拉伸骨盆②	▶ 从前侧按压上方骨盆，使其后倾

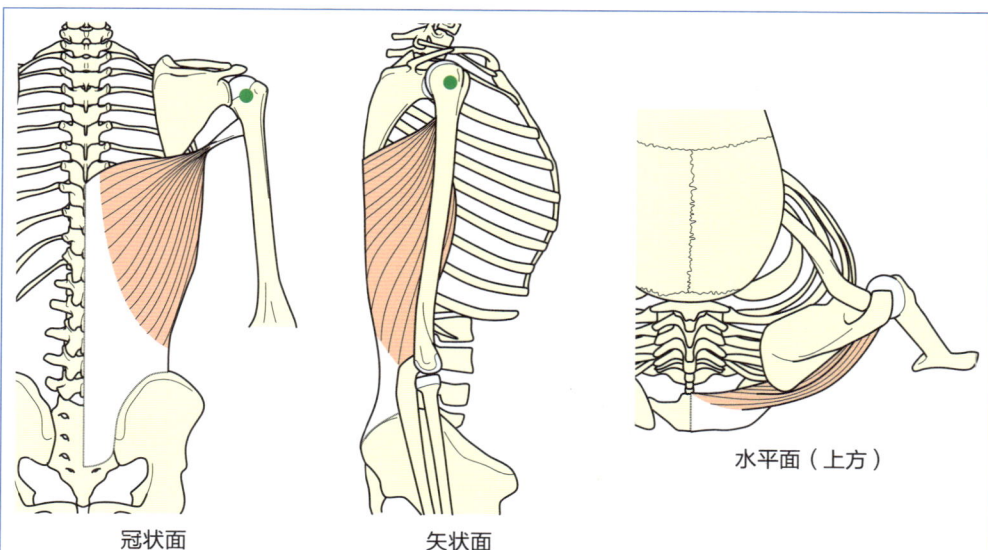

冠状面　　　　　　　矢状面　　　　　　水平面（上方）

背阔肌起于第7~第12胸椎棘突、全部腰椎棘突、髂嵴后部、骶正中嵴、下部肋骨、肩胛骨下角，止于肱骨小结节嵴。背阔肌经过盂肱关节内收－外展轴下侧、屈曲－伸展轴下侧、内旋－外旋轴前侧，可使盂肱关节内收、伸展、内旋。此外，背阔肌可通过肱骨作用使肩胛骨下沉。

图2-12-1　背阔肌的拉伸——概要（1）

患者朝左侧卧，左下肢髋关节与膝关节屈曲，腰背部整体屈曲。物理治疗师右上肢将患者右侧肩关节固定于屈曲、外展、外旋位，略微拉伸背阔肌。

物理治疗师左手按压患者右髂前上棘，使右侧（同侧）骨盆旋转、后倾。

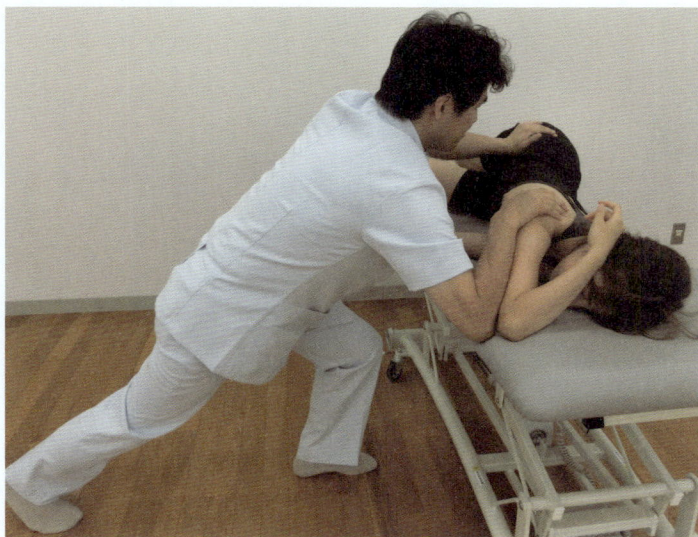

图2-12-2　背阔肌的拉伸——概要（2）

物理治疗师右手及腕部需辅助上肢固定患者右侧肩关节，使其充分固定。

使患者右下肢处于拉伸位，以便拉伸右侧骨盆。

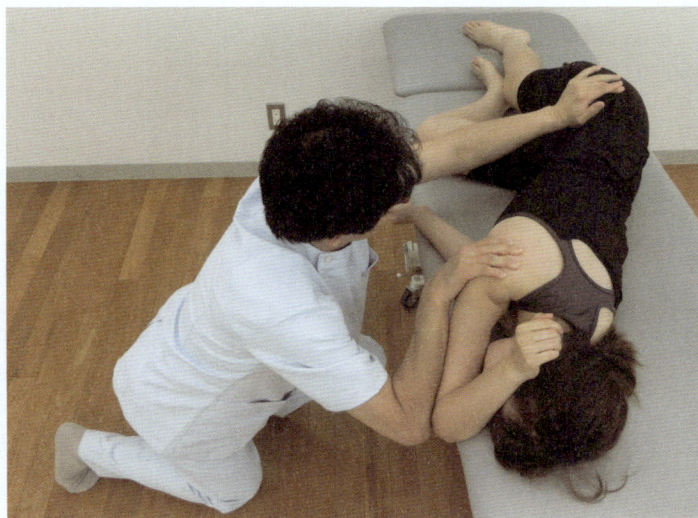

图2-12-3　背阔肌的拉伸（开始体位）

开始体位为侧卧位，如图a、b所示。由于背阔肌位于背部，因此拉伸时患者背部应保持屈曲，为此患者髋关节与膝关节应屈曲。但是若如图c所示，双侧髋关节、膝关节均屈曲，则会阻碍后续骨盆的运动（详见后文）。

因此，应如图a、b所示，患者位于上方的下肢（右下肢）的髋关节、膝关节轻度屈曲即可。

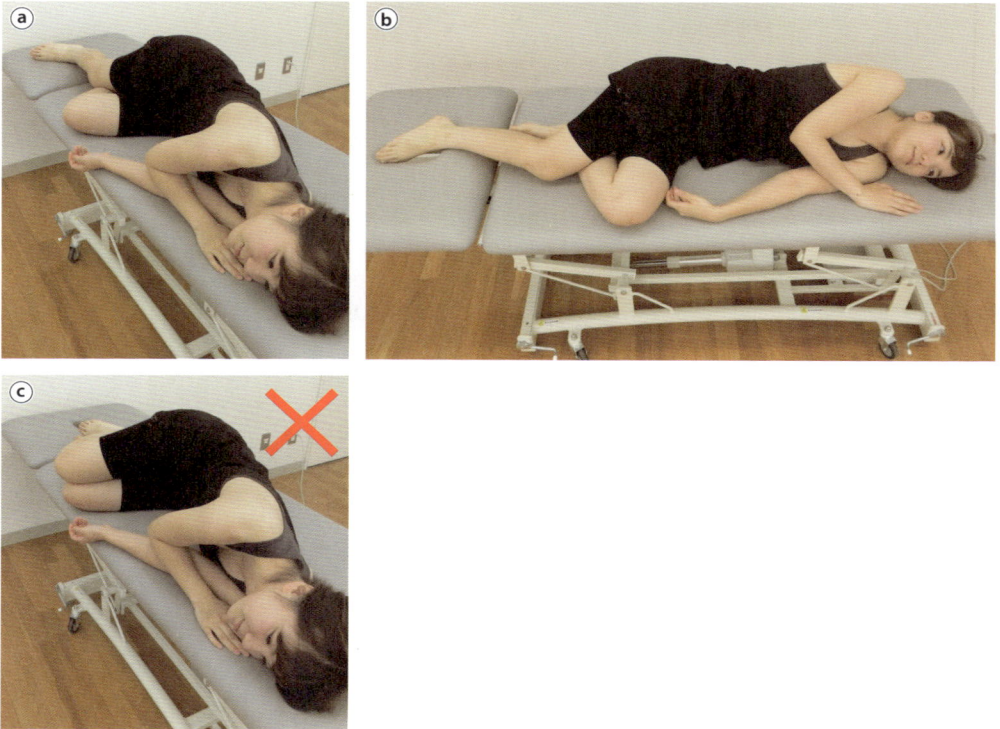

图2-12-4　背阔肌的拉伸（1）

拉伸时，患者侧卧（图12-3）。物理治疗师左手握住患者右肘，右手握住患者右肩，双手使患者右肘按图中箭头所示方向运动。

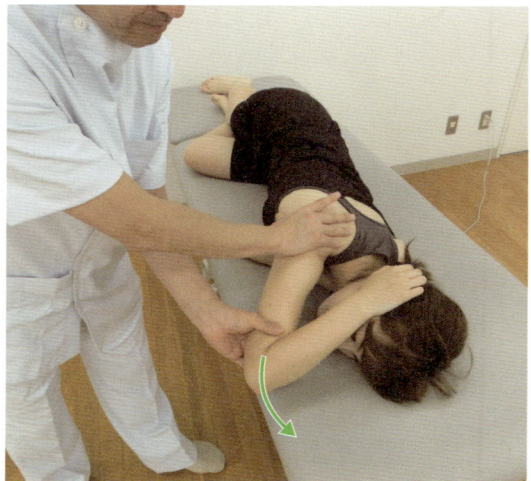

图2-12-5　背阔肌的拉伸（2）

使患者右肘尽量远离骨盆和下位脊椎棘突，患者躯干随这一动作向左旋转。

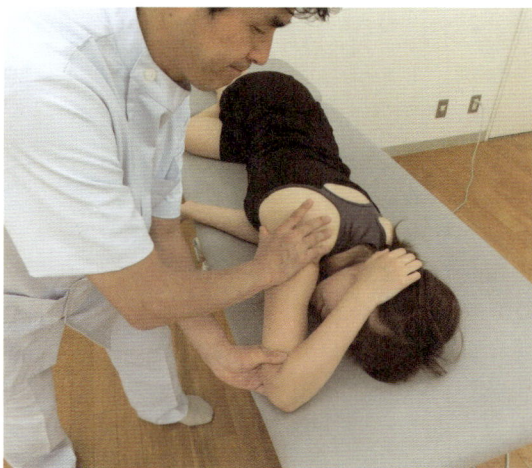

图2-12-6　背阔肌的拉伸（3）

物理治疗师左手握住患者左肘，右肘固定患者右肘，防止患者右肘位置发生变化。物理治疗师应充分利用自身右肘至手腕部位固定患者右肘，同时物理治疗师右手应保持患者肩部位置不变。

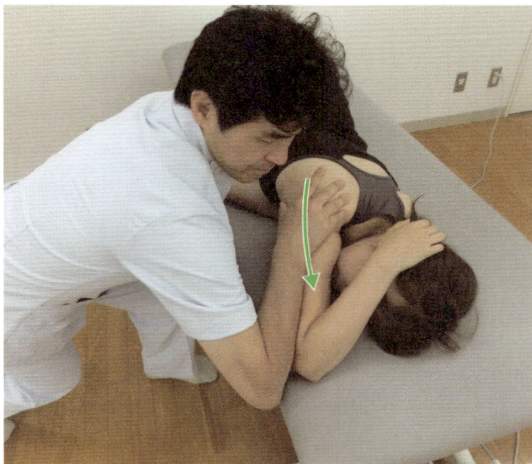

图2-12-7　背阔肌的拉伸（4）

物理治疗师右手固定好患者右肩、右肘后，左手放开患者左肘，置于患者右髂前上棘处。

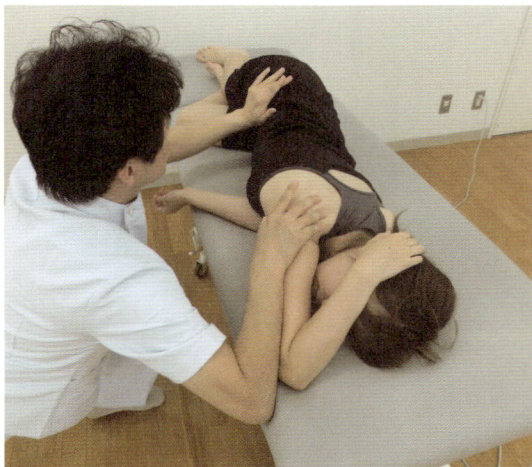

图2-12-8　背阔肌的拉伸（5）

保持图2-12-7所示的姿势，物理治疗师按压患者右侧骨盆，使骨盆后倾、右旋、下沉。

此时患者左下肢（位于下方）的髋关节与膝关节应屈曲，以便骨盆后倾；但是右下肢（位于上方）的髋关节与膝关节应保持伸展。

若右下肢髋关节与膝关节同样屈曲，物理治疗师左手按压患者骨盆时需承受患者右下肢的重量，会增加拉伸难度。

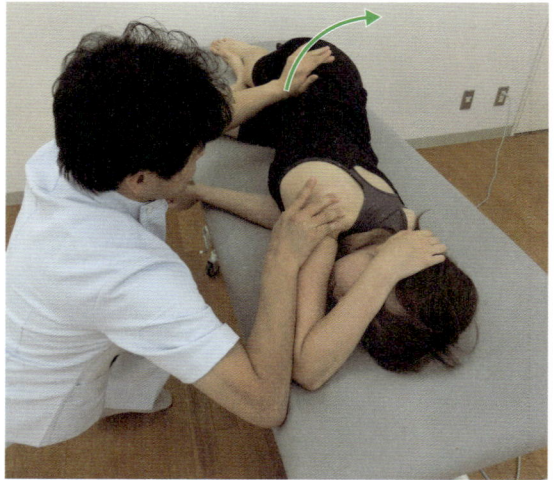

图2-12-9　背阔肌的固定操作（肘关节位置）

拉伸背阔肌时，最终应固定背阔肌止点，拉伸背阔肌起点，这在拉伸中并不常见。此外，确定被固定一侧肘关节的位置时，若患者不能得到一定程度的拉伸感，则不能得到充分拉伸。

图a所示患者肘关节的位置过低，患者难以得到拉伸感；图b所示患者肘关节尽可能远离背阔肌起点，并得到充分固定，因此固定好之后便可获得一定程度的拉伸感。

物理治疗师应双手使患者肘关节远离背阔肌起点，特别是右手应握住患者肩部，使患者肩胛骨充分上提、前伸。

为使患者上肢处于外旋位，可将患者右手置于头部，这一姿势也可使上肢呈屈曲、外展、外旋位。

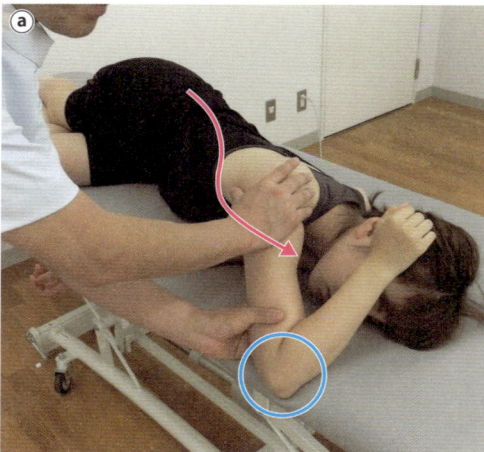

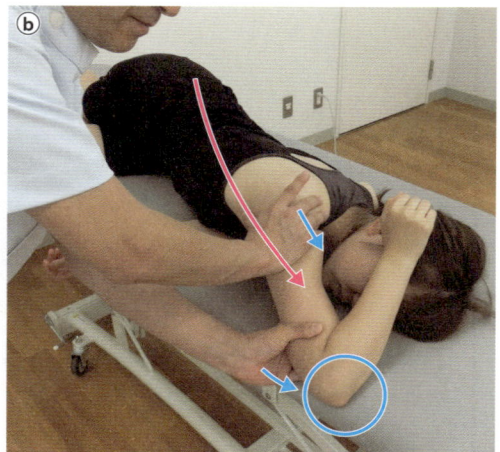

图2-12-10　背阔肌的固定操作（肘关节的固定）

固定患者肘关节的方法十分重要，固定肘关节时，物理治疗师肘关节置于患者肘关节背面。

如图a所示，若物理治疗师肘关节置于患者肘关节外侧，则对骨盆进行操作以拉伸背阔肌时，患者肘关节容易下移。

如图b所示，物理治疗师肘关节置于患者肘关节后面可以充分固定肘关节。

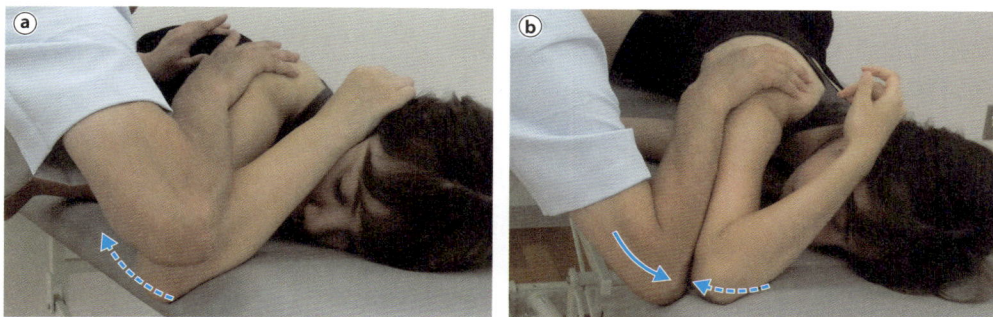

图2-12-11　背阔肌的拉伸操作

拉伸时，按压患者右侧骨盆应以保证骨盆容易右旋为前提。

图a所示物理治疗师左手置于患者髂前上棘，从下方斜向上按压骨盆。这时骨盆的运动如图b所示，患者左侧骨盆贴紧床面，形成支点，物理治疗师按压右侧骨盆使其绕支点做弧线运动。

图c与图d为错误示范。图c所示物理治疗师从上方斜向下按压骨盆。这时骨盆的运动如图d所示，患者骨盆无法旋转，不能有效拉伸背阔肌。

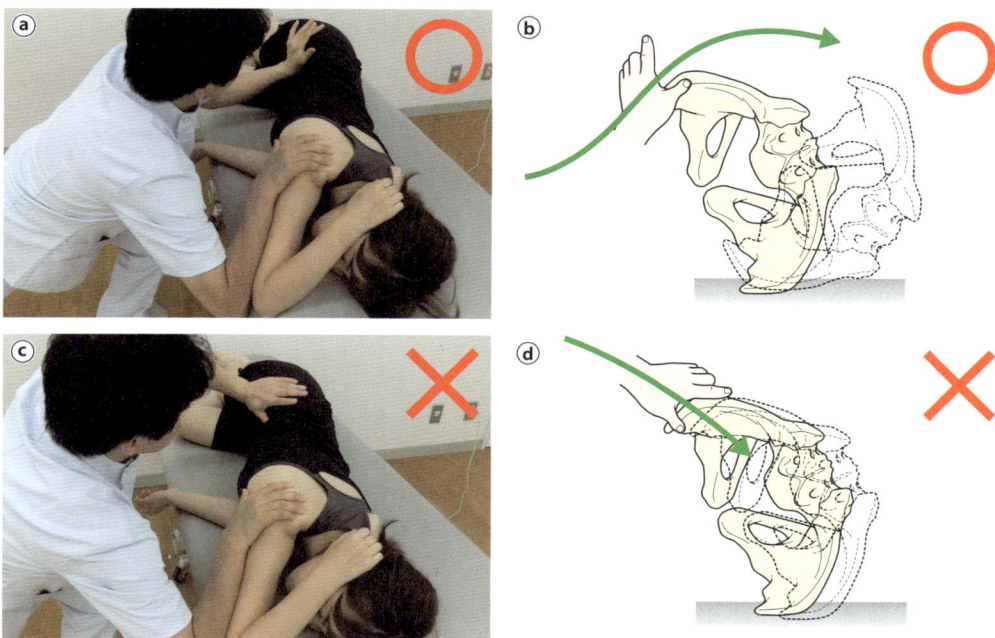

喙肱肌 *coracobrachialis muscle*

起点	肩胛骨喙突	支配神经	肌皮神经
止点	肱骨中部内侧	神经节	C6、C7

■技术要点

<table>
<tr><td rowspan="5">肌肉走向与功能</td><td>■ 起于肩胛骨喙突，止于肱骨中部内侧</td><td>▶ 对盂肱关节进行操作</td></tr>
<tr><td>■ 经过盂肱关节内收－外展轴内侧</td><td>▶ 使盂肱关节内收</td></tr>
<tr><td>■ 经过盂肱关节屈曲－伸展轴前侧</td><td>▶ 使盂肱关节屈曲</td></tr>
<tr><td>■ 经过盂肱关节水平屈曲－水平伸展轴前侧</td><td>▶ 使盂肱关节水平屈曲</td></tr>
</table>

对其他肌肉的影响	■ 肱二头肌（尤其是短头）	▶ 肘关节屈曲，而后缓慢伸展
	■ 胸大肌胸肋部	▶ 肩胛骨前伸，而后缓慢后缩
	■ 胸大肌锁骨部	▶ 肩关节外展90度，而后缓慢内收

固定操作要点	■ 如何固定肌肉起点	▶ 肩胛骨前伸，防止其上提

拉伸操作要点	■ 如何确定肩关节内收、外展程度	▶ 肩关节外展90度即可
	■ 如何使肩关节内旋、外旋	▶ 一般来说，在肩关节内旋时进行拉伸。使患者肩关节外展、轻度外旋，喙肱肌经过肱骨前侧，而后水平伸展时利用肱骨前移进行拉伸

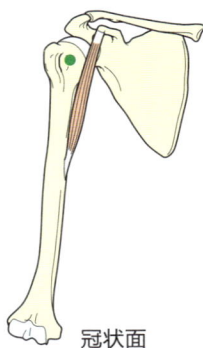
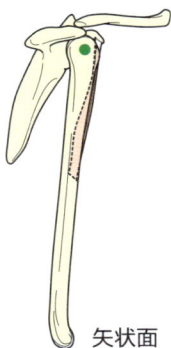
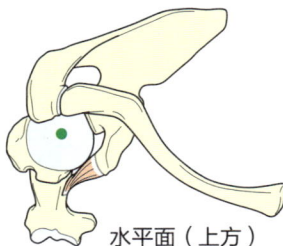
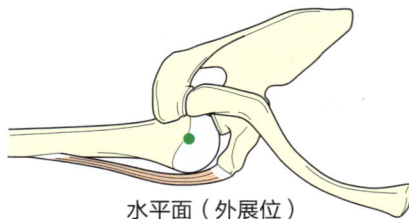

冠状面　　　　　　矢状面　　　　水平面（上方）

水平面（外展位）

喙肱肌起于肩胛骨喙突，止于肱骨中部内侧。
喙肱肌经过盂肱关节内收－外展轴内侧、屈曲－伸展轴前侧、水平屈曲－水平伸展轴前侧，因此使盂肱关节内收、屈曲、水平屈曲。但是盂肱关节外展90度时其位于内收－外展轴正前方。

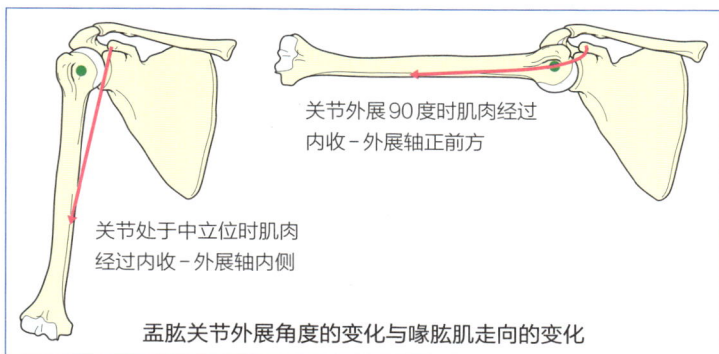

关节外展90度时肌肉经过
内收-外展轴正前方

关节处于中立位时肌肉
经过内收-外展轴内侧

盂肱关节外展角度的变化与喙肱肌走向的变化

图2-13-1　喙肱肌的拉伸——概要（1）

患者仰卧，肘关节屈曲，放松肱二头肌短头，同时盂肱关节外展90度后处于外旋位。物理治疗师将患者肩胛骨固定至前伸位，防止肩胛骨上提（或上回旋）。在患者盂肱关节水平伸展时进行拉伸。盂肱关节外展，喙肱肌经过肱骨前侧，此时使盂肱关节水平伸展。

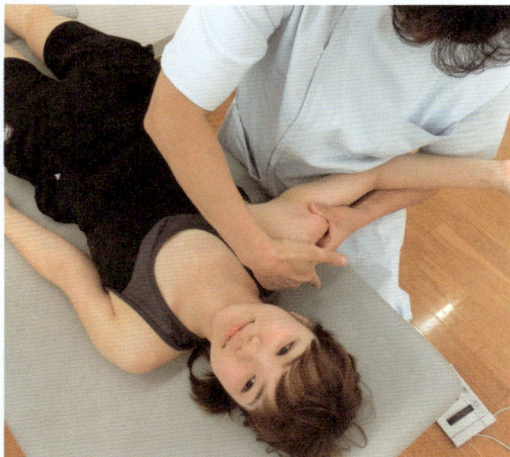

图2-13-2　喙肱肌的拉伸——概要（2）

在患者盂肱关节水平伸展时拉伸肌肉，同时须利用患者肱骨前移进行拉伸。

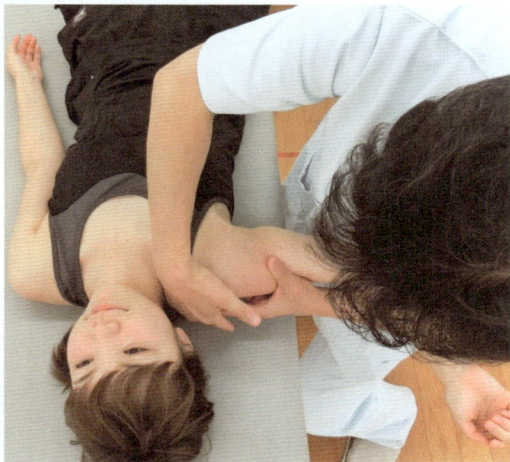

图2-13-3 喙肱肌的拉伸操作——误例

在患者肘关节伸展（○）的情况下拉伸喙肱肌，还容易拉伸肱二头肌短头，从而导致喙肱肌拉伸不充分。

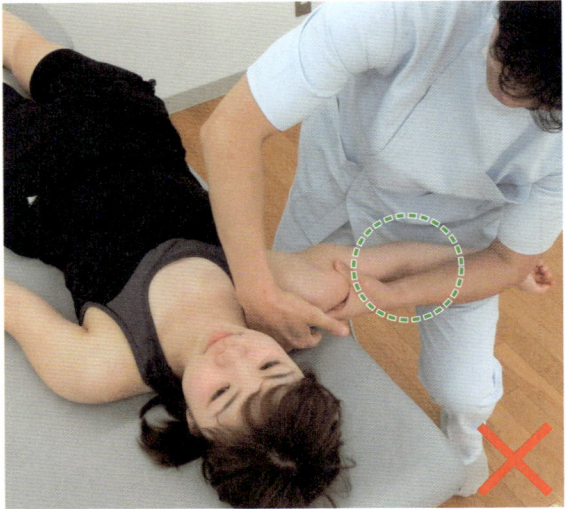

图2-13-4 喙肱肌的固定操作

患者盂肱关节水平伸展时，物理治疗师应将患者肩胛骨固定于前伸位，防止肩胛骨下回旋、上提。物理治疗师右手从背面上拉患者肩峰。拉伸时注意患者肩峰不要下沉（或内收）。

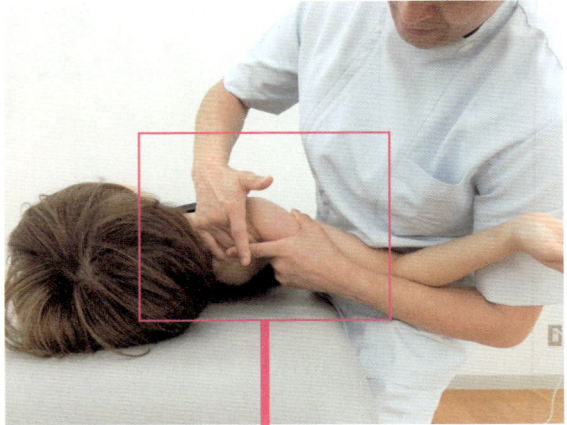

物理治疗师右手小鱼际置于患者锁骨处，形成支点（图中▼所示）；右手中指上推患者肩峰并进行固定。拉伸时，除使患者盂肱关节水平伸展外，还应使患者肱骨前移。

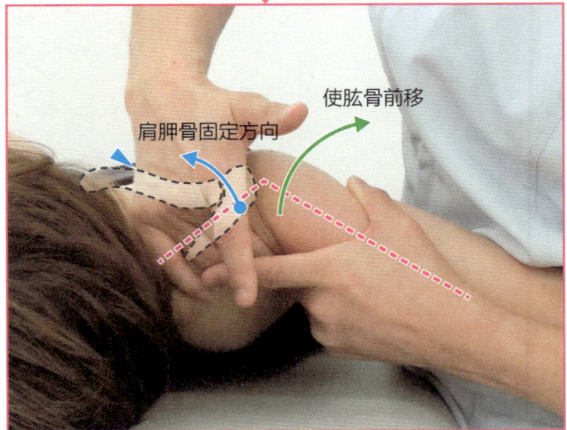

肩胛骨固定方向

使肱骨前移

图2-13-5 喙肱肌的固定操作——误例

患者盂肱关节水平伸展时，物理治疗师没有将患者肩胛骨充分固定于前伸位。从而导致水平伸展角度小，肱骨前移时拉伸不充分。

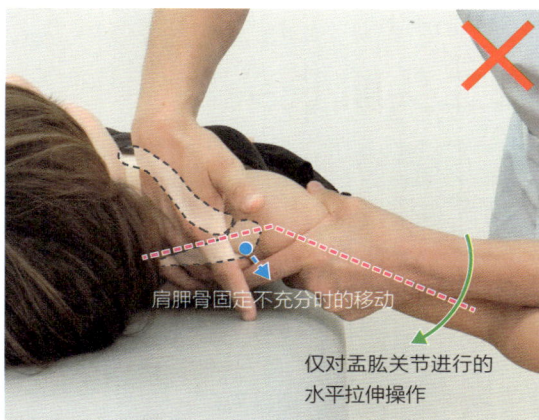

肩胛骨固定不充分时的移动

仅对盂肱关节进行的水平拉伸操作

图2-13-6 喙肱肌的固定、拉伸操作

盂肱关节外展、外旋位为拉伸开始体位（①）。
患者盂肱关节水平伸展时对喙肱肌进行拉伸，拉伸时需要借助肱骨前移的运动。此外，需将患者肩胛骨固定于前伸位（②），防止其随盂肱关节水平伸展而后缩。
若肩胛骨固定不充分，则肩胛骨发生后缩，为拉伸喙肱肌增加难度（③）。

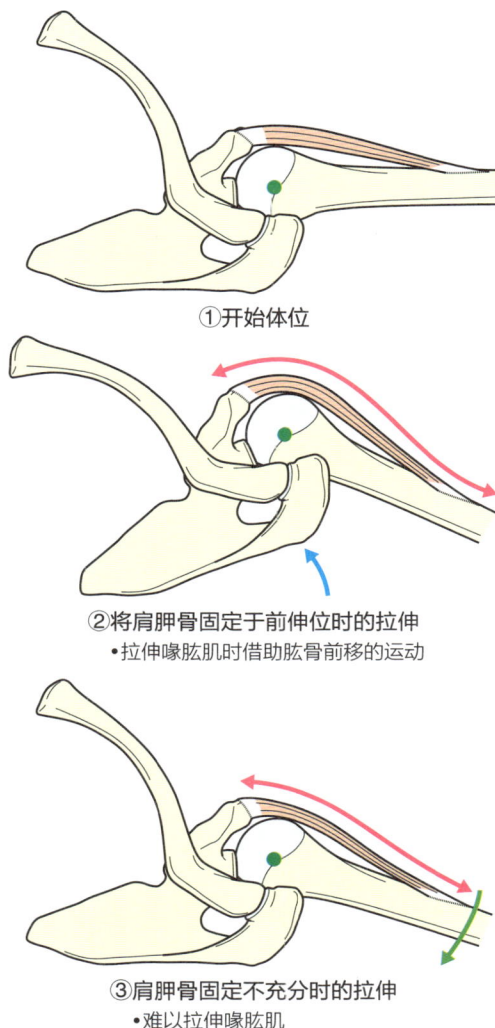

①开始体位

②将肩胛骨固定于前伸位时的拉伸
• 拉伸喙肱肌时借助肱骨前移的运动

③肩胛骨固定不充分时的拉伸
• 难以拉伸喙肱肌

肱二头肌长头 biceps brachii long head

起点	肩胛骨盂上结节		支配神经	肌皮神经
止点	桡骨粗隆、前臂筋膜		神经节	C5、C6

■技术要点

<table>
<tr><td rowspan="7">肌肉走向与功能</td><td>■ 跨肩关节与肘关节，为多关节肌</td><td>▶ 同时对肩关节与肘关节进行拉伸操作</td></tr>
<tr><td>■ 经过肩关节内收－外展轴外侧</td><td>▶ 使肩关节外展</td></tr>
<tr><td>■ 经过肩关节屈曲－伸展轴前侧</td><td>▶ 使肩关节屈曲</td></tr>
<tr><td>■ 经过肩关节内旋－外旋轴前侧</td><td>▶ 使肩关节内旋</td></tr>
<tr><td>■ 经过肘关节屈曲－伸展轴前侧</td><td>▶ 使肘关节屈曲</td></tr>
<tr><td>■ 经过前臂旋前－旋后轴后侧</td><td>▶ 使前臂旋后</td></tr>
<tr><td>■ 止于前臂筋膜</td><td>▶ 需要注意对腕关节的操作</td></tr>
<tr><td>固定操作要点</td><td>■ 对肩关节进行拉伸操作可使肩胛骨下回旋、前倾</td><td>▶ 将肩胛骨固定于上回旋、后倾方向</td></tr>
<tr><td>拉伸操作要点</td><td colspan="2">■ 首先，腕关节背屈，前臂旋前，肘关节伸展；而后肩关节从中立（内收）位开始拉伸</td></tr>
</table>

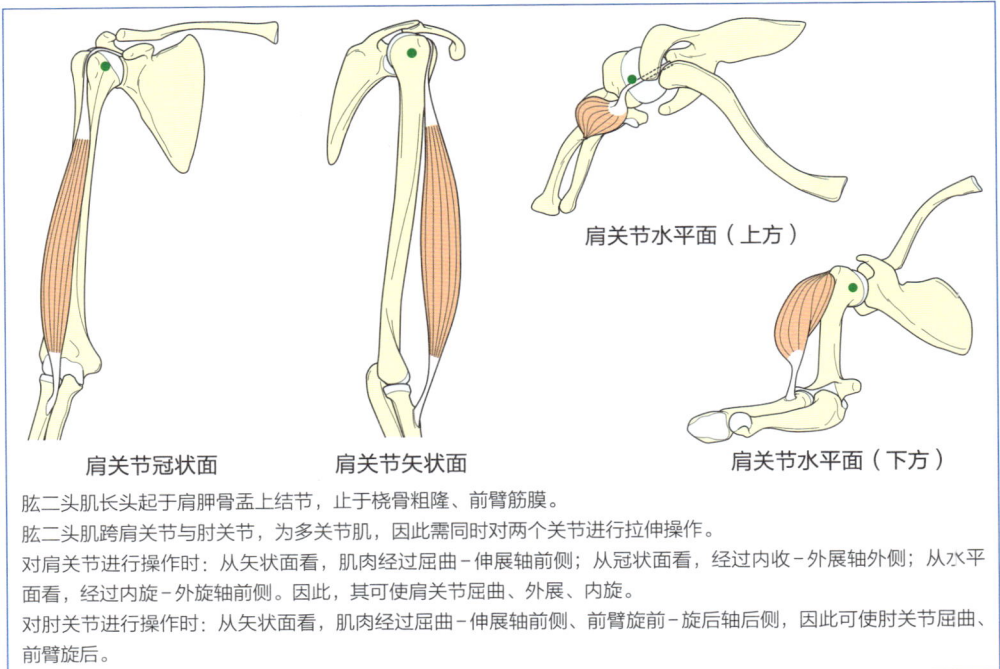

肩关节水平面（上方）

肩关节冠状面　　　　　　肩关节矢状面　　　　　　　肩关节水平面（下方）

肱二头肌长头起于肩胛骨盂上结节，止于桡骨粗隆、前臂筋膜。

肱二头肌跨肩关节与肘关节，为多关节肌，因此需同时对两个关节进行拉伸操作。

对肩关节进行操作时：从矢状面看，肌肉经过屈曲－伸展轴前侧；从冠状面看，经过内收－外展轴外侧；从水平面看，经过内旋－外旋轴前侧。因此，其可使肩关节屈曲、外展、内旋。

对肘关节进行操作时：从矢状面看，肌肉经过屈曲－伸展轴前侧、前臂旋前－旋后轴后侧，因此可使肘关节屈曲、前臂旋后。

肘关节水平面（前臂旋前 - 旋后轴）

肘关节矢状面

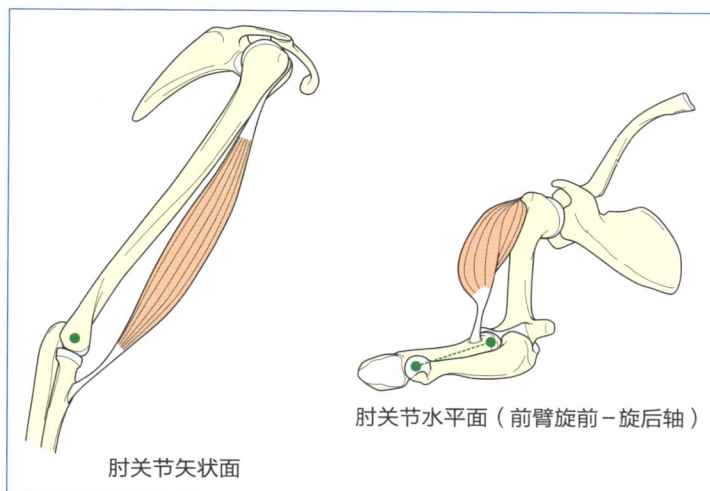

图3-1-1　肱二头肌长头的拉伸——概要（1）

将患者肩胛骨固定于上回旋方向，使患者腕关节背屈，肘关节伸展，前臂旋前。而后对肩关节进行拉伸操作，从而拉伸肌肉。

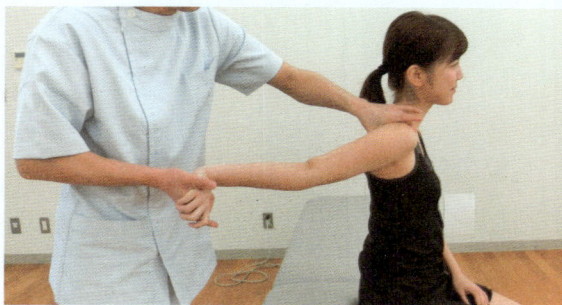

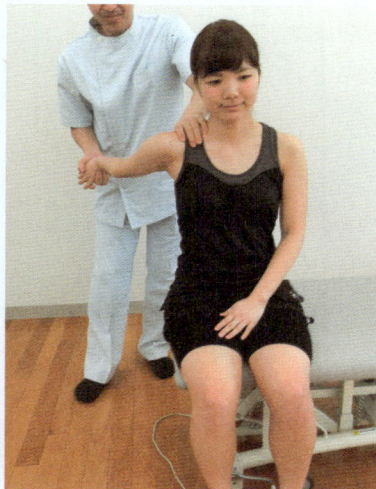

图3-1-2　肱二头肌长头的拉伸——概要（2）

患者前臂旋前容易导致肩关节内旋。患者肩关节呈外旋位时更易拉伸，因此物理治疗师需略微调整，以解决双手无法兼顾的问题。

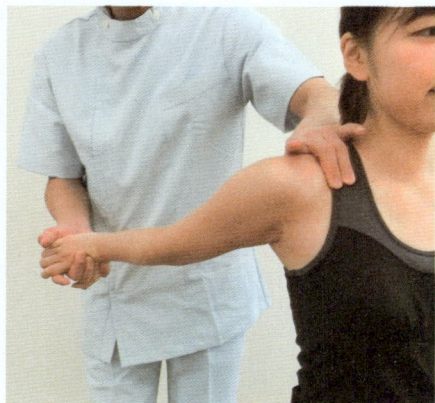

图3-1-3　拉伸肩关节使肩胛骨下回旋

对肩关节进行拉伸使肩胛骨下回旋，从而
使肩胛骨下角内侧缘上浮。

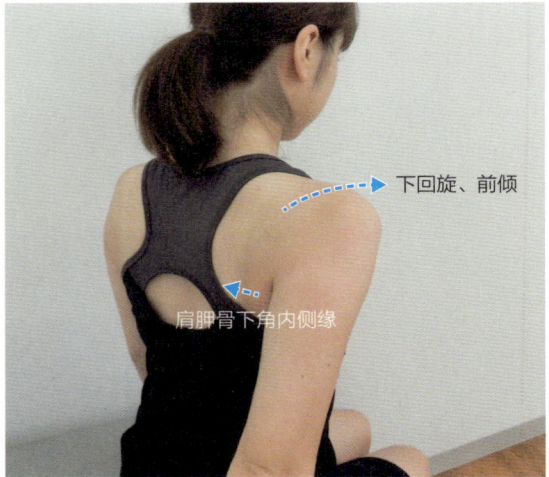

下回旋、前倾

肩胛骨下角内侧缘

图3-1-4　肱二头肌长头的固定操作

使患者肩胛骨下回旋，将其固定于上回旋、
后倾方向。

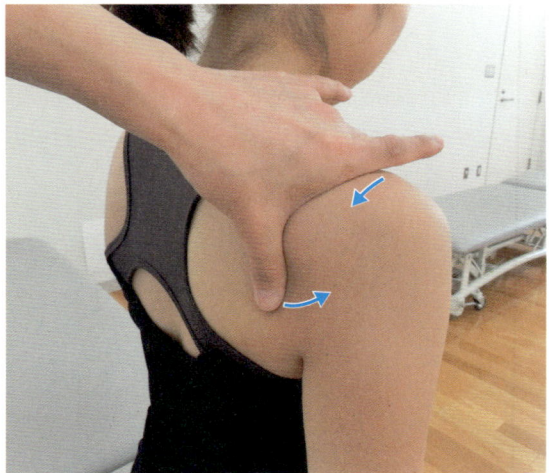

图3-1-5　决定肩胛骨固定方向的方法

肩关节伸展时肩胛骨下回旋与肩关节水平伸展时肩胛骨下回旋并不相同。此外，每个人胸廓的形态不同，因此肩胛骨下回旋动作也应有所差异。固定患者肩胛骨时，应因人而异，采用最合适的方法，具体如下。

患者肩关节保持中立位，物理治疗师进行固定的手贴合患者肩胛骨形状，使肩关节缓慢拉伸（①➡②➡③）。物理治疗师进行固定的手的腕关节至前臂不改变形状，随患者肩关节伸展而运动，以防阻碍后续操作（a）。

而后，患者肩关节恢复中立位，物理治疗师进行固定的手随其运动。进行固定的手回到中立位的方向即固定肩胛骨的方向。

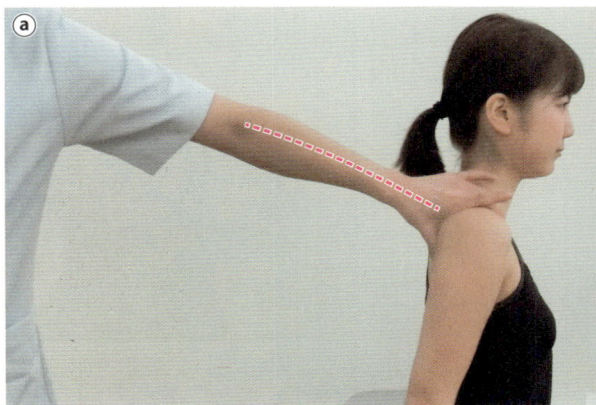

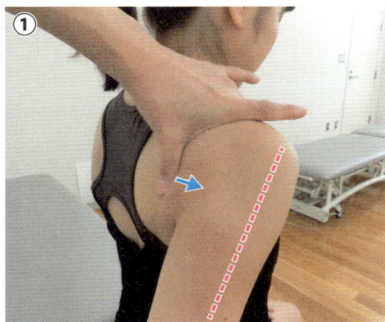

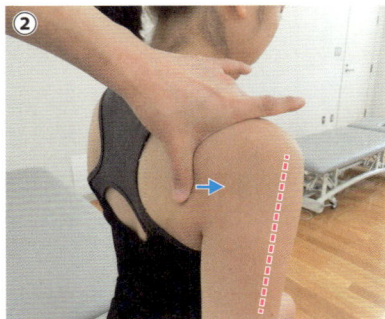

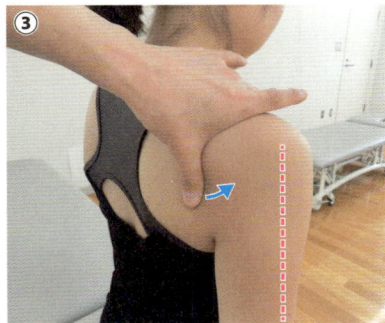

图3-1-6　肱二头肌的拉伸操作——误例：前臂旋前过度

若患者前臂旋前过度，则肩关节易发生内旋。肩关节内旋容易导致肌肉拉伸不充分。

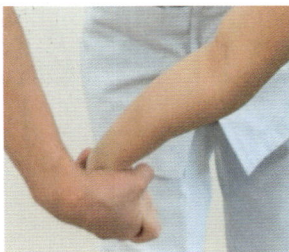

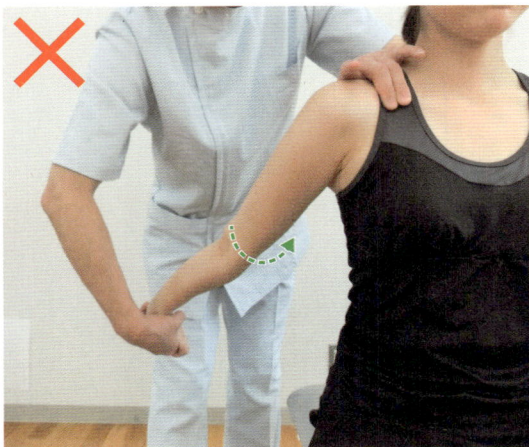

图3-1-7　肱二头肌长头的拉伸操作要点

患者前臂旋前，若此时对患者肩关节进行
拉伸，则肩关节自然内旋。因此应使肩关
节稍向外进行环转运动，使其运动至拉伸
方向，从而使患者前臂旋前时肩关节也可
于内旋、外旋中立位伸展。

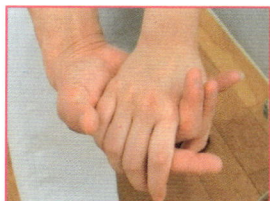

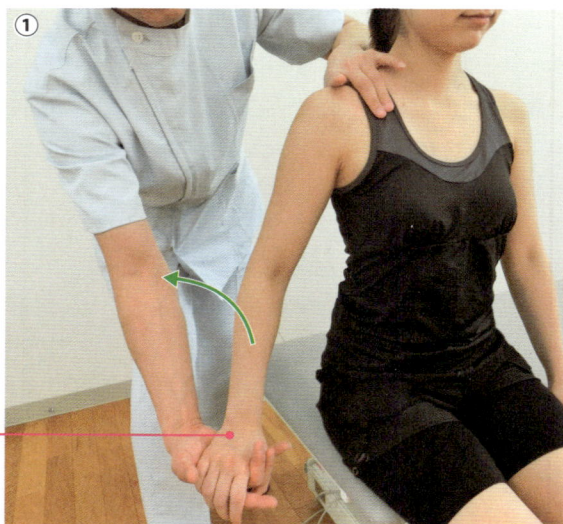

注意事项

拉伸时患者背对物理治疗师，因此物
理治疗师无法依靠表情判断拉伸是否
带来痛感。开始拉伸前可告知患者
"若感到疼痛就举起手"，从而及时把
握患者情况。

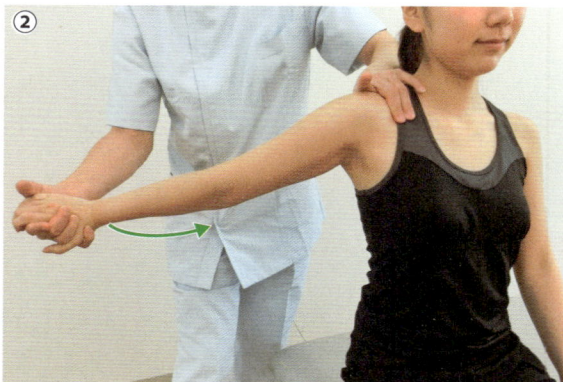

肱二头肌长头止点的一部分为前臂筋膜，
因此拉伸时患者腕关节应保持背屈。患者
前臂旋前容易导致前臂筋膜放松，然而若
腕关节背屈，则可使其得到拉伸，从而使
肱二头肌长头止点稳定，更易拉伸。此外，
虽然患者腕关节处于伸展位，但是手指应
保持屈曲。

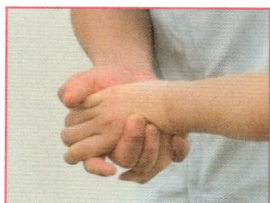

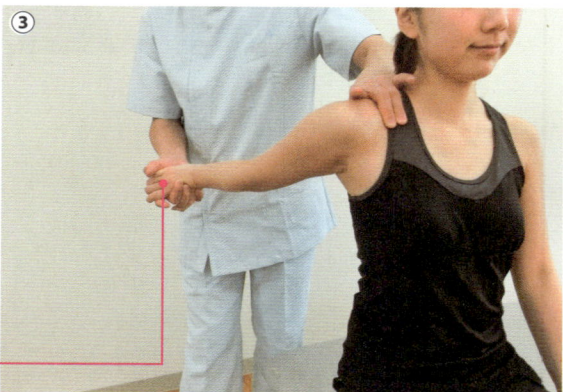

130

肱二头肌短头 biceps brachii short head

起点	肩胛骨喙突	支配神经	肌皮神经
止点	桡骨粗隆、前臂筋膜	神经节	C5、C6

■技术要点

<table>
<tr><td rowspan="7">肌肉走向与功能</td><td>■ 跨肩关节与肘关节，为多关节肌</td><td>▶ 同时对肩关节与肘关节进行拉伸操作</td></tr>
<tr><td>■ 经过肩关节内收－外展轴内侧</td><td>▶ 使肩关节内收</td></tr>
<tr><td>■ 经过肩关节屈曲－伸展轴前侧</td><td>▶ 使肩关节屈曲</td></tr>
<tr><td>■ 经过肩关节内旋－外旋轴前侧</td><td>▶ 使肩关节内旋</td></tr>
<tr><td>■ 经过肘关节屈曲－伸展轴前侧</td><td>▶ 使肘关节屈曲</td></tr>
<tr><td>■ 经过前臂旋前－旋后轴后侧</td><td>▶ 使前臂旋后</td></tr>
<tr><td>■ 止于前臂筋膜</td><td>▶ 需要注意对腕关节的操作</td></tr>
<tr><td>固定操作要点</td><td>肩关节水平伸展可使肩胛骨后缩（下回旋）</td><td>▶ 将肩胛骨固定于前伸（上回旋）方向</td></tr>
<tr><td>拉伸操作要点</td><td colspan="2">■ 首先，腕关节背屈，前臂旋前，肘关节伸展；而后肩关节从外展位开始伸展（水平伸展）</td></tr>
</table>

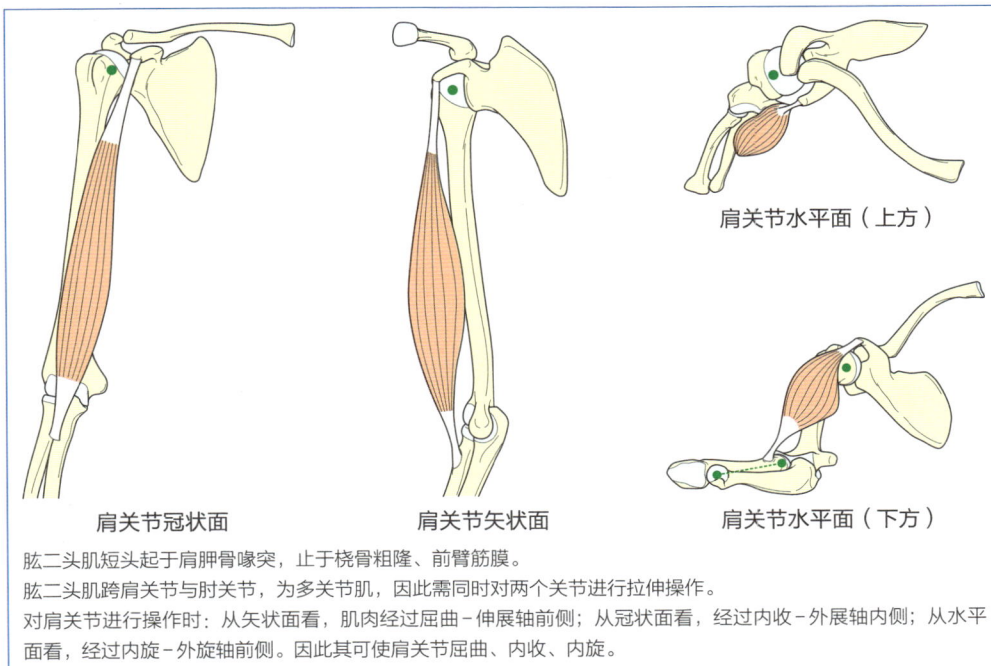

肩关节水平面（上方）

肩关节冠状面　　　　　　肩关节矢状面　　　　　肩关节水平面（下方）

肱二头肌短头起于肩胛骨喙突，止于桡骨粗隆、前臂筋膜。
肱二头肌跨肩关节与肘关节，为多关节肌，因此需同时对两个关节进行拉伸操作。
对肩关节进行操作时：从矢状面看，肌肉经过屈曲－伸展轴前侧；从冠状面看，经过内收－外展轴内侧；从水平面看，经过内旋－外旋轴前侧。因此其可使肩关节屈曲、内收、内旋。

肘关节水平面（前臂旋前－旋后轴）

肘关节矢状面

对肘关节进行操作时，从矢状面看，肌肉经过屈曲－伸展轴前侧、前臂旋前－旋后轴后侧，因此可使肘关节屈曲、前臂旋后。

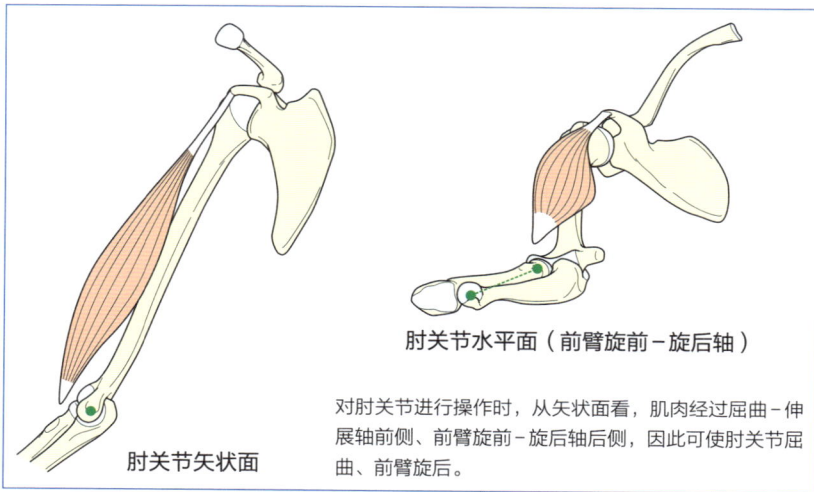

图3-2-1　肱二头肌短头的拉伸——概要（1）

将患者肩胛骨固定于前伸方向，使患者腕关节背屈，肘关节伸展，前臂旋前。而后使患者肩关节水平伸展，从而拉伸肌肉。

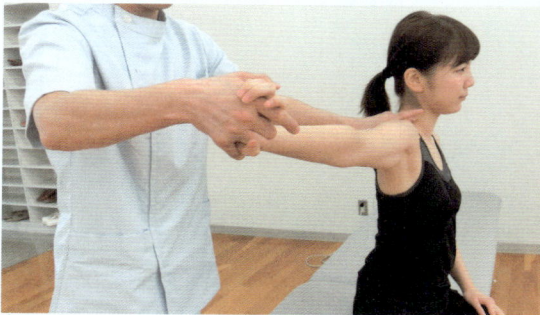

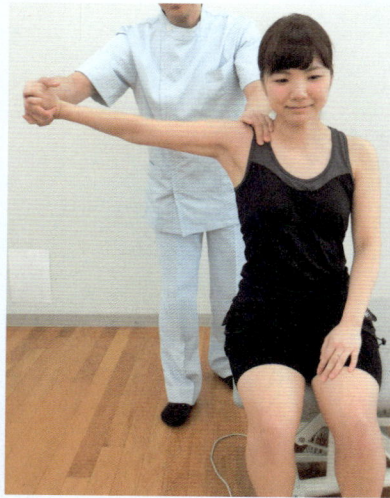

图3-2-2　肱二头肌短头的拉伸——概要（2）

需注意，患者前臂旋前容易导致肩关节内旋。患者肩关节呈外旋位时更易拉伸，因此物理治疗师需略微调整，以解决双手无法兼顾的问题。此外，拉伸时应使患者腋窝朝前。

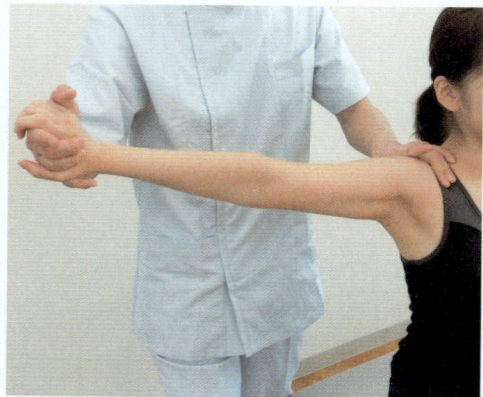

图3-2-3　肩关节水平伸展使肩胛骨后缩（肱二头肌短头的固定操作）

肩关节水平伸展使肩胛骨后缩，因此应在肩胛骨后缩后将其固定于前伸方向。

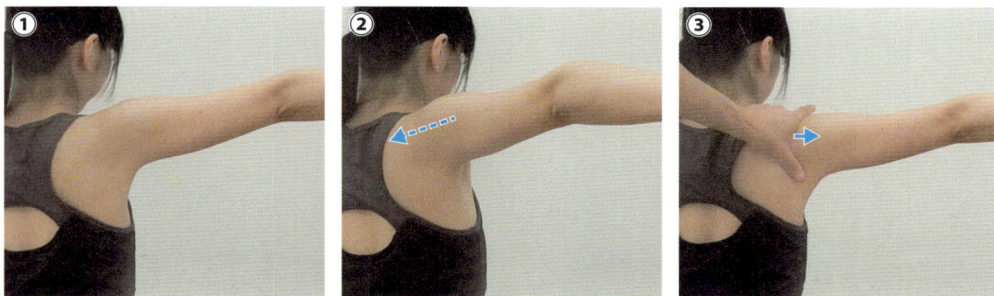

图3-2-4　决定肩胛骨固定方向的方法

每个人胸廓的形态不同，肩胛骨后缩的运动也各有不同。因此，固定患者肩胛骨时应因人而异，具体方法如下：物理治疗师进行固定的手贴合患者肩胛骨的形状，使患者肩关节由轻微水平屈曲运动至水平伸展（①➡②➡③）。这一过程中，物理治疗师进行固定的手握姿不变，同时腕关节进行桡偏、背屈，以防阻碍后续拉伸运动。

而后，患者肩关节恢复至水平屈曲位（③➡②➡①）。同时物理治疗师进行固定的手握姿不变，腕关节进行掌屈、尺偏，与患者肩胛骨一同运动。物理治疗师进行固定的手运动的方向即肩胛骨的固定方向。

患者肩关节恢复至中立位时，物理治疗师手掌应从上方锁住患者肩胛带，以防其上提。同时物理治疗师中指置于患者锁骨前部形成支点，将肩胛带固定于前伸方向。此外，物理治疗师大鱼际至拇指掌指关节置于患者肩胛冈中部靠外侧，防止其后移。

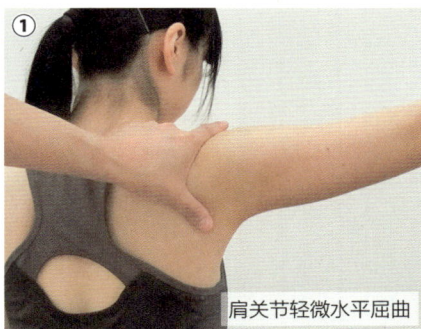

肩关节轻微水平屈曲

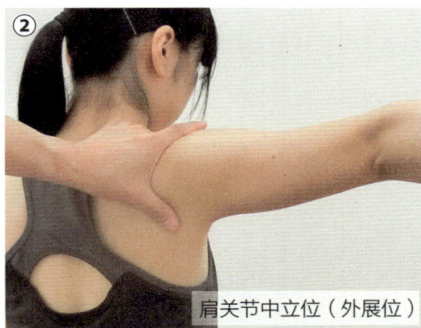

肩关节中立位（外展位）

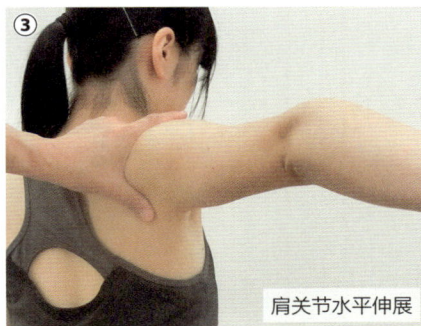

肩关节水平伸展

图3-2-5 肱二头肌短头的固定操作

患者肩关节水平伸展，且将肩胛骨固定于前伸方向防止其后缩。由此可以使患者盂肱关节更有效地水平伸展。

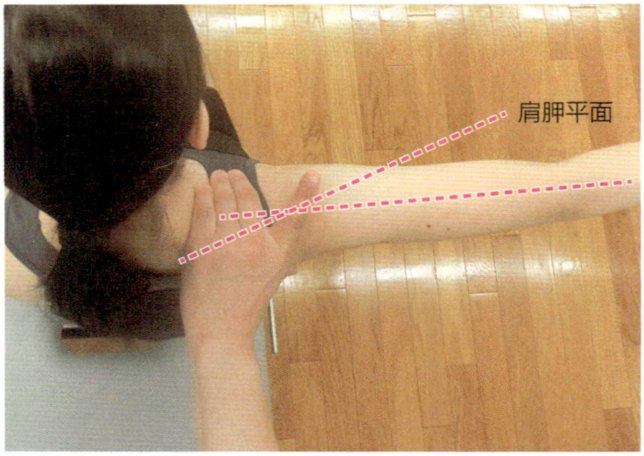

肩胛平面

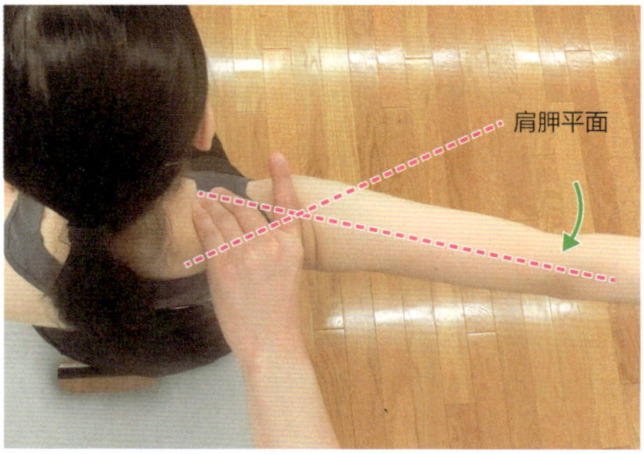

肩胛平面

图3-2-6 肱二头肌短头的拉伸操作——正确示范与错误示范

图a所示患者前臂旋前过度，导致肩关节内旋。肩关节内旋时肌肉拉伸效果不佳。
图b所示患者前臂旋前，肘窝（肱骨外上髁）向前，此时肩关节不会发生内旋。

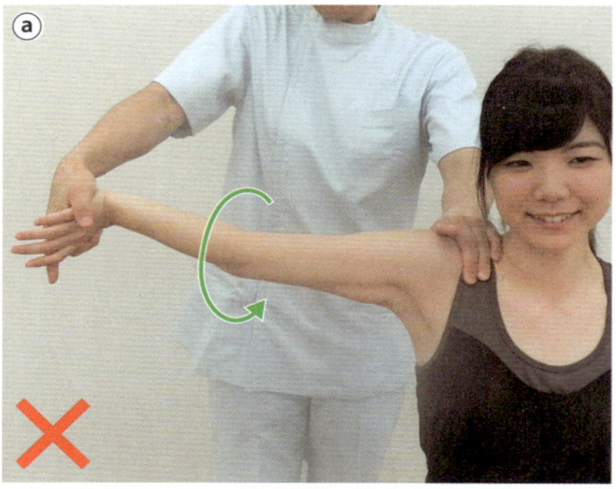

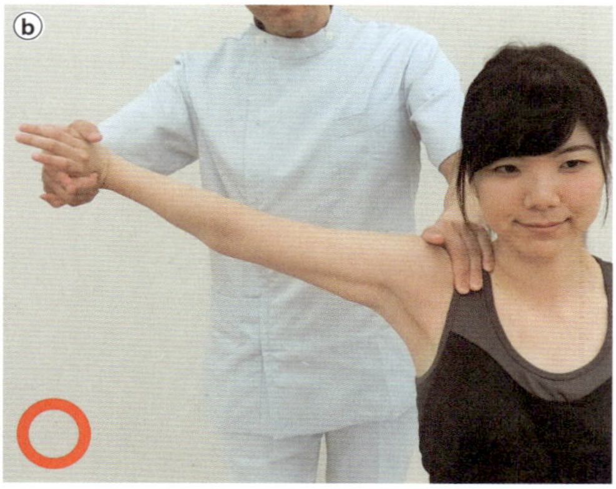

图3-2-7 肱二头肌短头的拉伸操作要点

患者前臂旋前，若此时使患者肩关节水平伸展，则肩关节自然内旋。因此应使肩关节稍向上进行环转运动，使其运动至水平伸展方向，从而使患者前臂旋前时肩关节也可于内旋、外旋中立位伸展。拉伸结束时应保证患者肘窝（肱骨外上髁）向前，若患者上臂正面朝下则肩关节处于内旋位。

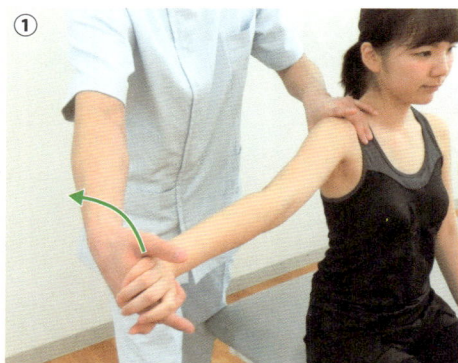

确认事项

拉伸时应分别拉伸肱二头肌长头与短头。若肩关节伸展时肱二头肌外侧（长头）拉伸感强烈，肩关节水平伸展时肱二头肌内侧（短头）拉伸感强烈，则视为拉伸操作正确。

注意事项

拉伸时患者背对物理治疗师，因此物理治疗师无法依靠表情判断拉伸是否带来痛感。开始拉伸前可告知患者"若感到疼痛就举起手"，从而及时把握患者情况。

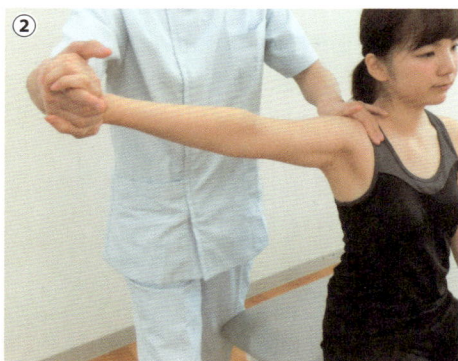

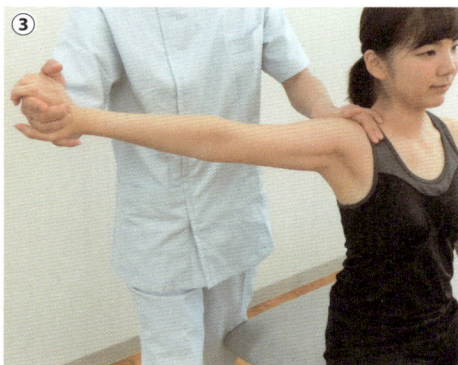

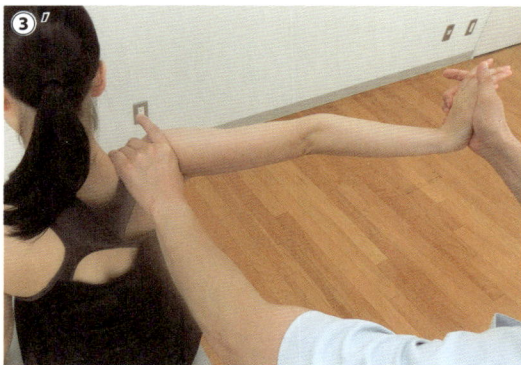

肱肌 **brachialis muscle**

起点	肱骨前面下半部
止点	尺骨粗隆和尺骨冠突

支配神经	肌皮神经
神经节	C5、C6

■技术要点

肌肉走向 与功能	■ 经过肘关节屈曲－伸展轴前侧	▶ 使肘关节屈曲
	■ 连接肱骨与尺骨	▶ 使肱尺关节屈曲
	■ 前臂处于旋前位、中立位、旋后位时肱肌均作为屈肌起作用	

固定操作 要点	■ 肘关节伸展时肱骨（肩部）如何运动	▶ 肩关节向伸展方向运动
	■ 肩关节伸展时若拉伸肱二头肌，则难以拉伸肱肌	
	■ 拉伸难度较大	▶ 握住肌腹进行固定

拉伸操作 要点	■ 依靠单纯的肘关节伸展进行拉伸	
	■ 前臂呈旋后位，防止肩关节伸展，从而防止拉伸肱二头肌	

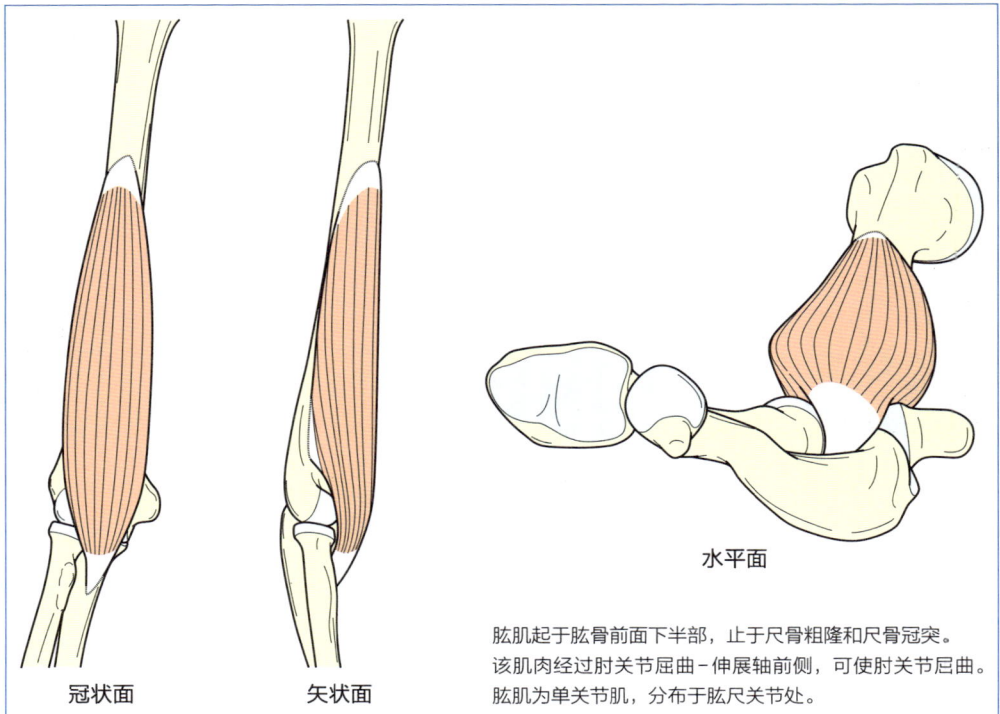

水平面

冠状面　　矢状面

肱肌起于肱骨前面下半部，止于尺骨粗隆和尺骨冠突。
该肌肉经过肘关节屈曲－伸展轴前侧，可使肘关节屈曲。
肱肌为单关节肌，分布于肱尺关节处。

图3-3-1 肱肌的拉伸——概要（1）

为抑制肱二头肌的收缩，可在患者前臂旋后时伸展肘关节。此外，大多数情况下仅依靠肘关节伸展不能有效拉伸肱肌，因此可在肌肉起点稍稍握住肌腹进行固定。

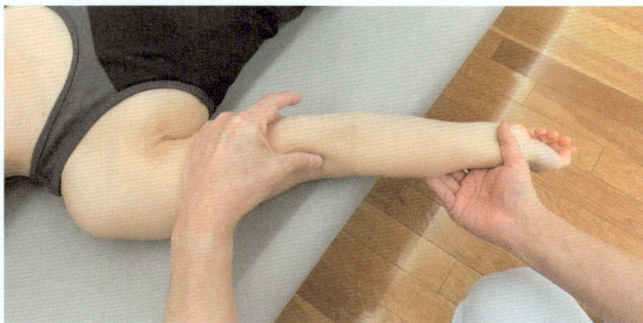

图3-3-2 肱肌的拉伸——概要（2）

若将患者上肢置于身体两侧，则肱二头肌最先得到拉伸。为避免此类情况，可使患者肩关节呈屈曲位（①②）。这一方法同样适用于肘关节过度伸展的情况。

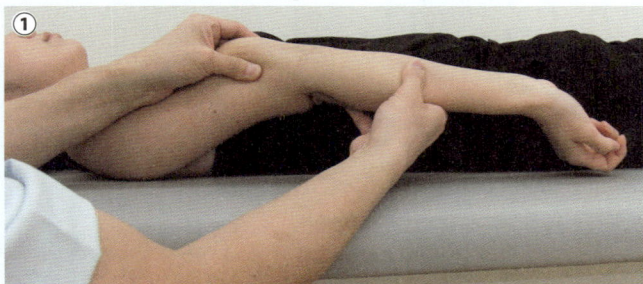

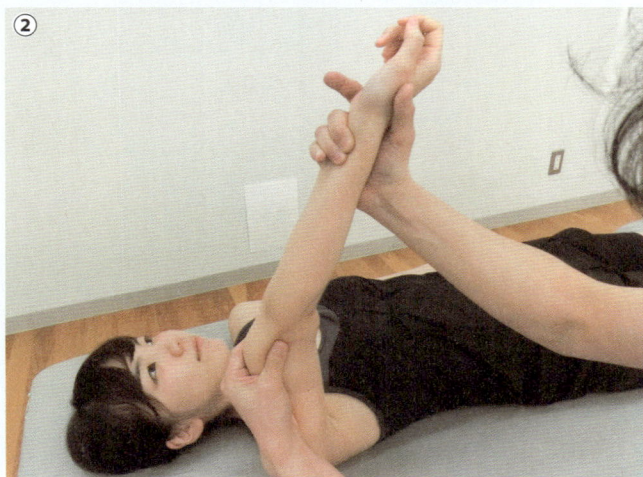

图3-3-3 肱肌的固定操作（肌肉起点部位的握姿）

握住肱肌起点部位时，应注意肱肌位于肱二头肌深层，因此需将肱肌与肱骨分离后再固定。肱肌外侧分布于肱二头肌外，容易固定；其内侧被肱二头肌覆盖，且分布着尺神经与正中神经，较难固定。因此，物理治疗师可用掌侧固定肱肌内侧，从而避免压迫神经。

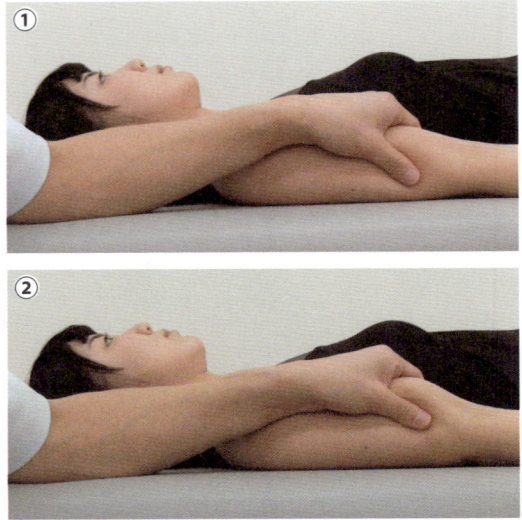

图3-3-4 肱肌的拉伸操作

拉伸肱肌时，只需使患者前臂保持旋后位，拉伸肘关节即可。

若患者肘关节明显伸展过度，则物理治疗师左手上提患者肱肌起点部位，同时使其远离肱骨远端。

若将肱肌起点部位拉离肱骨远端时，患者产生明显的痛感，则可使患者前臂以下部位伸出床沿，保持过度伸展即可（④）。

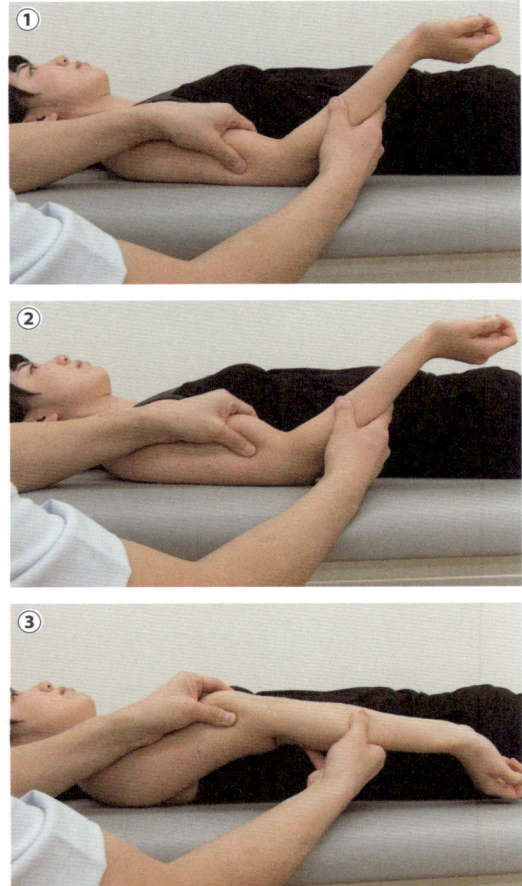

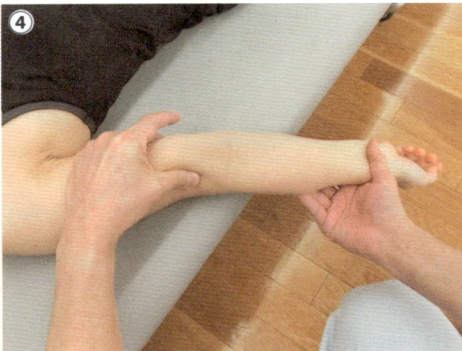

肱桡肌　brachioradialis muscle

起点	肱骨外上髁上方	支配神经	桡神经
止点	桡骨茎突	神经节	C5、C6

■技术要点

肌肉走向与功能	■ 经过肘关节屈曲–伸展轴前侧	▶ 使肘关节屈曲
	■ 连接肱骨外侧与前臂外侧	▶ 使前臂旋前、旋后
	■ 不经过腕关节	▶ 不对腕关节进行操作（手指不可呈掌屈位）
固定操作要点	■ 对前臂进行操作时肱骨（肩部）如何运动	▶ 肱骨内旋
	■ 肌肉拉伸难度较大	▶ 握住起点部位肌腹进行固定
拉伸操作要点	■ 首先，使前臂旋前；而后伸展肘关节进行拉伸	

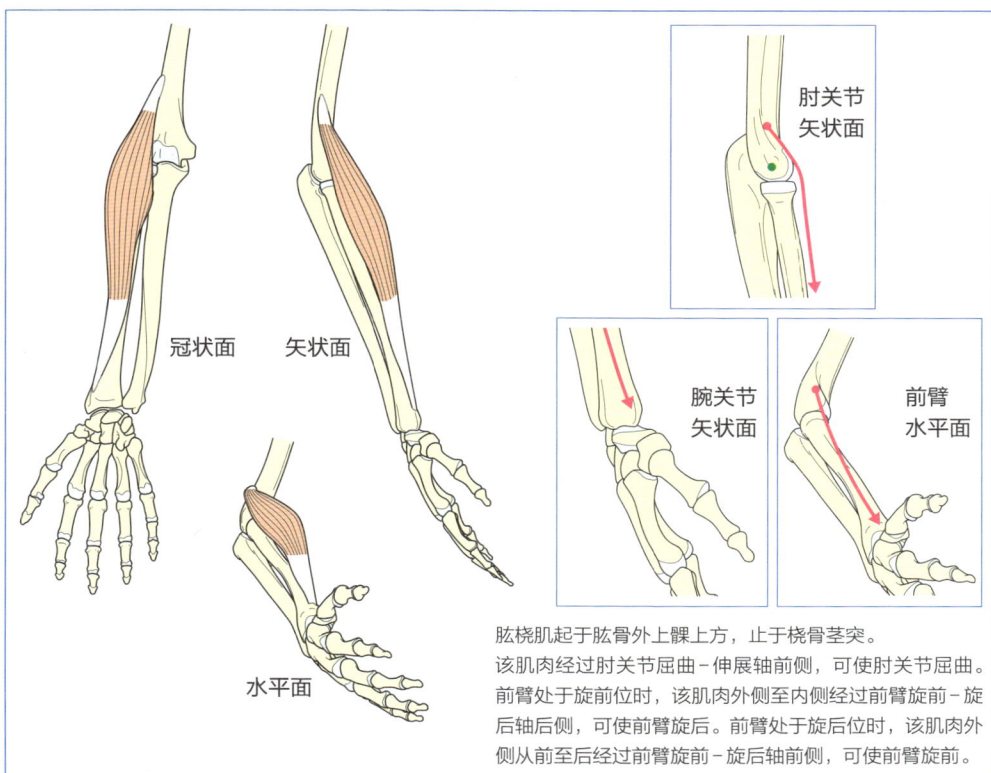

冠状面　矢状面

水平面

肘关节
矢状面

腕关节
矢状面

前臂
水平面

肱桡肌起于肱骨外上髁上方，止于桡骨茎突。
该肌肉经过肘关节屈曲–伸展轴前侧，可使肘关节屈曲。
前臂处于旋前位时，该肌肉外侧至内侧经过前臂旋前–旋
后轴后侧，可使前臂旋后。前臂处于旋后位时，该肌肉外
侧从前至后经过前臂旋前–旋后轴前侧，可使前臂旋前。

图3-4-1　肱桡肌的拉伸——概要（1）

患者肘关节轻微屈曲，物理治疗师用手握住肱桡肌起点部位肌腹，使患者前臂旋前，伸展肘关节。

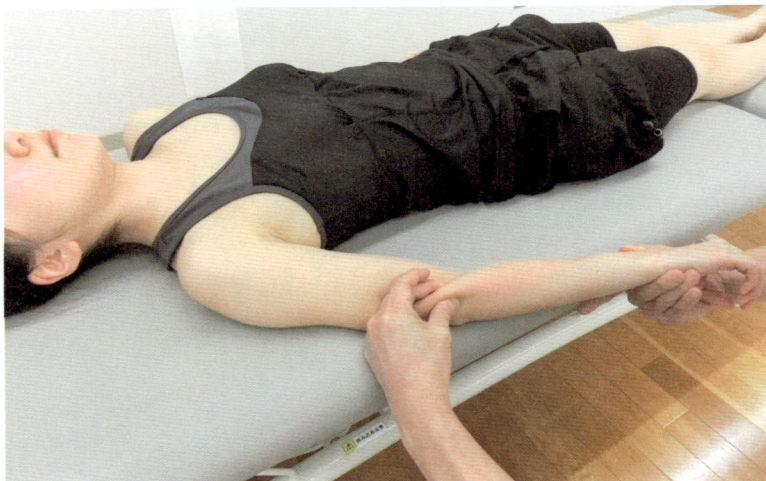

图3-4-2　肱桡肌的拉伸——概要（2）

若单纯进行拉伸，患者难以获得拉伸感。因此物理治疗师用手上提患者肌腹，同时应在前臂远端进行拉伸操作，防止患者前臂旋前时肌肉经过腕关节。

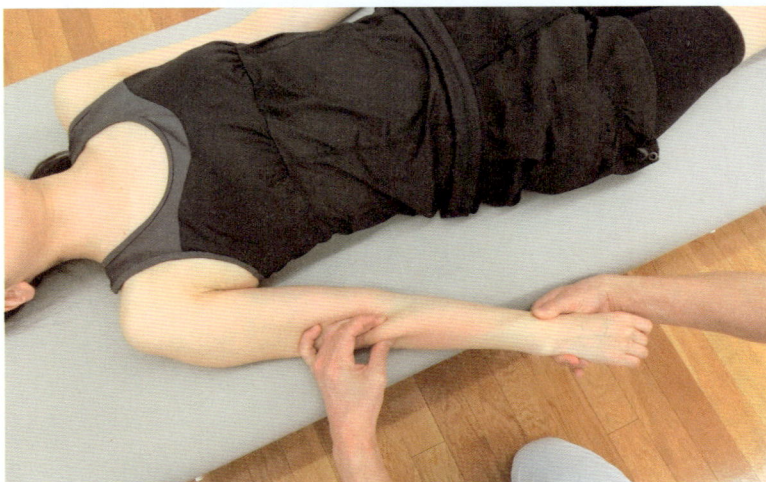

图3-4-3　肱桡肌的固定操作

拉伸时若只是单纯地将肌肉拉离起止点，大多数情况下难以充分拉伸肌肉（a）。因此物理治疗师可用拇指与中指捏住肌肉起点部位的肌腹，将其拉起（b），由此可保证充分拉伸。

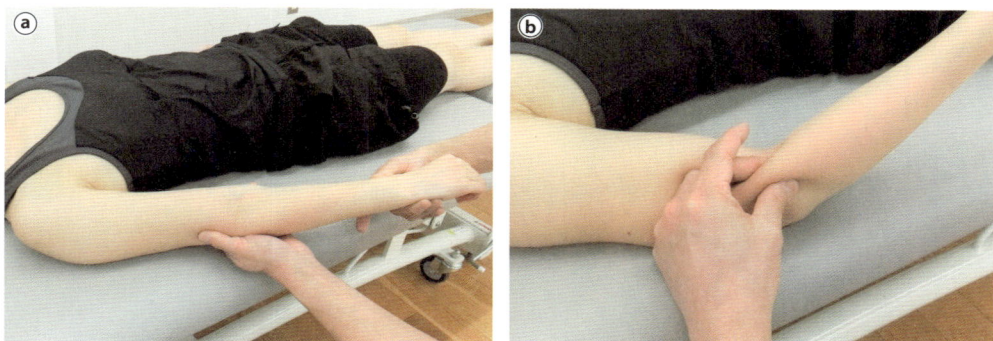

图3-4-4　肱桡肌的拉伸操作（肌肉走向）

若患者前臂旋前（b），则肌肉走向为对角线方向，从而使肌肉起点与止点相互远离。

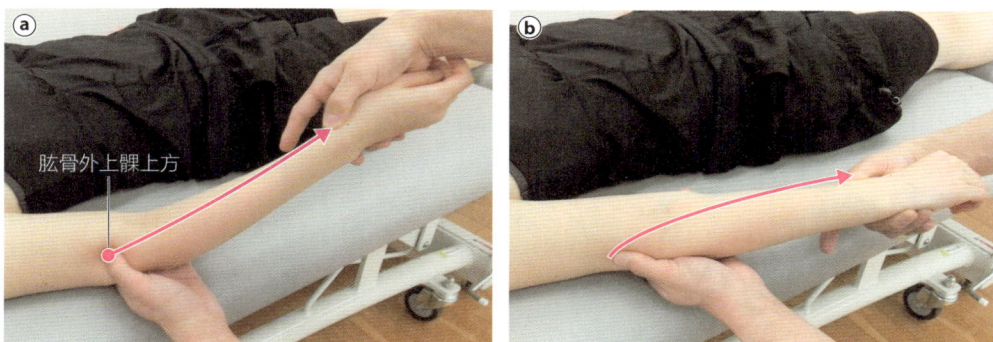

肱骨外上髁上方

图3-4-5　肱桡肌的拉伸操作

物理治疗师捏住患者肱桡肌起点附近肌腹后（①），使患者前臂旋前，伸展肘关节进行拉伸（②）。

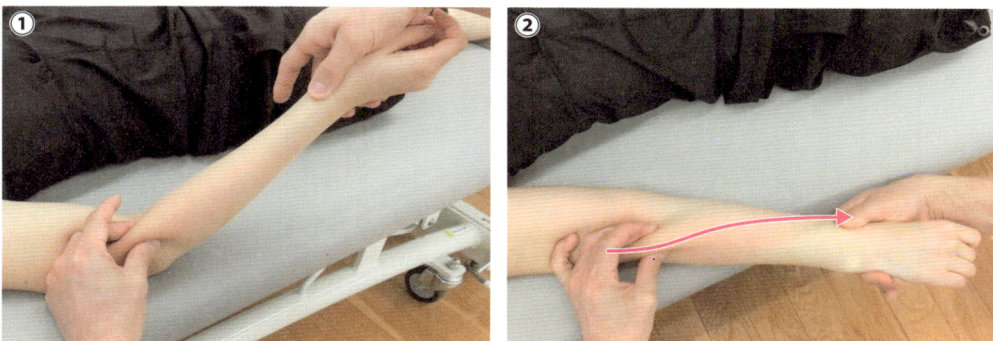

肱三头肌长头 triceps brachii long head

起点	肩胛骨盂下结节	支配神经	桡神经
止点	尺骨鹰嘴	神经节	C7、C8

■技术要点

肌肉走向 与功能	■ 经过盂肱关节内收－外展轴内侧	▶ 可使盂肱关节轻微内收
	■ 经过盂肱关节屈曲－伸展轴后侧	▶ 使盂肱关节伸展
	■ 经过盂肱关节内旋－外旋轴后侧	▶ 使盂肱关节轻微外旋
	■ 经过肘关节屈曲－伸展轴后侧	▶ 使肘关节伸展
固定操作 要点	■ 如何固定肌肉起点	▶ 防止肩胛骨上回旋
拉伸操作 要点	■ 肘关节呈最大屈曲位	
	■ 使盂肱关节屈曲，进行拉伸	
	■ 盂肱关节屈曲时，将盂肱关节向肱骨长轴远端方向牵引	

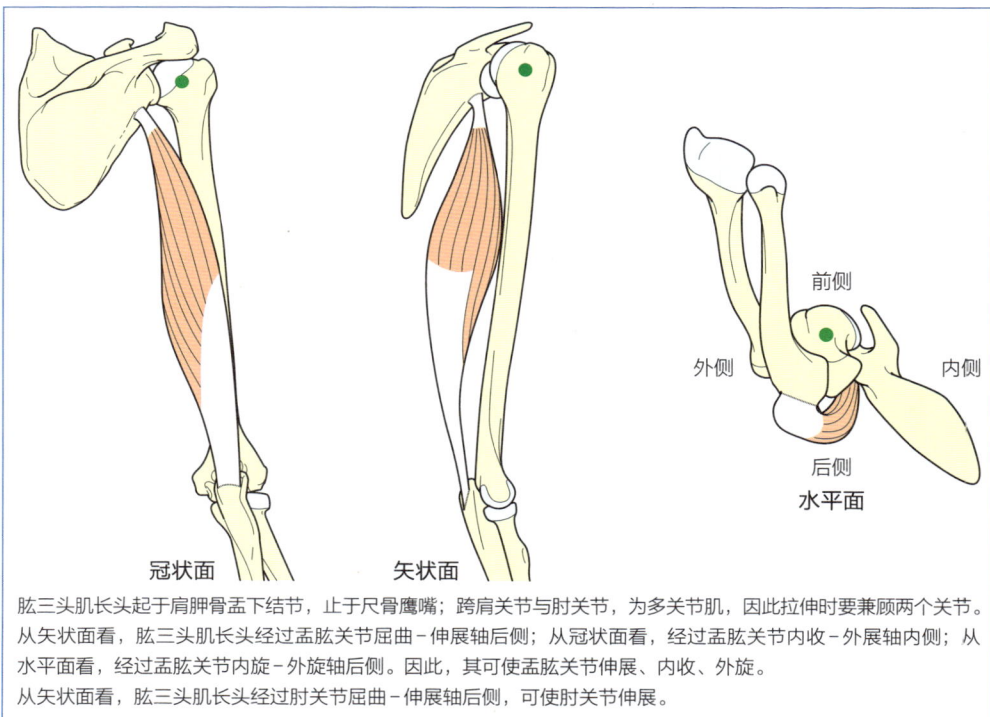

冠状面　　　　　　矢状面　　　　　　水平面

前侧　外侧　内侧　后侧

肱三头肌长头起于肩胛骨盂下结节，止于尺骨鹰嘴；跨肩关节与肘关节，为多关节肌，因此拉伸时要兼顾两个关节。从矢状面看，肱三头肌长头经过盂肱关节屈曲－伸展轴后侧；从冠状面看，经过盂肱关节内收－外展轴内侧；从水平面看，经过盂肱关节内旋－外旋轴后侧。因此，其可使盂肱关节伸展、内收、外旋。
从矢状面看，肱三头肌长头经过肘关节屈曲－伸展轴后侧，可使肘关节伸展。

图3-5-1　肱三头肌长头的拉伸——概要（1）

患者腕关节背屈，肘关节屈曲，前臂旋后。而后使患者盂肱关节屈曲，进行拉伸。

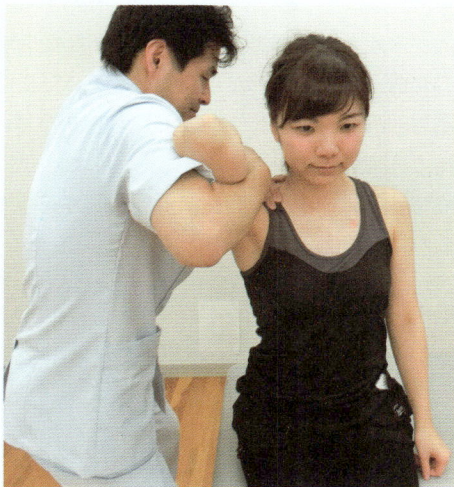

图3-5-2　肱三头肌长头的拉伸——概要（2）

使患者盂肱关节屈曲即为肌肉的拉伸操作。盂肱关节屈曲时，物理治疗师应将患者肩胛骨固定于下回旋方向。

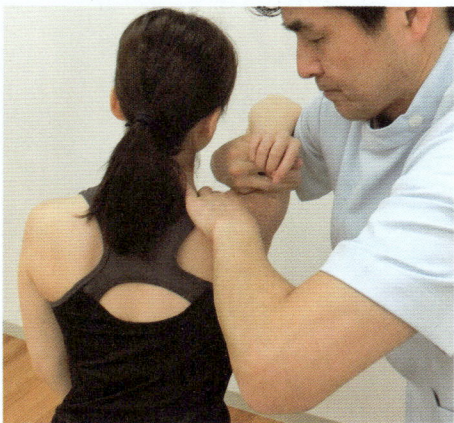

图3-5-3　肱三头肌长头的拉伸——概要（3）

患者盂肱关节屈曲时，物理治疗师将关节向肱骨长轴远端牵引，可增强患者拉伸感。

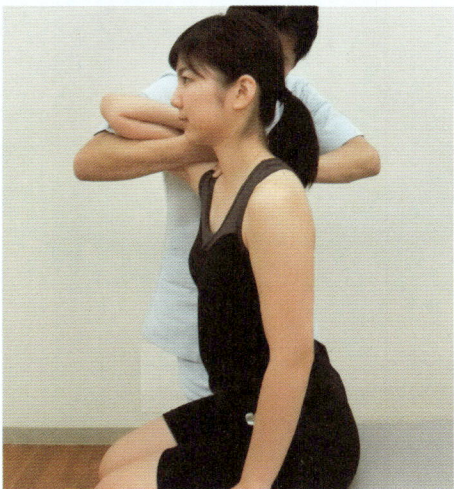

图3-5-4　肩胛骨的固定方向——防止肩关节屈曲导致肩胛骨上回旋

盂肱关节屈曲会引起肩胛骨上回旋，因此物理治疗师应将患者肩胛骨固定于下回旋方向。固定患者肩胛骨时，物理治疗师左手食指掌指关节桡侧置于患者肩峰，左手拇指掌侧置于冈下窝（不覆盖三角肌后部肌束的部位）。物理治疗师在腕关节掌、背屈和桡、尺偏方向保持中立位。

保持上述姿势，首先使患者肩关节呈最大屈曲位（①），其次缓慢使患者上肢按②➡③的顺序恢复至中立位，此时物理治疗师左前臂运动的方向即为固定肩胛骨的方向。固定肩胛骨，防止肩关节屈曲使肩胛骨上回旋。

物理治疗师食指掌指关节掌桡侧置于患者肩峰并进行固定，防止患者肩峰上提以及上回旋。

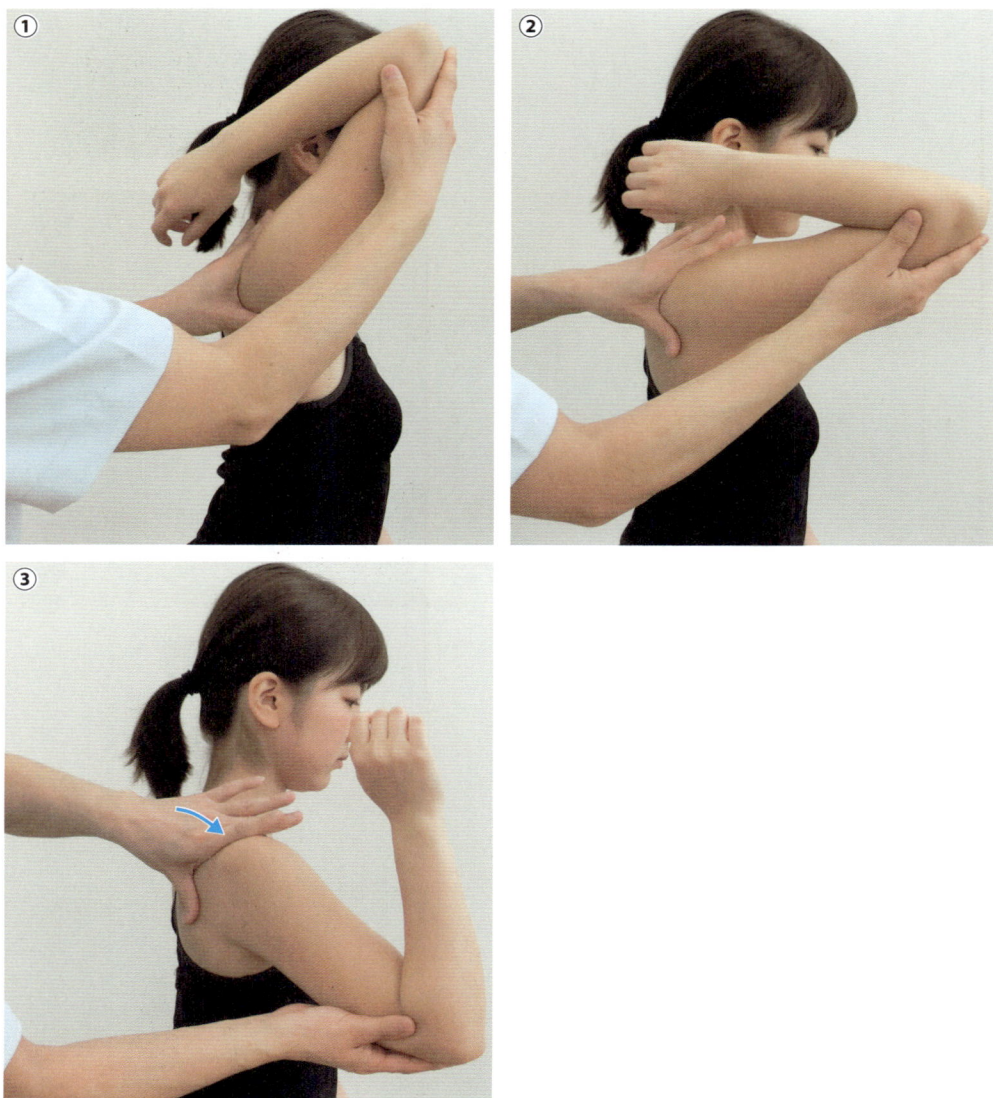

图3-5-5　保持患者肘关节屈曲（1）

物理治疗师右手保持患者前臂始终处于旋后位，腕关节处于背屈位，以使患者肘关节呈最大屈曲位。

物理治疗师右侧肘关节屈曲支撑患者肱骨部，右手使患者腕关节保持背屈。

若患者前臂旋前，则肘关节屈曲时，肱骨与尺骨之间的桡骨会妨碍肘关节最大限度地屈曲，因此患者前臂应保持旋后位。若腕关节掌屈，则肘关节屈曲时，患者指尖与自己肩部发生触碰，导致肘关节难以屈曲，因此患者腕关节应保持背屈。

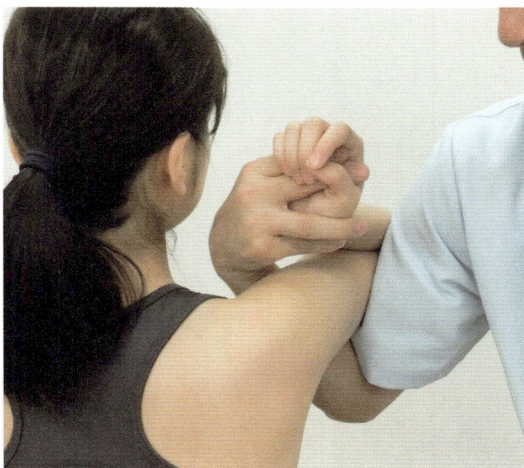

图3-5-6　保持患者肘关节屈曲（2）

物理治疗师右侧肘关节屈曲，肱骨部与前臂夹住患者肱骨部（ ➡ ），同时使患者肩关节轻微内旋。

物理治疗师右手拇指置于患者尺骨远端背面，以使患者肘关节最大限度地屈曲。

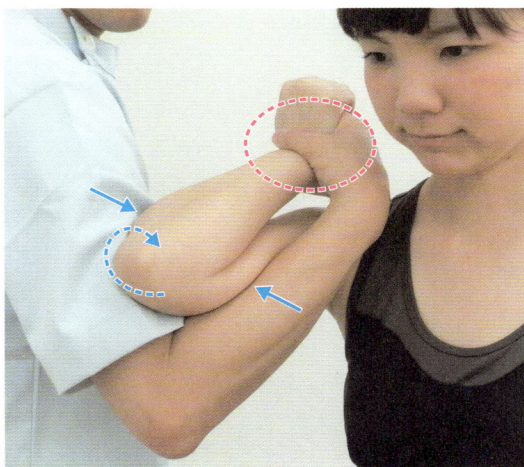

图3-5-7　肱三头肌长头的拉伸操作（1）

物理治疗师左手将患者肩胛骨固定于下回旋方向，防止其上回旋。而后在保持患者肘关节屈曲的同时，使其盂肱关节屈曲。

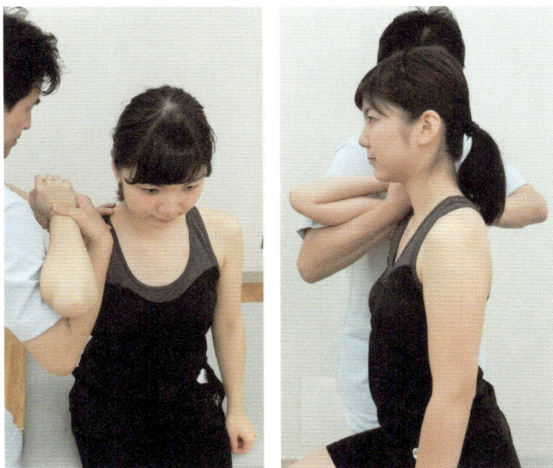

145

图3-5-8 肱三头肌长头的拉伸操作（2）

肩关节屈曲不仅可引起肩胛骨前伸、上回旋，还可使肩峰上提、前移，因此固定患者肩胛骨时，物理治疗师还应锁住患者肩峰。应当注意固定肩峰时不可用力下压，保持其不动即可。

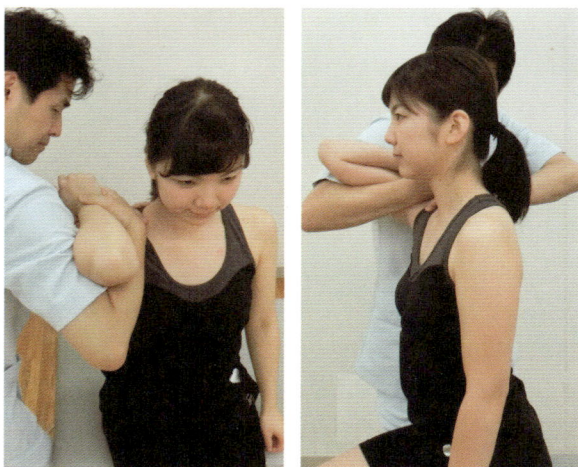

图3-5-9 肱三头肌长头的拉伸操作（3）

为充分拉伸肱三头肌长头，除使患者肩关节屈曲外，还应使肩关节轻微外展（①）和内旋，同时对患者右上肢进行牵引（②）。

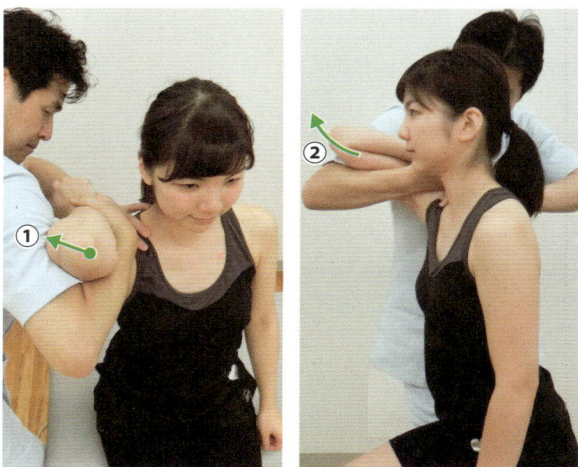

图3-5-10 肩关节屈曲，同时牵引右上肢

为保证充分拉伸肌肉，使患者肩关节屈曲的同时应牵引患者右上肢。此时物理治疗师肘关节除夹住患者肱骨部远端（①）外，还应握住患者手掌部位（②）。

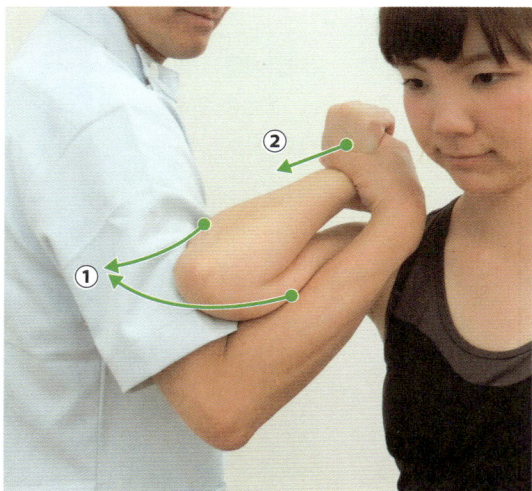

肱三头肌外侧头 triceps brachii lateral head
肱三头肌内侧头 triceps brachii medial head

起点	外侧头起于肱骨体后面桡神经沟外上方 内侧头起于肱骨体后面桡神经沟内下方	支配神经	桡神经
止点	尺骨鹰嘴	神经节	C7、C8

■技术要点

肌肉走向与功能	■ 肌肉起于肱骨，止于尺骨	▶ 跨肘关节，为单关节肌
	■ 经过肘关节屈曲－伸展轴后侧	▶ 使肘关节伸展
	■ 肱三头肌外侧头起于肱骨体后面桡神经沟外上方，内侧头起于肱骨体后面桡神经沟内下方	

固定操作要点	■ 肘关节单纯屈曲的情况下难以拉伸肌肉	▶ 握住肱三头肌外侧头、内侧头起点部位进行固定会影响患者的拉伸感
	■ 进行固定时使肌肉与肱骨略微分离，同时使其向近端移动以便拉伸	
	■ 固定内侧头时应握住肌肉深层	

拉伸操作要点	■ 拉伸时，患者肘关节缓慢屈曲，同时物理治疗师用手确认患者拉伸感
	■ 为避免拉伸肱三头肌长头，应在肩关节伸展时进行拉伸

肱三头肌外侧头

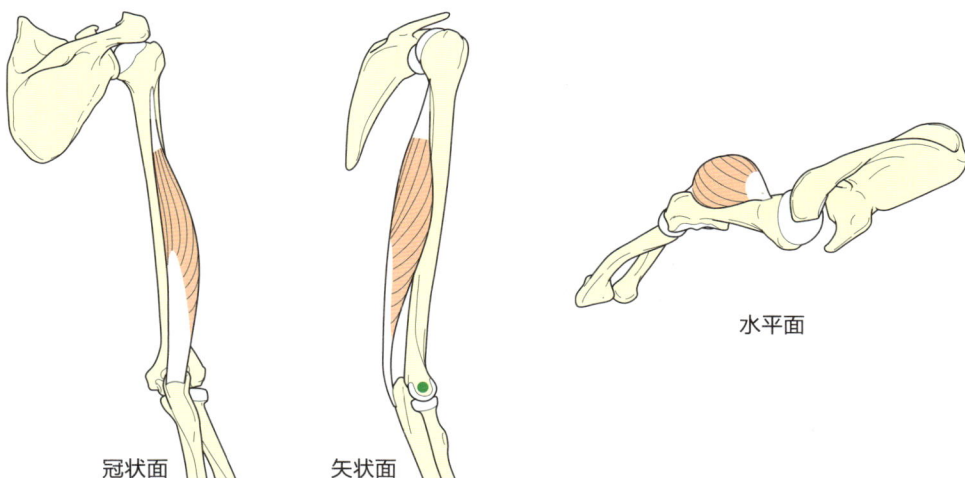

冠状面　　　　　　矢状面　　　　　水平面

肱三头肌外侧头、内侧头均经过肘关节屈曲－伸展轴后侧，因此可使肘关节伸展。
肱三头肌外侧头、内侧头仅分布于肱尺关节，为单关节肌。
肱三头肌外侧头起于肱骨体后面桡神经沟外上方，止于尺骨鹰嘴。

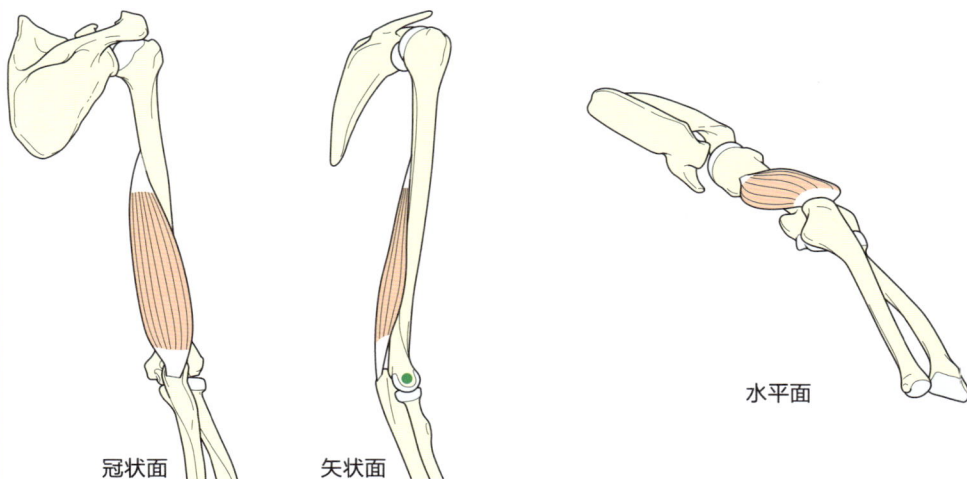

肱三头肌内侧头

冠状面　　　　矢状面　　　　　　　　水平面

肱三头肌内侧头起于肱骨体后面桡神经沟内下方，止于尺骨鹰嘴。

图 3-6-1　肱三头肌外侧头的拉伸——概要

患者肘关节轻微屈曲，物理治疗师握住患者肱三头肌外侧头起点部位，使患者肘关节屈曲，进行拉伸。

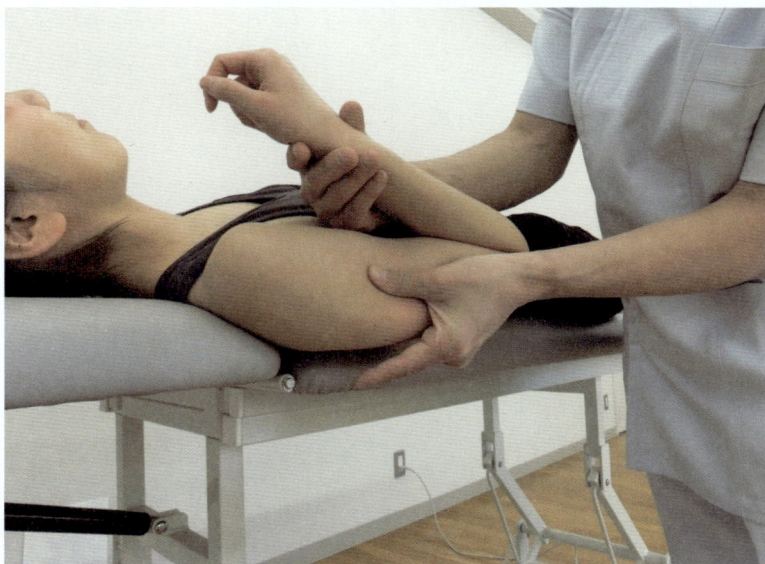

图3-6-2 肱三头肌外侧头的拉伸（起
点部位的触诊）

为确认拉伸时需要固定的部位，物理治疗
师应对患者三角肌后部肌束后缘（①），
桡神经沟（②）进行触诊，确认肱三头肌
外侧头起点部位以及肌腹的位置。

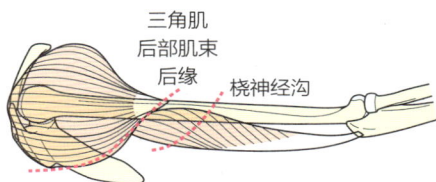

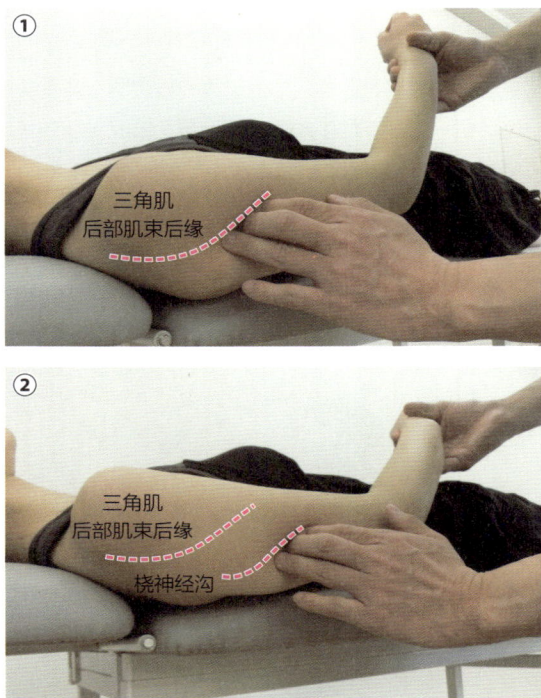

图3-6-3 肱三头肌外侧头的拉伸操作

物理治疗师使患者肘关节轻微屈曲后缓慢伸展，通过触诊确认肱三头肌外侧头起点部位，左手握住
起点部位附近肌腹。握住患者肌腹进行固定时，应提起肌腹，使肌腹与肱骨略微分离（①）。
进行固定后，物理治疗师右手使患者肘关节屈曲，而后拉伸（②）。拉伸时，物理治疗师左手感受患
者肱三头肌外侧头的拉伸感，从而调节力度。

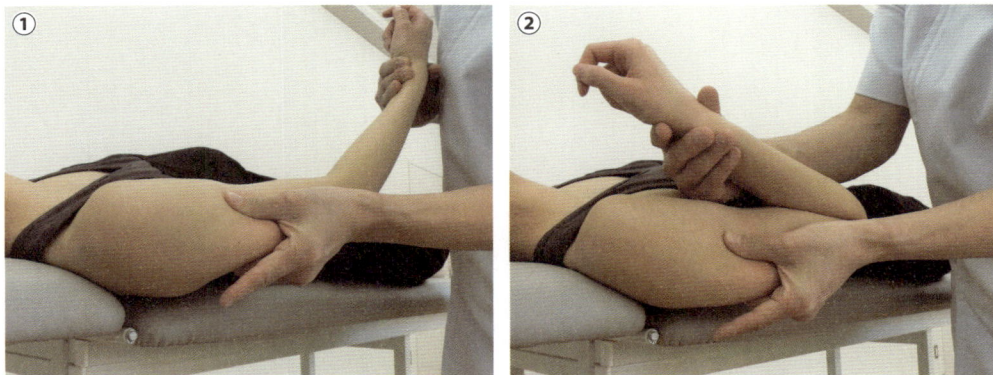

图3-6-4 肱三头肌内侧头的拉伸——概要

患者肘关节轻微屈曲，物理治疗师握住患者肱三头肌内侧头起点部位，注意不要压迫患者尺神经。由于内侧头位于肱骨后面深层，因此需调整角度以确保准确握住内侧头起点部位。而后使患者肘关节屈曲，进行拉伸。

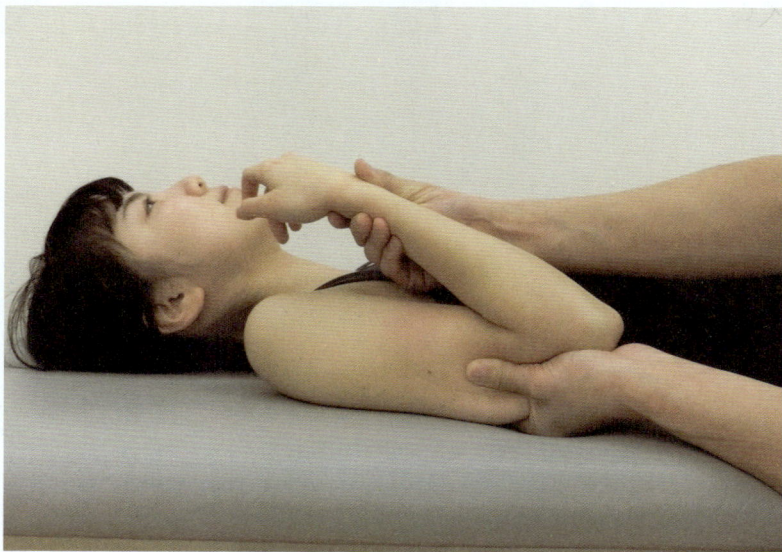

图3-6-5 肱三头肌内侧头的拉伸——起点部位的触诊与固定

确认需要固定的部位，首先需要对桡神经沟进行触诊（①），拉伸肱三头肌内侧头时需要握住桡神经沟内下方。其次确认上臂内侧尺神经的位置（②）。

若进行固定时压迫到尺神经，则患者会产生疼痛感。因此固定时应避开尺神经（③）。

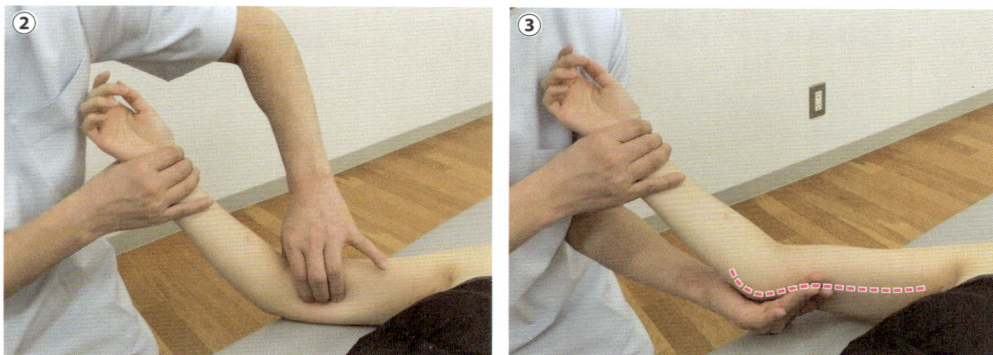

图3-6-6 肱三头肌内侧头的固定操作

确定需要固定的部位后，物理治疗师左手握住患者肱骨远端（桡神经沟内下方）即尺神经背侧，从而握住肱三头肌内侧头（①）。其要点有二，一是使肌腹与肱骨略微分离（ ⬅ ）（②），二是使其略向近端移动（ ➡ ）（③）。

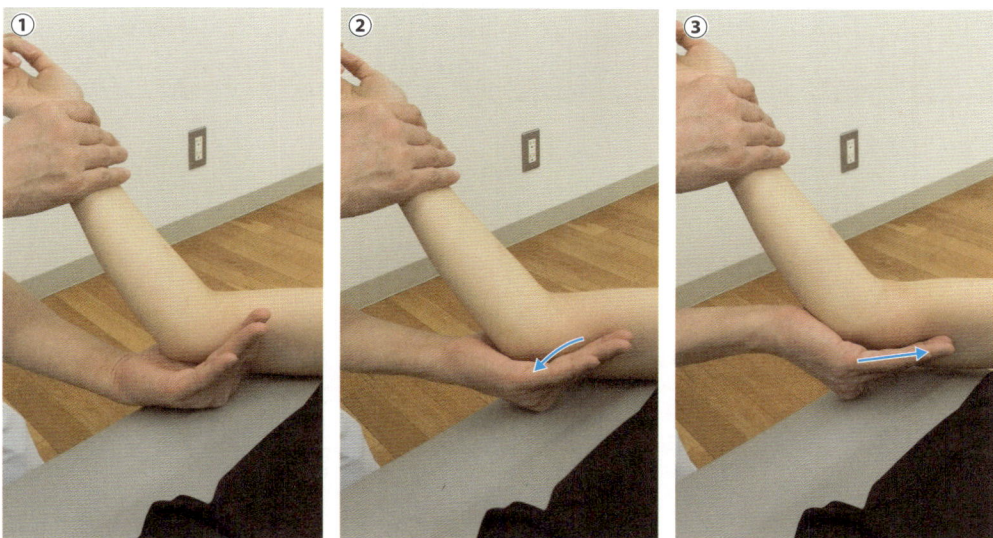

图3-6-7 肱三头肌内侧头的拉伸操作

物理治疗师左手握住患者肱三头肌内侧头（①②），右手使患者肘关节屈曲，进行拉伸（③④）。

使患者肘关节屈曲时，物理治疗师左手感受患者肱三头肌内侧头的拉伸感，从而调节力度。

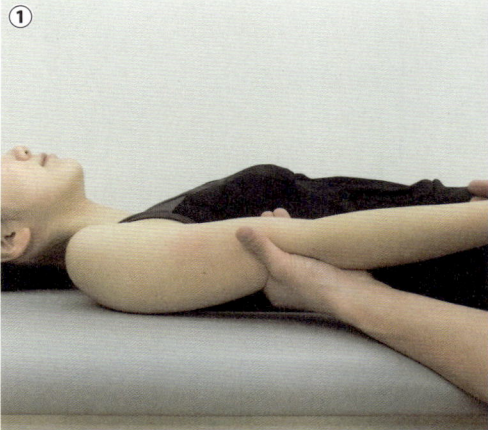
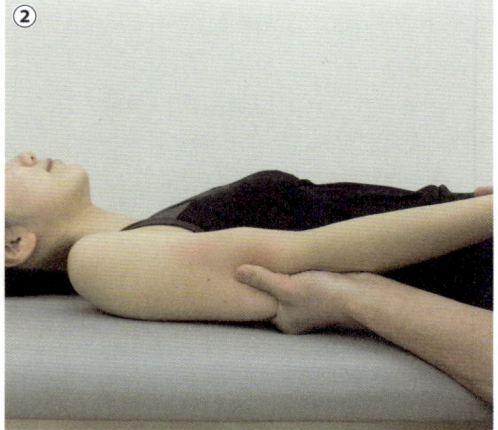
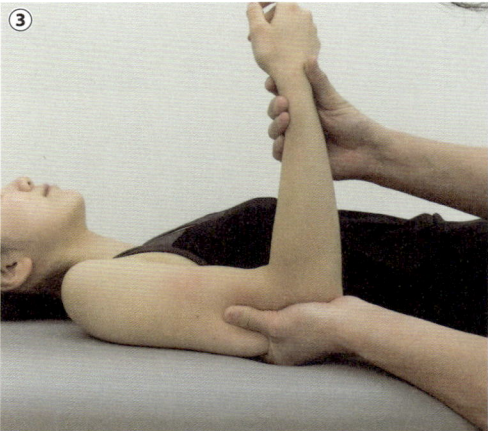
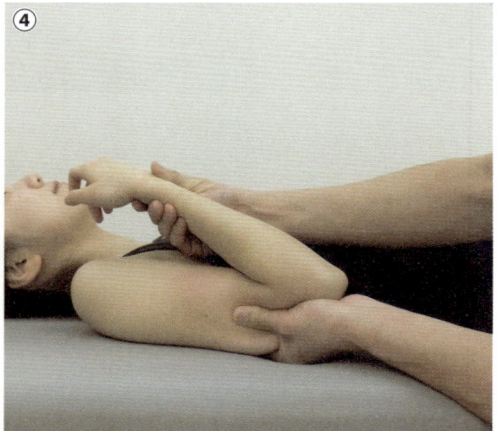

旋前圆肌 pronator teres muscle

起点	肱骨内上髁、尺骨冠突内侧缘	支配神经	正中神经
止点	桡骨外侧面中部	神经节	C6、C7

■技术要点

肌肉走向 与功能	■ 经过肘关节旋后轴内侧	▶ 防止肘关节旋后
	■ 经过肘关节屈曲－伸展轴前侧	▶ 使肘关节屈曲
	■ 尺侧至桡侧分布在前臂旋前－旋后轴前侧	▶ 使前臂旋前
对其他肌肉 的影响	■ 应尽量消除对其他前臂屈肌的影响	▶ 患者腕关节掌屈，而后缓慢恢复原位
固定操作 作要点	■ 对患者前臂进行操作时，肩关节如何运动	▶ 肩关节将外旋（固定于内旋方向）
	■ 仅固定肱骨有时无法充分拉伸旋前圆肌	▶ 将旋前圆肌肌腹固定于近端方向

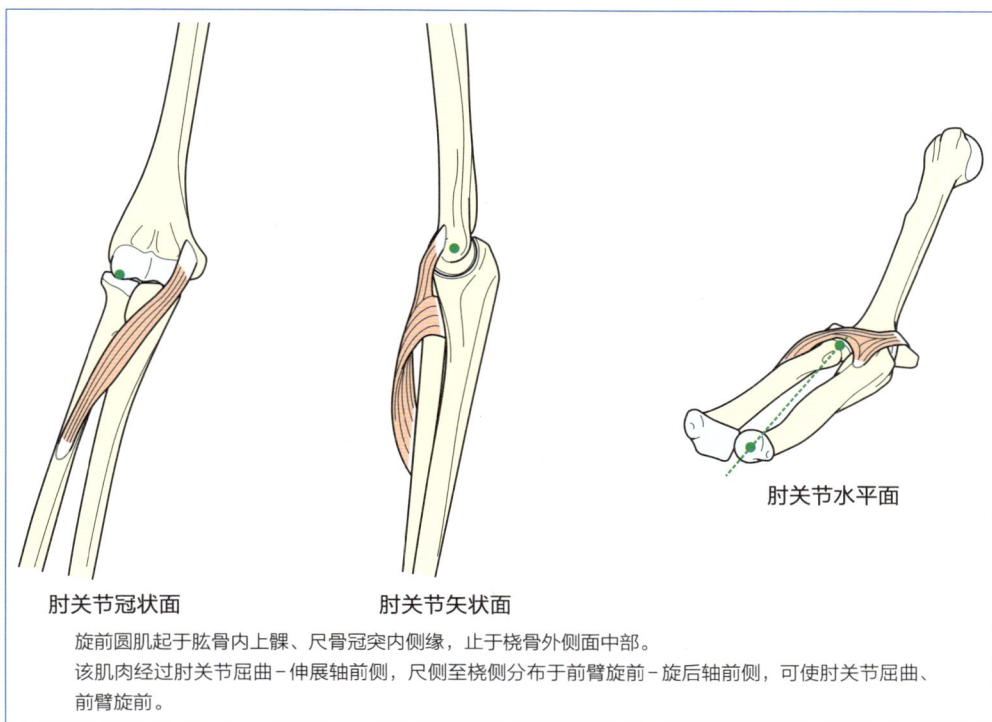

肘关节冠状面　　　　　肘关节矢状面

肘关节水平面

旋前圆肌起于肱骨内上髁、尺骨冠突内侧缘，止于桡骨外侧面中部。
该肌经过肘关节屈曲－伸展轴前侧，尺侧至桡侧分布于前臂旋前－旋后轴前侧，可使肘关节屈曲、前臂旋前。

图 3-7-1　旋前圆肌的拉伸——概要

患者肘关节伸展，物理治疗师固定患者肱骨内上髁，左手大鱼际置于患者桡骨掌侧中央，使患者前臂旋后，拉伸旋前圆肌。

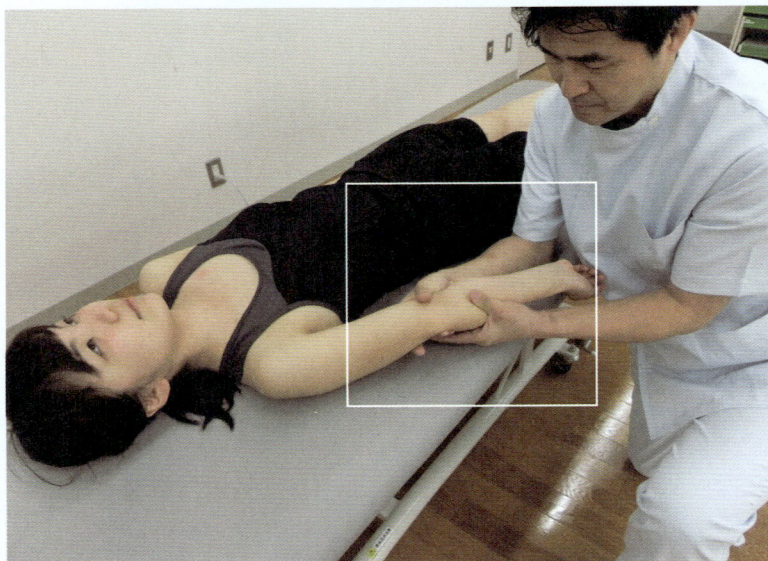

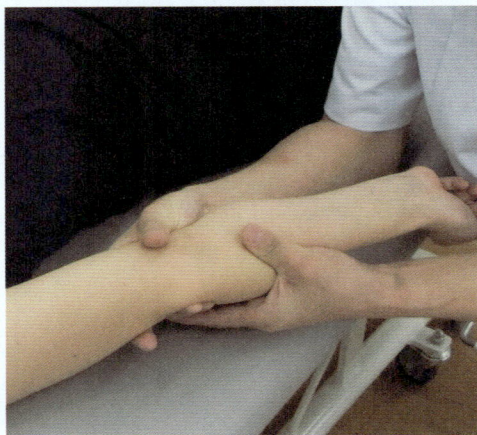

图3-7-2　旋前圆肌的拉伸操作之一（1）

患者右侧肘关节伸展，物理治疗师右手大鱼际
将患者肱骨内上髁固定于内旋方向，防止肩关
节外旋，左手确认旋前圆肌止点部位。

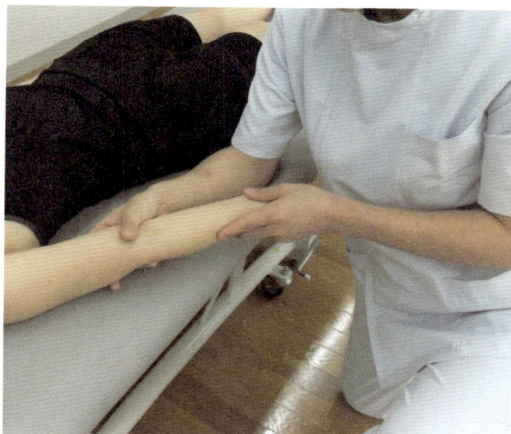

图3-7-3　旋前圆肌的拉伸操作之一（2）

物理治疗师左手大鱼际从正面置于患者右手桡
骨掌侧中央，拇指指尖朝向肱骨内上髁。此时
物理治疗师应在脑海中描绘旋前圆肌的走向与
位置。

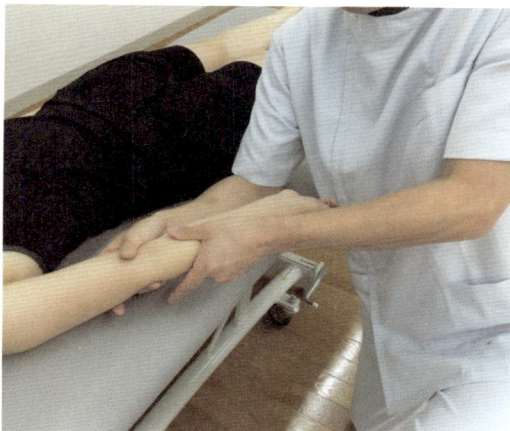

图3-7-4　旋前圆肌的拉伸操作之一（3）

固定患者肱骨内上髁时，应注意使患者前臂旋
后。前臂旋后的操作可使肌肉起点与止点相互
远离（即肘关节伸展、前臂旋后）。

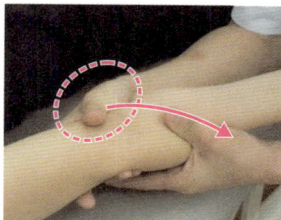

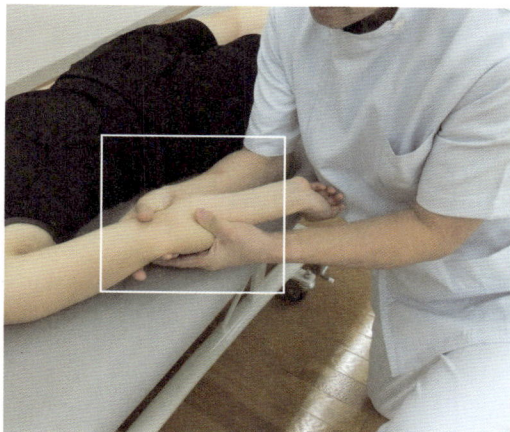

图3-7-5　旋前圆肌的拉伸操作之二（1）

若上述拉伸操作不能充分拉伸旋前圆肌，则可
按下述方法操作。

首先，物理治疗师左手大鱼际置于患者桡骨
掌侧中央，拇指指尖朝向肱骨内上髁。此时
物理治疗师左手拇指下方即为旋前圆肌的分
布区域。

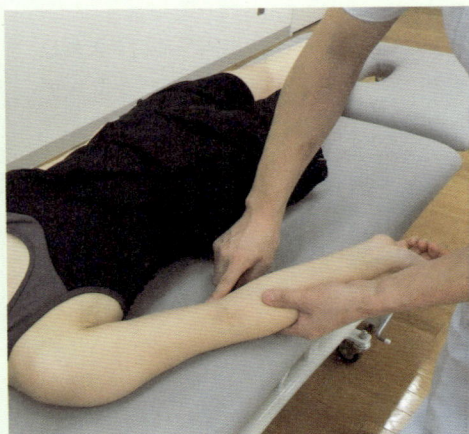

图3-7-6　旋前圆肌的拉伸操作之二（2）

其次，物理治疗师左手拇指按压患者旋前圆
肌肌腹，使其靠近肱骨内上髁。此时，物理
治疗师左手拇指所处部位为旋前圆肌的起点
部位。

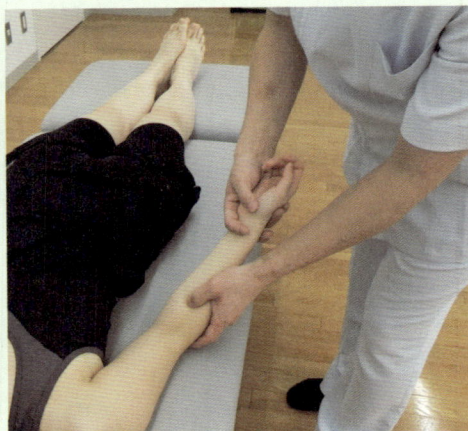

图3-7-7　旋前圆肌的拉伸操作之二（3）

再次，物理治疗师右手使患者前臂向旋后方
向运动。此时被拉伸的部位为物理治疗师左
手拇指按压部位至旋前圆肌止点部位。

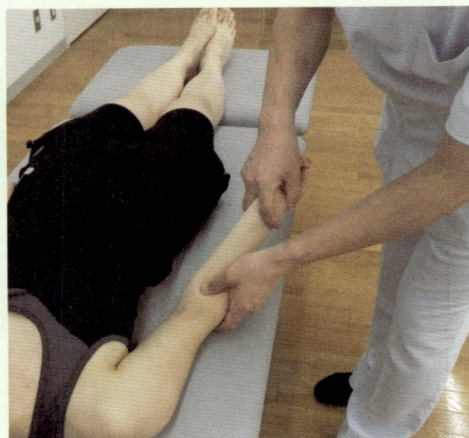

图3-7-8　旋前圆肌的拉伸操作之二（详细）

物理治疗师左手拇指进行操作时的重点在于是否使旋前圆肌靠近肱骨内上髁。为此，物理治疗师左手拇指指腹不可垂直向下按压，而是指尖朝向深层近端，确认肌腹位置后进行按压（①）。按压时需使用指腹按压（②），而后保持姿势不变，使患者前臂旋后（肘关节伸展、前臂旋后），进行拉伸（③）。

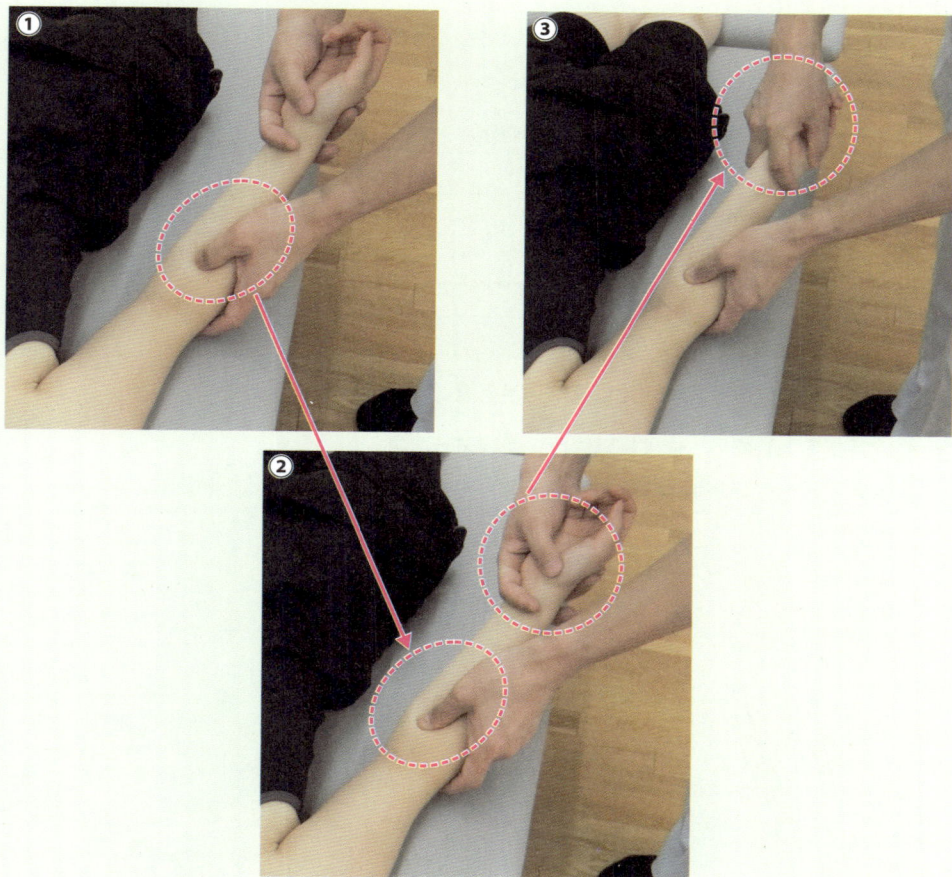

掌长肌 palmaris longus muscle

起点	肱骨内上髁		支配神经	正中神经
止点	掌腱膜		神经节	C7、C8、T1

■ 技术要点

肌肉走向与功能	■ 肌肉经过肘关节屈曲−伸展轴前侧	▶ 使肘关节屈曲
	■ 肌肉尺侧至桡侧分布于旋前−旋后轴前侧	▶ 使前臂旋前
	■ 经过腕关节掌屈−背屈轴前侧	▶ 使腕关节掌屈
	■ 经过腕关节桡偏−尺偏轴上方	▶ 不可使腕关节桡偏、尺偏
	■ 不附着于手指	▶ 不对手指关节进行操作
	■ 止于掌腱膜	▶ 使掌腱膜伸展

固定操作要点	■ 对前臂进行操作时，肱骨（肩部）如何运动	▶ 肱骨外旋（将其固定于内旋方向）
	■ 肌肉拉伸难度较大，因此可直接固定肌腹	

拉伸操作要点	■ 手指不直接伸展，伸展掌腱膜后，使腕关节背屈
	■ 若物理治疗师感到用于固定的手指下方的肌腹开始滑动，停止拉伸操作

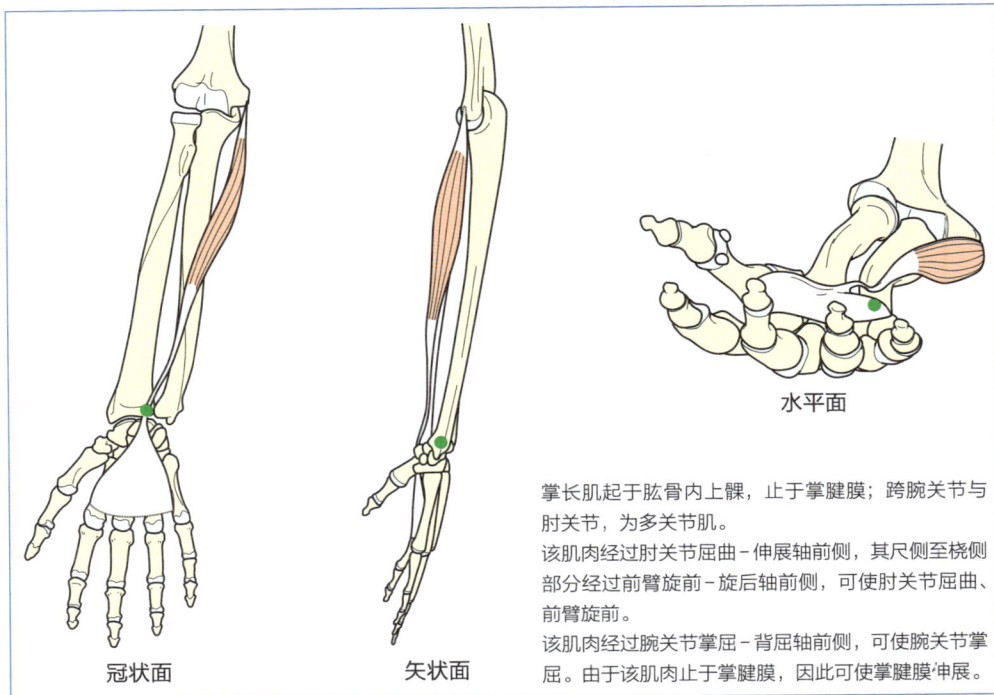

水平面

冠状面　　　　矢状面

掌长肌起于肱骨内上髁，止于掌腱膜；跨腕关节与肘关节，为多关节肌。

该肌肉经过肘关节屈曲−伸展轴前侧，其尺侧至桡侧部分经过前臂旋前−旋后轴前侧，可使肘关节屈曲、前臂旋前。

该肌肉经过腕关节掌屈−背屈轴前侧，可使腕关节掌屈。由于该肌肉止于掌腱膜，因此可使掌腱膜伸展。

图4-1-1 掌长肌的拉伸——概要

患者前臂旋前，物理治疗师用手按压掌长肌肌腱移行处近端，使患者腕关节背屈，进行拉伸。
患者掌腱膜伸展，物理治疗师右手大、小鱼际完全握住掌腱膜，此时注意患者手指不应伸展。

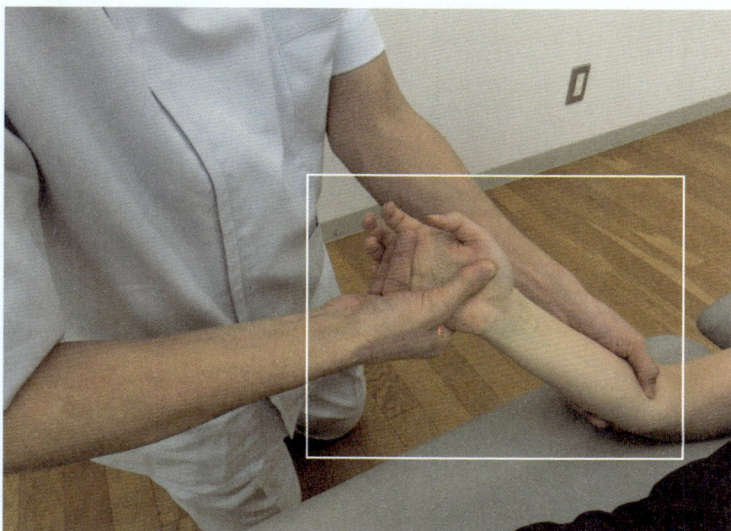

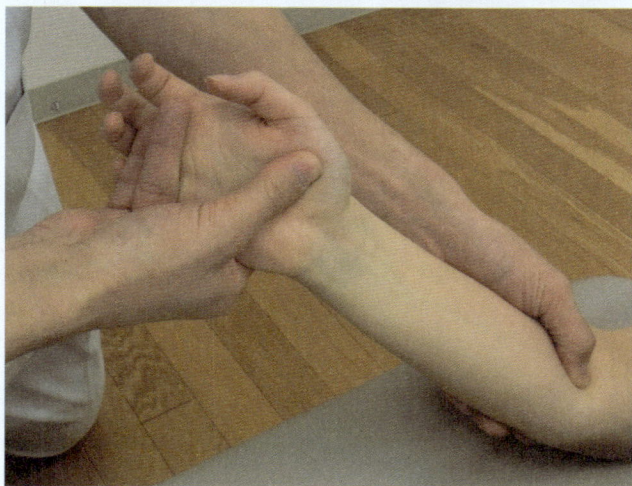

图4-1-2　掌长肌的触诊

掌长肌的拉伸难度较大，因此可以通过按压肌腹代替固定操作，进行拉伸。

①保持患者腕关节轻微屈曲，使其拇指指腹
　与小指指腹并拢。由此可以确认掌腱膜表
　层掌长肌肌腱的位置。

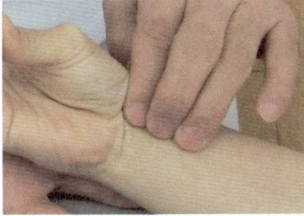

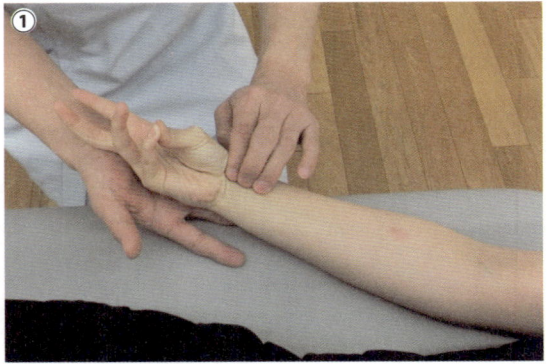

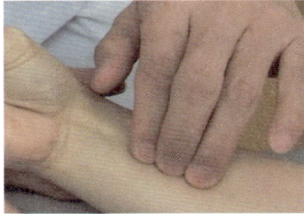

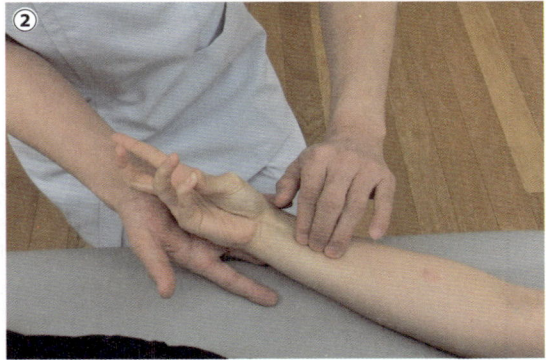

②~④患者拇指指腹与小指指腹并拢，物理
　治疗师用手指确认掌长肌肌腱位置并
　沿肱骨内上髁进行触诊（②）。掌长
　肌中间部位为肌腱移行处（③），在
　靠近移行处的肌肉近端进行固定即可
　（④）。

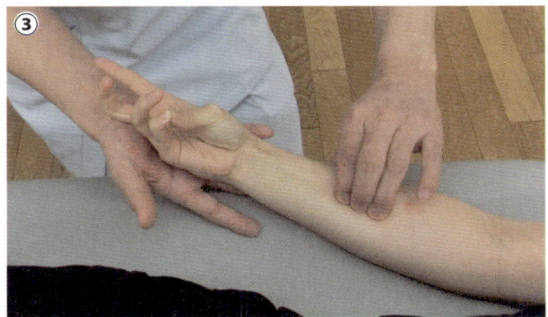

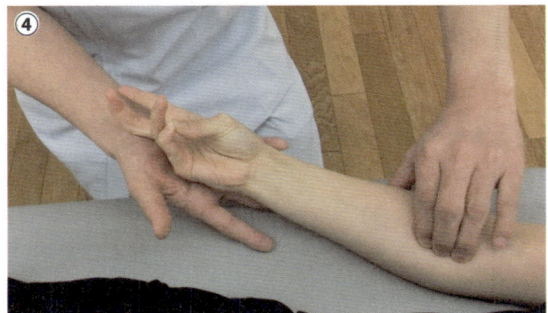

图 4-1-3　掌长肌的固定操作

固定患者掌长肌肌腱移行处近端时，注意
控制按压肌腹的力度以防患者产生痛感。
物理治疗师拇指指间关节置于肌腹部位
（①），逐渐伸展使拇指下沉，以便完全握
住肌肉。而后物理治疗师用拇指指腹对
患者肌腹进行固定即可（②）。

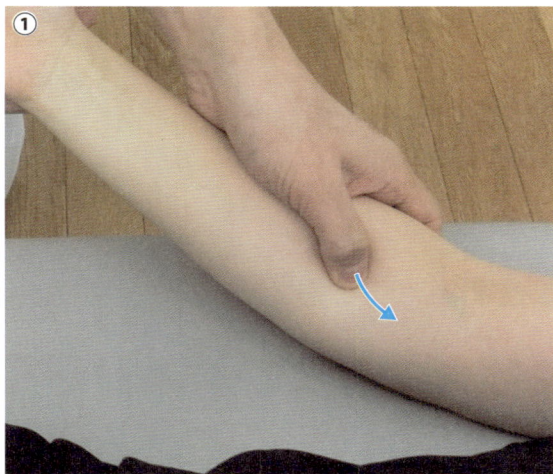

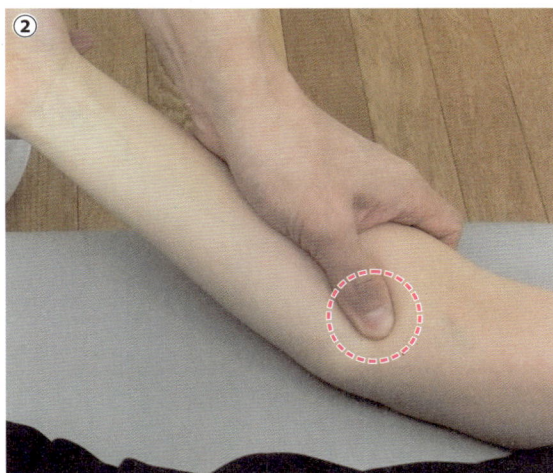

图 4-1-4　掌长肌的拉伸操作

物理治疗师左手拇指固定患者掌长肌肌
腹后，右手使患者掌腱膜伸展、腕关节背
屈，进行拉伸。
拉伸时患者手指应保持自然屈曲，以防拉
伸到指屈肌肌群。

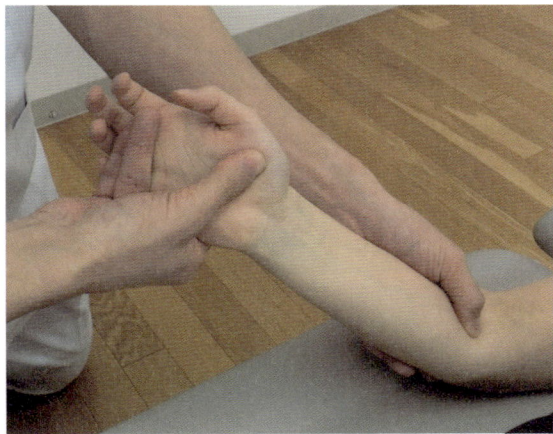

桡侧腕屈肌 *flexor carpi radialis muscle*

起点	肱骨内上髁		支配神经	正中神经
止点	第2和第3掌骨底掌面		神经节	C6、C7

■技术要点

肌肉走向与功能	■ 经过肘关节屈曲－伸展轴前侧	▶ 使肘关节屈曲
	■ 分布于肱骨内侧至前臂外侧	▶ 使前臂旋前
	■ 经过腕关节掌屈－背屈轴掌侧	▶ 使腕关节掌屈
	■ 经过腕关节桡偏－尺偏轴桡侧	▶ 使腕关节桡偏
固定操作要点	■ 对前臂进行操作时，肱骨（肩部）如何运动	▶ 肱骨外旋（将其固定于内旋方向）
	■ 上臂哪个部位容易固定	▶ 肱骨远端的髁上突容易固定
拉伸操作要点	■ 腕关节背屈时，腕骨近侧列朝哪个方向移动	▶ 背屈时腕骨近侧列朝掌侧移动

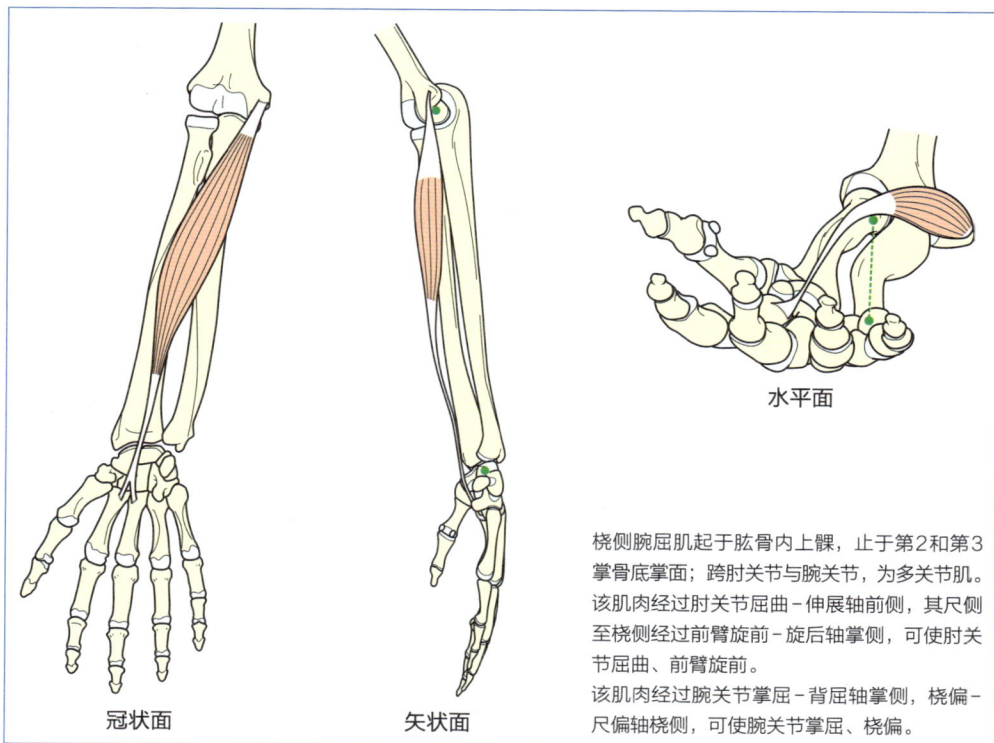

水平面

冠状面　　　　　矢状面

桡侧腕屈肌起于肱骨内上髁，止于第2和第3掌骨底掌面；跨肘关节与腕关节，为多关节肌。该肌肉经过肘关节屈曲－伸展轴前侧，其尺侧至桡侧经过前臂旋前－旋后轴掌侧，可使肘关节屈曲、前臂旋前。

该肌肉经过腕关节掌屈－背屈轴掌侧，桡偏－尺偏轴桡侧，可使腕关节掌屈、桡偏。

图4-2-1　桡侧腕屈肌的拉伸——概要

拉伸时患者前臂旋后，导致肱骨向肩关节外旋方向移动。因此物理治疗师左手应将患者肱骨固定于肩关节内旋方向。

物理治疗师从正面将右手大鱼际置于患者肱骨内上髁，其他手指握住患者肘窝。而后物理治疗师右手旋后，将患者肱骨固定于内旋方向。

拉伸时，物理治疗师左手置于患者第2掌骨底掌侧，食指与中指指尖置于患者尺骨远端（腕骨近端尺侧）。然后使患者肘关节伸展，前臂旋后，腕关节背屈、尺偏，进行拉伸。

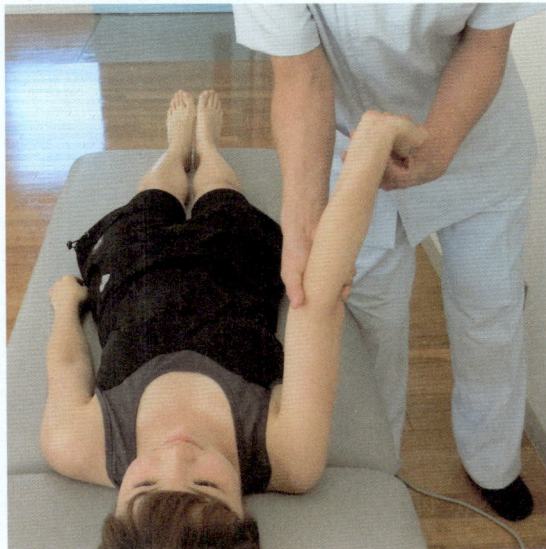

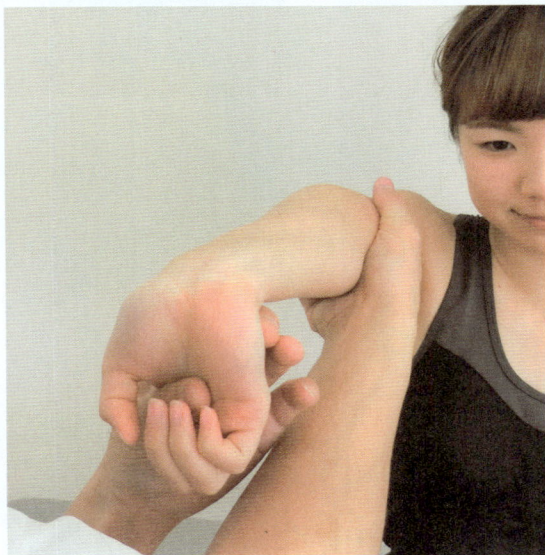

图4-2-2　桡侧腕屈肌的固定操作（1）

拉伸时患者前臂旋后，导致肱骨向肩关节外旋方向移动。因此物理治疗师左手应将患者肱骨固定于肩关节内旋方向。

肱骨骨干呈圆柱形，难以固定。因此物理治疗师可以利用肱骨内上髁固定肱骨。

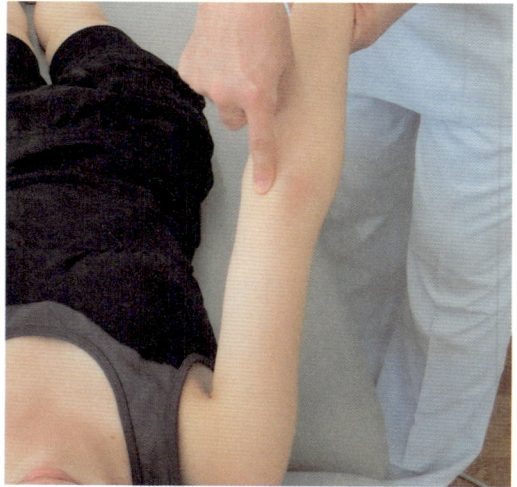

图4-2-3　桡侧腕屈肌的固定操作（2）

首先，物理治疗师从正面将右手大鱼际置于患者肱骨内上髁，其他手指从后面握住患者肘窝（①）；而后物理治疗师右手旋后，将患者肱骨固定于肩关节内旋方向（②）。

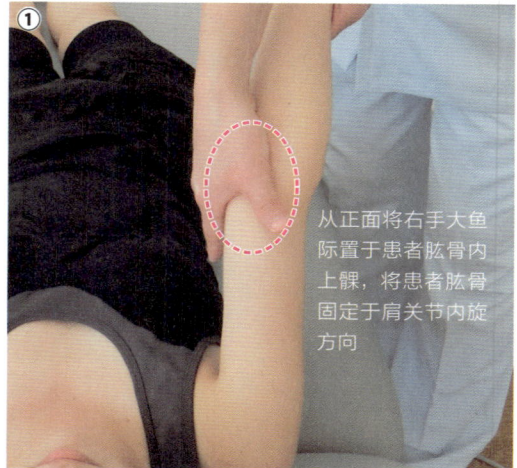

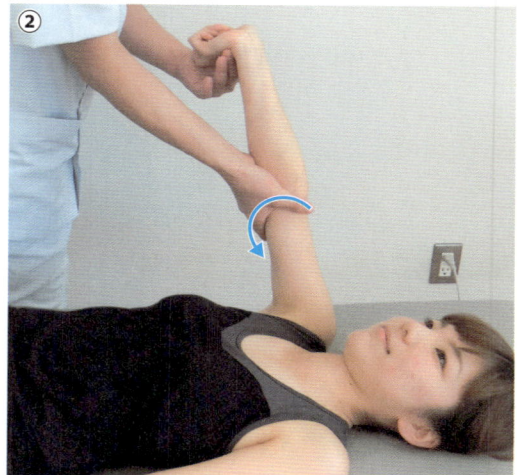

① 从正面将右手大鱼际置于患者肱骨内上髁，将患者肱骨固定于肩关节内旋方向

②

图4-2-4 桡侧腕屈肌的拉伸操作（握姿）

物理治疗师左手拇指置于患者第2掌骨底掌侧，食指与中指指尖置于患者腕骨近侧列（①）。

患者前臂旋后，腕关节背屈、尺偏时，物理治疗师左手食指与中指指尖将患者腕骨近侧列的背侧至掌侧朝桡侧方向上提（②）。

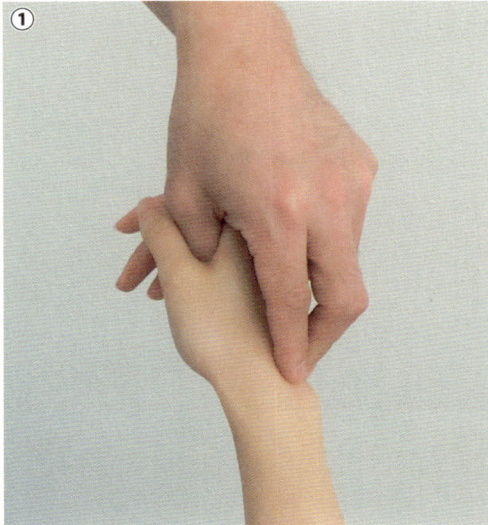

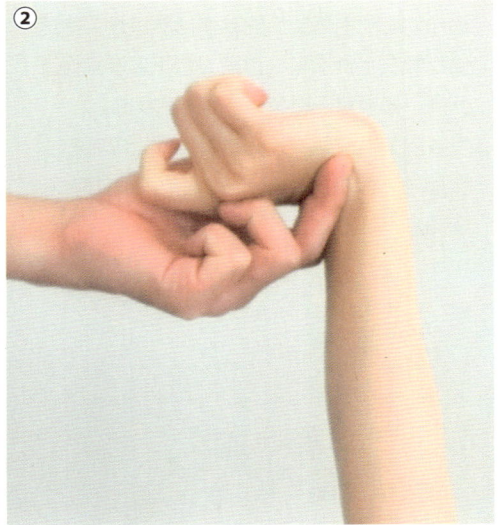

①

②

若拉伸时不考虑凹凸定律，则患者腕骨近侧列近端与远端之间容易受到较大的压力，骨头之间间隔变小导致拉伸距离变短。此外，桡侧、掌侧肌腱以及其他软组织局部压力过大时患者还会产生疼痛感。

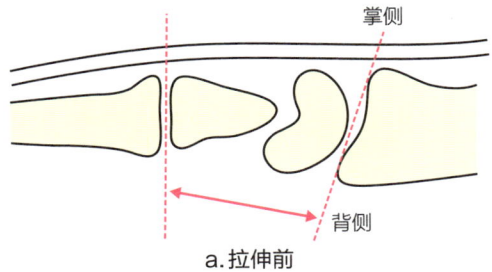

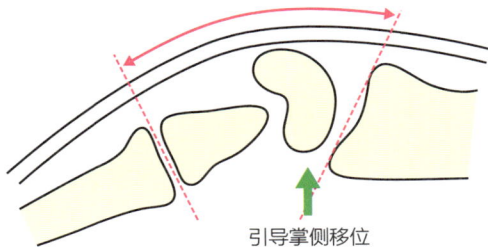

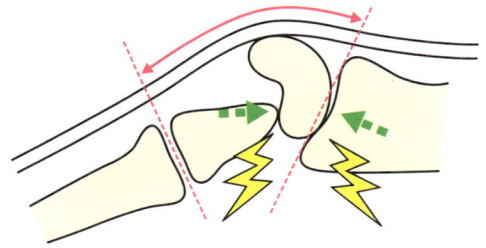

掌侧

背侧

a.拉伸前

引导掌侧移位
b.遵循凹凸定律的正确拉伸方式

c.违背凹凸定律的错误拉伸方式

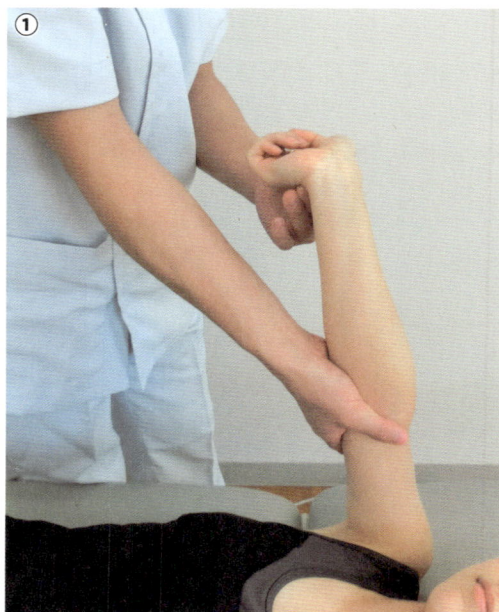

图 4-2-5　桡侧腕屈肌的拉伸操作

①物理治疗师右手将患者肱骨固定于肩关节内
　旋方向，左手使患者前臂旋后，腕关节背屈、
　尺偏，进行拉伸。

②患者腕关节背屈、尺偏并非互相独立的两个
　动作，应随前臂旋后的动作自然进行。物理
　治疗师左手食指与中指指尖置于患者腕骨近
　侧列，拇指置于患者第 2 掌骨底掌侧。

③患者腕关节背屈、尺偏时，物理治疗师右手
　食指与中指指尖使患者腕骨近侧列向背侧、
　桡侧方向运动。

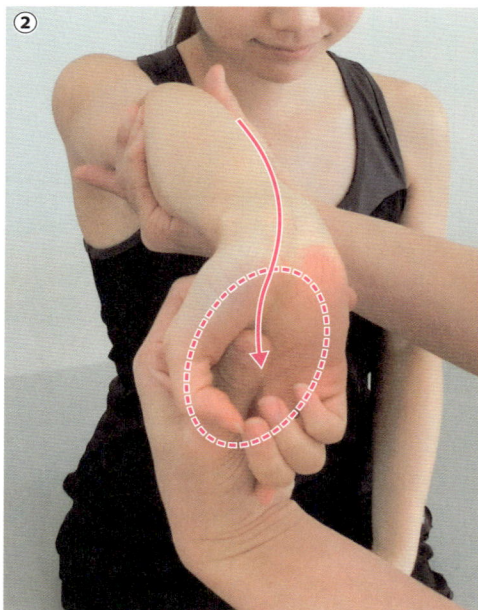

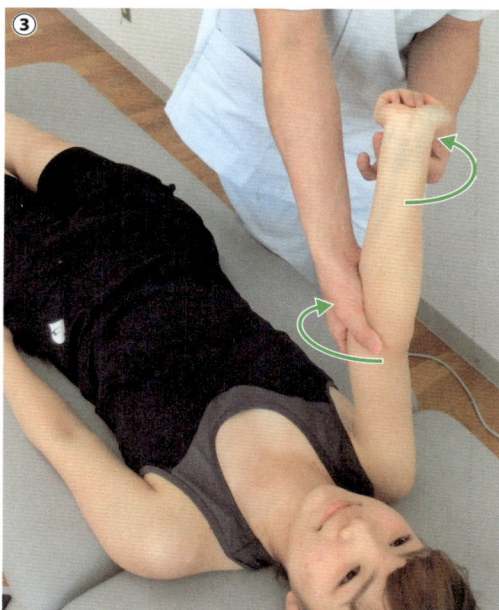

尺侧腕屈肌 *flexor carpi ulnaris muscle*

起点	肱骨：肱骨内上髁 尺骨：尺骨鹰嘴内侧缘、尺骨后缘上2/3	支配神经	尺神经
止点	豌豆骨、第5掌骨底、钩骨钩	神经节	C8、T1

■技术要点

肌肉走向与功能	■ 经过肘关节屈曲 – 伸展轴前侧	▶ 使肘关节屈曲
	■ 肌肉从后至前经过前臂旋前 – 旋后轴前侧	▶ 使前臂轻微旋前
	■ 经过腕关节掌屈 – 背屈轴掌侧	▶ 使腕关节掌屈
	■ 经过腕关节桡偏 – 尺偏轴尺侧	▶ 使腕关节尺偏
	■ 止于豌豆骨	

固定操作要点	■ 对患者前臂进行操作时，肱骨（肩部）如何运动	▶ 肱骨外旋（将其固定于内旋方向）
	■ 上臂哪个部位容易固定	▶ 肱骨远端髁上突容易固定

拉伸操作要点	■ 在豌豆骨处进行拉伸	▶ 对腕关节进行操作，将豌豆骨拉向远端、桡侧

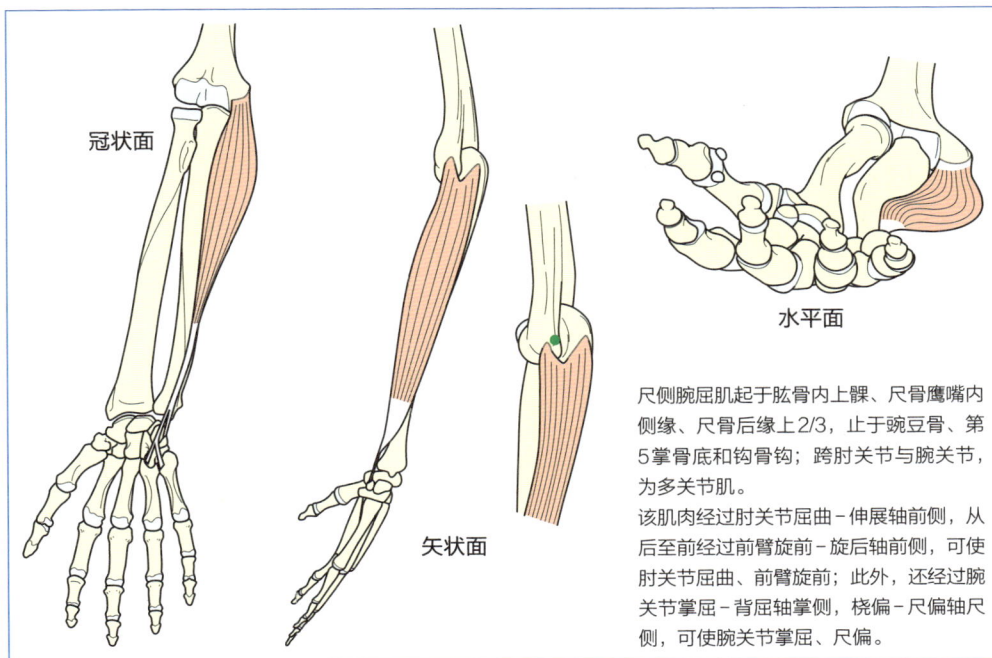

冠状面

矢状面

水平面

尺侧腕屈肌起于肱骨内上髁、尺骨鹰嘴内侧缘、尺骨后缘上2/3，止于豌豆骨、第5掌骨底和钩骨钩；跨肘关节与腕关节，为多关节肌。

该肌肉经过肘关节屈曲 – 伸展轴前侧，从后至前经过前臂旋前 – 旋后轴前侧，可使肘关节屈曲、前臂旋前；此外，还经过腕关节掌屈 – 背屈轴掌侧，桡偏 – 尺偏轴尺侧，可使腕关节掌屈、尺偏。

图4-3-1　尺侧腕屈肌的拉伸——概要

物理治疗师将患者肱骨内上髁固定于肩关节内旋方向，而后使患者肘关节伸展、前臂旋后。

物理治疗师左手拇指捏住患者豌豆骨，使患者腕关节朝背屈、桡偏方向运动，进行拉伸。

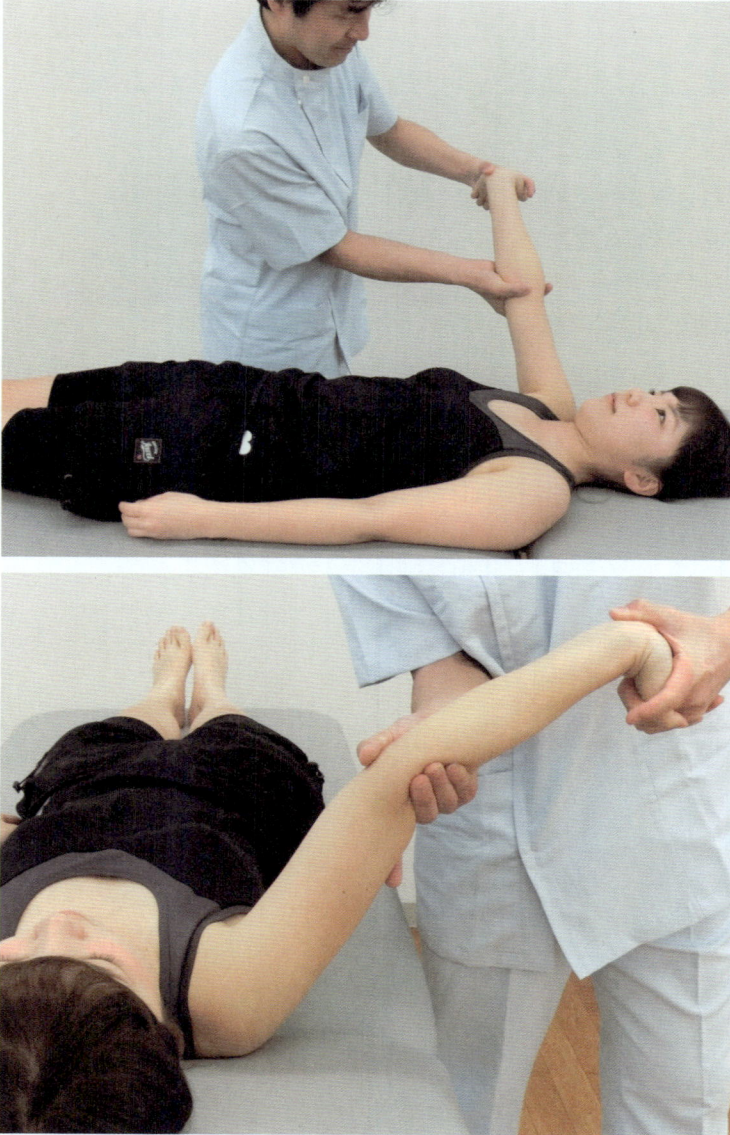

图4-3-2　尺侧腕屈肌的固定操作（1）

拉伸时，患者前臂旋后易导致肱骨朝肩关节外旋方向运动，因此物理治疗师右手需要将其固定于肩关节内旋方向。物理治疗师右手大鱼际从正面置于患者肱骨内上髁，其他手指握住患者肘窝处，接着右手旋后，将患者肱骨固定于肩关节内旋方向（①②）。

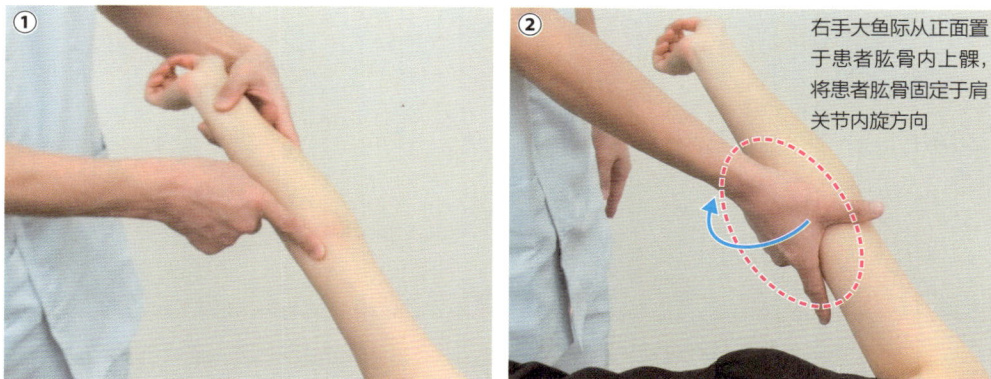

①

②

右手大鱼际从正面置于患者肱骨内上髁，将患者肱骨固定于肩关节内旋方向

图4-3-3　尺侧腕屈肌的固定操作（2）

后续拉伸时，前臂旋后幅度应小于拉伸其他前臂屈肌时的前臂旋后幅度，因此进行固定时应注意力度大小。

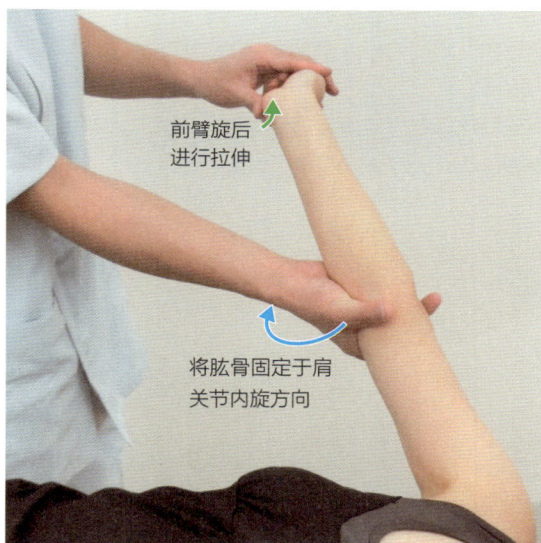

前臂旋后进行拉伸

将肱骨固定于肩关节内旋方向

2

腕关节及手指肌肉　▼　尺侧腕屈肌

图4-3-4 尺侧腕屈肌的拉伸操作

物理治疗师右手将患者上臂固定于肩关节内旋方向，左手使患者前臂旋后，腕关节背屈、桡偏。

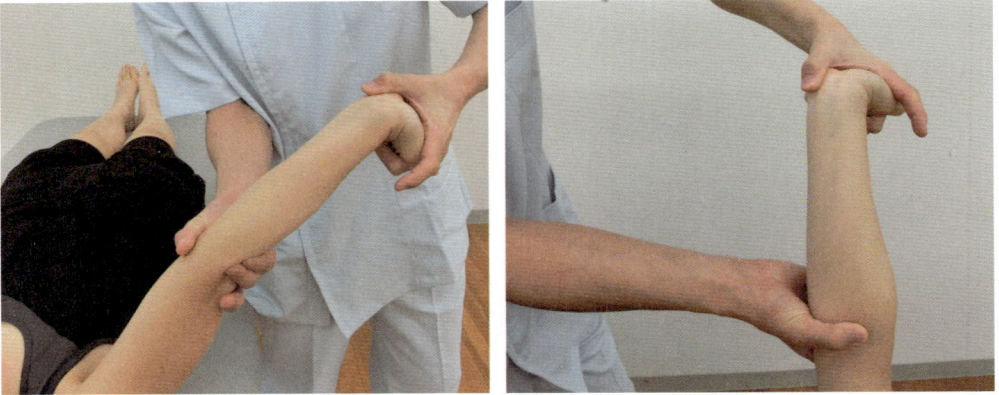

图4-3-5 尺侧腕屈肌的拉伸操作（详细）

尺侧腕屈肌止于豌豆骨，因此即使进行一般的拉伸操作，豌豆骨也很容易被拉向肌肉近端，从而导致拉伸不充分（①）。为此，物理治疗师左手拇指指间关节应卡住患者豌豆骨（②），以防其靠近肌肉近端。

物理治疗师左手使患者前臂旋后，腕关节向背屈、桡偏方向运动时，应使患者豌豆骨朝肌肉远端、桡侧运动，从而增强肌肉拉伸感。

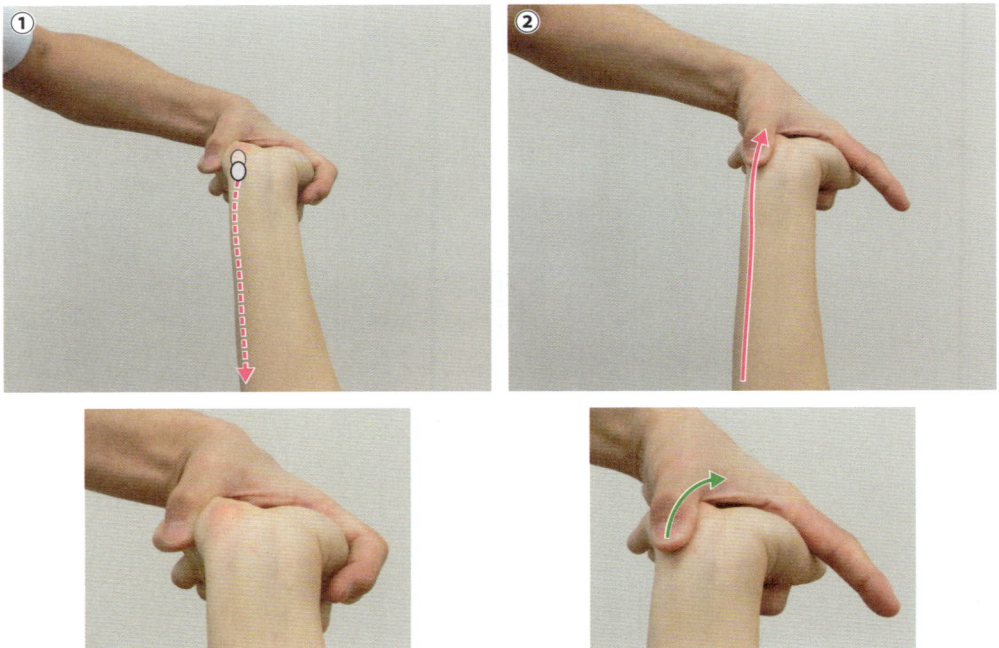

桡侧腕长伸肌 extensor carpi radialis longus muscle

起点	肱骨外上髁上嵴	支配神经	桡神经
止点	第2掌骨底背侧	神经节	C6、C7

■技术要点

肌肉走向与功能	■ 经过肘关节屈曲-伸展轴前侧	▶ 使肘关节屈曲
	■ 从上臂外侧延伸至前臂外侧	▶ 使前臂旋后
	■ 经过腕关节掌屈-背屈轴背侧	▶ 使腕关节背屈
	■ 经过腕关节桡偏-尺偏轴桡侧	▶ 使腕关节桡偏
固定操作要点	■ 对患者前臂进行操作时，肱骨（肩部）如何运动	▶ 肱骨内旋（将其固定于外旋方向）
	■ 上臂哪个部位容易固定	▶ 肱骨远端髁上突容易固定
拉伸操作要点	■ 腕关节掌屈时腕骨近侧列朝哪个方向移动	▶ 掌屈时腕骨近侧列朝背侧移动

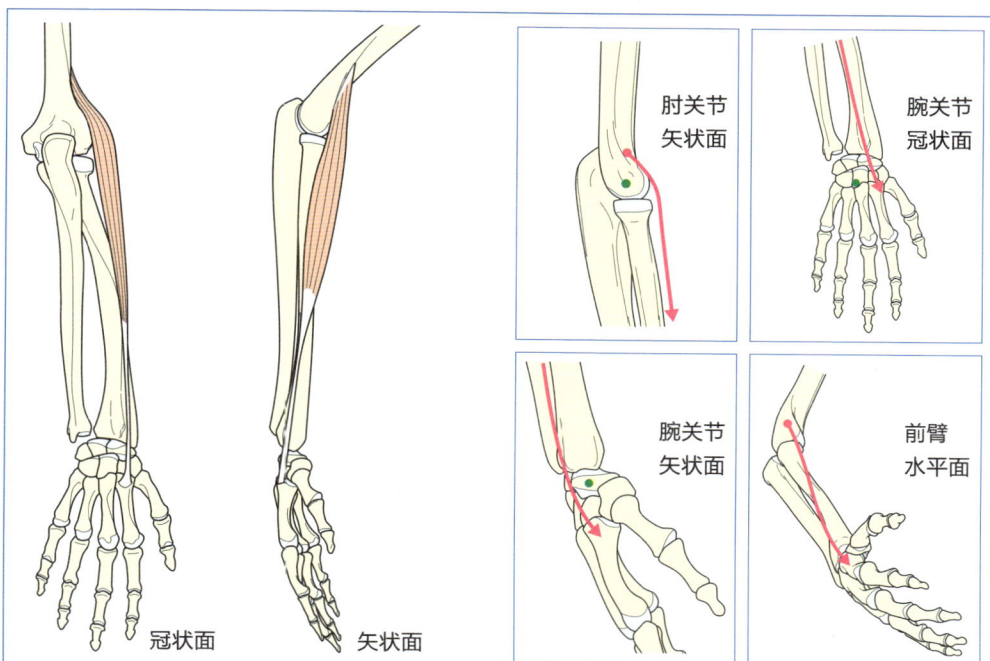

肘关节矢状面

腕关节冠状面

腕关节矢状面

前臂水平面

冠状面　　矢状面

桡侧腕长伸肌起于肱骨外上髁上嵴，止于第2掌骨底背侧；跨肘关节与腕关节，为多关节肌。
该肌肉经过肘关节屈曲-伸展轴前侧、前臂旋前-旋后轴背侧（从后至前经过桡侧），可使肘关节屈曲、前臂旋后；此外，还经过腕关节掌屈-背屈轴背侧，桡偏-尺偏轴桡侧，可使腕关节背屈、桡偏。

图4-4-1　桡侧腕长伸肌的拉伸——概要

拉伸时，患者前臂旋前易导致肱骨朝肩关节内旋方向运动，因此物理治疗师左手需要将其固定于肩关节外旋方向。

物理治疗师左手大鱼际从正面置于患者肱骨外上髁嵴，其他手指握住患者肘窝。物理治疗师左手旋后，将患者肱骨固定于肩关节外旋方向。

物理治疗师右手中指侧面置于患者腕骨近侧列，小鱼际置于第2掌骨底背侧。使患者肘关节完全伸展，而后使患者前臂旋前，腕关节掌屈、尺偏，进行拉伸。

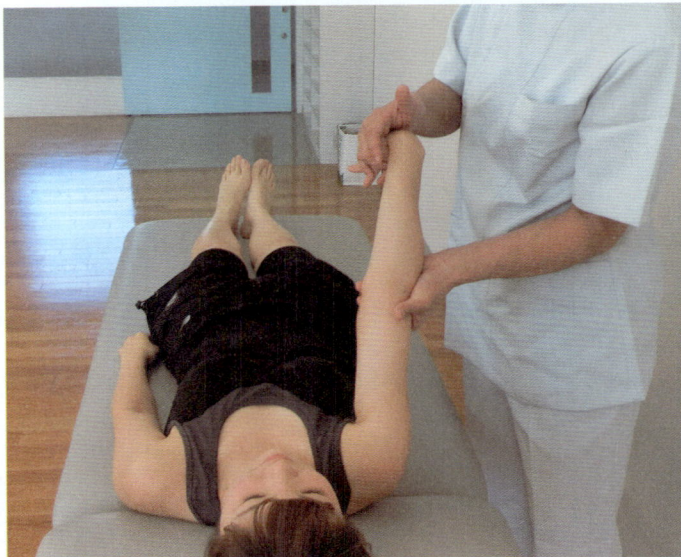

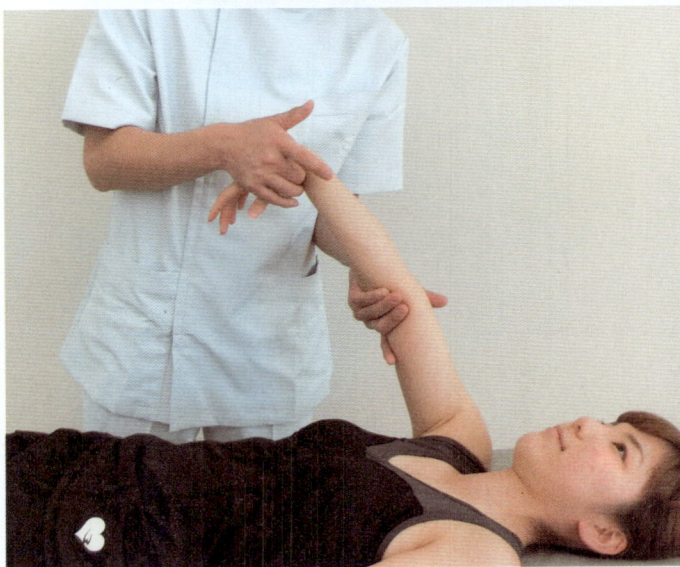

图4-4-2 桡侧腕长伸肌的固定操作（1）

拉伸时患者前臂旋前，易导致肱骨朝肩关节内旋方向移动。因此，物理治疗师左手将患者肱骨固定于肩关节外旋方向。

肱骨骨干呈圆柱形，较难固定。因此，可利用肱骨外上髁（肱骨外上髁－外上髁嵴）进行固定。

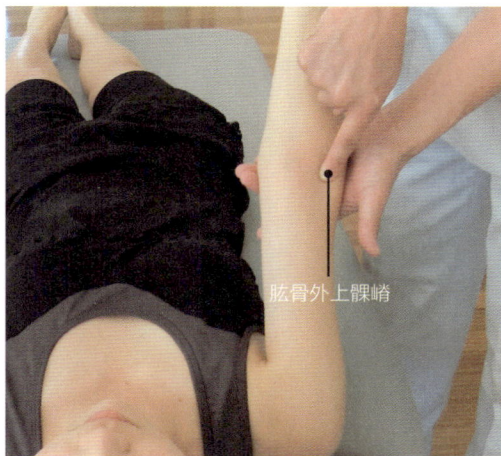

肱骨外上髁嵴

图4-4-3 桡侧腕长伸肌的固定操作（2）

物理治疗师左手大鱼际从正面置于患者肱骨外上髁嵴，其他手指置于患者肘关节处。物理治疗师左手使患者前臂旋后，同时将患者肱骨固定于肩关节外旋方向（ ➡ ）。此时患者肘关节应处于完全伸展状态。

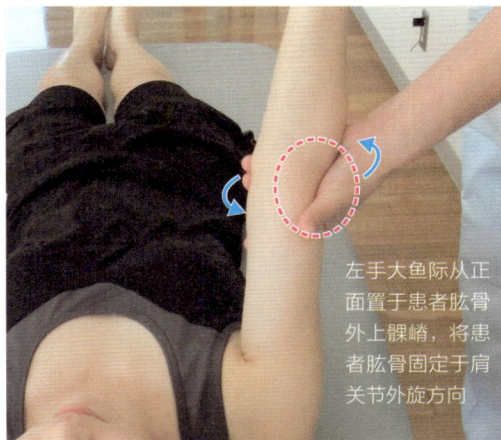

左手大鱼际从正面置于患者肱骨外上髁嵴，将患者肱骨固定于肩关节外旋方向

图4-4-4 桡侧腕长伸肌的拉伸操作（1）

物理治疗师左手将患者肱骨固定于肩关节外旋方向（ ➡ ）后，右手使患者前臂旋前，腕关节掌屈、尺偏，进行拉伸。

患者腕关节的掌屈与尺偏并非互相独立的两个动作，而应随前臂旋前自然进行（ ➡ ）。

物理治疗师右手中指置于患者腕骨近侧列，小鱼际置于患者第2掌骨底背侧。患者腕关节掌屈、尺偏时，物理治疗师右手中指使患者腕骨近侧列朝背侧（以及桡侧）移动。详见下页讲解。

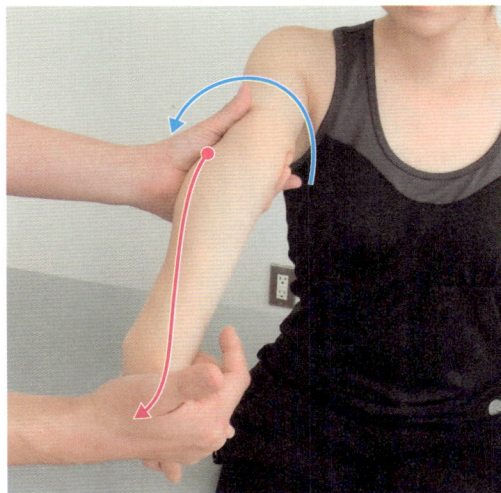

图4-4-5　桡侧腕长伸肌的拉伸操作（2）

物理治疗师右手中指桡侧面置于患者腕骨近侧列掌侧，小鱼际置于患者第2掌骨底背侧。

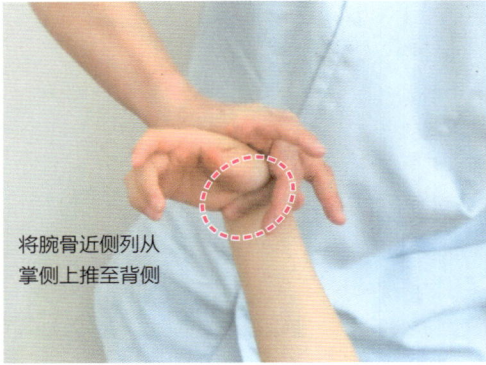

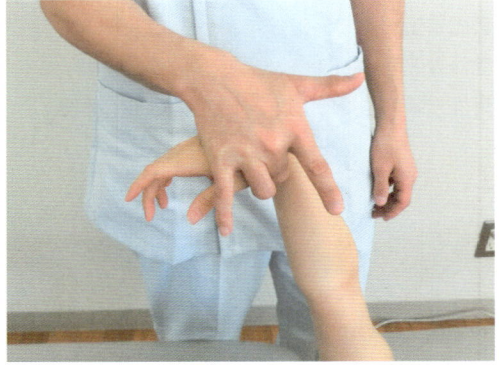

将腕骨近侧列从掌侧上推至背侧

图4-4-6　桡侧腕长伸肌的拉伸操作（3）

按凹凸定律进行拉伸时，物理治疗师右手中指将患者腕骨近侧列从掌侧推至背侧，小鱼际使患者第2掌骨朝掌屈、尺偏方向运动。同时，以物理治疗师右手小鱼际（患者第2掌骨底）为支点将患者腕骨近侧列拉至背侧远端（b）。

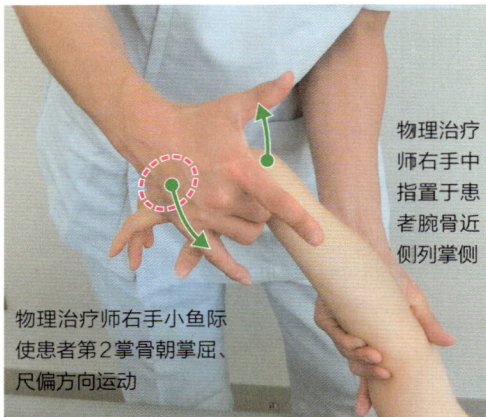

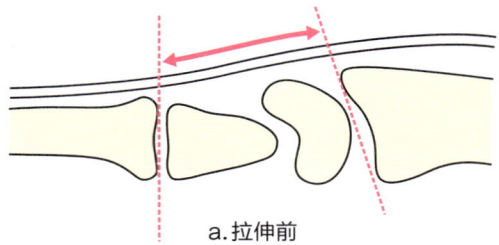

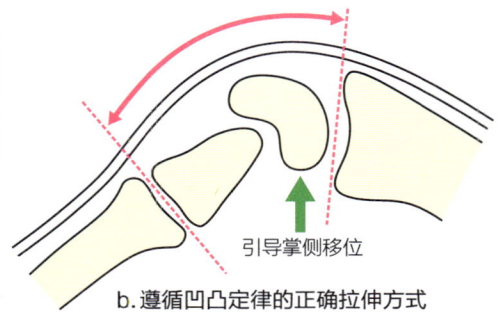

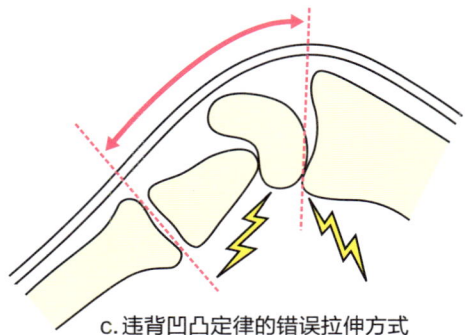

物理治疗师右手中指置于患者腕骨近侧列掌侧

物理治疗师右手小鱼际使患者第2掌骨朝掌屈、尺偏方向运动

若拉伸时不考虑凹凸定律，则患者腕骨近侧列近端与远端之间容易受到较大的压力，骨头之间间隔变小导致拉伸距离变短。此外，桡侧、掌侧肌腱以及其他软组织局部压力过大时患者还会产生疼痛感。

a.拉伸前

引导掌侧移位

b.遵循凹凸定律的正确拉伸方式

c.违背凹凸定律的错误拉伸方式

桡侧腕短伸肌 extensor carpi radialis brevis muscle

起点	肱骨外上髁、外侧副韧带、桡骨环状韧带	支配神经	桡神经
止点	第3掌骨底背侧	神经节	C6、C7

■技术要点

肌肉走向 与功能	■ 经过肘关节屈曲－伸展轴前侧	▶ 使肘关节轻微屈曲
	■ 自上臂外侧延伸至前臂外侧	▶ 使前臂旋后
	■ 经过腕关节掌屈－背屈轴背侧	▶ 使腕关节背屈
	■ 经过腕关节桡偏－尺偏轴桡侧	▶ 使腕关节桡偏
固定操作 要点	■ 对患者前臂进行操作时，肱骨（肩部）如何运动	▶ 肱骨内旋（将其固定于外旋方向）
	■ 上臂哪个部位容易固定	▶ 肱骨远端髁上突容易固定

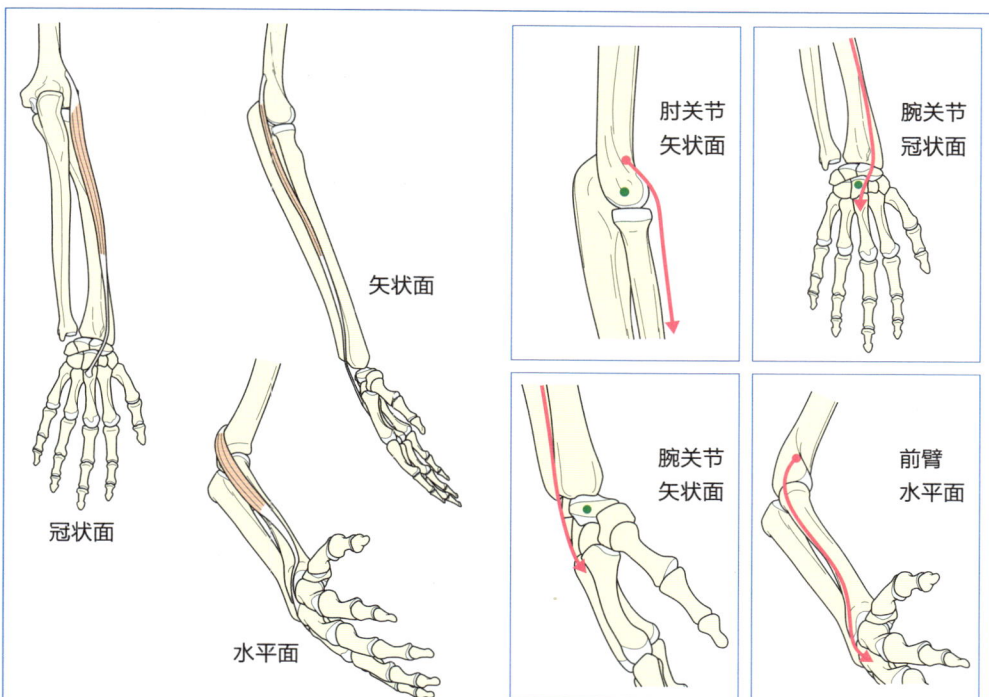

矢状面

冠状面

水平面

肘关节矢状面

腕关节冠状面

腕关节矢状面

前臂水平面

桡侧腕短伸肌起于肱骨外上髁、外侧副韧带、桡骨环状韧带，止于第3掌骨底背侧；跨肘关节与腕关节，为多关节肌。

该肌肉经过肘关节屈曲－伸展轴前侧，前臂旋前－旋后轴背侧（由后至前经过桡侧），可使肘关节屈曲、前臂旋后。此外，该肌肉经过腕关节掌屈－背屈轴背侧，桡偏－尺偏轴桡侧，可使腕关节背屈、桡偏。

■ 腕关节掌屈时腕骨近侧列如何移动　　▶ 掌屈时腕骨近侧列朝背侧移动

■ 拉伸时应使肌肉远离肱骨外上髁以及第3掌骨底。为此，拉伸桡侧腕短伸肌时，肘关节伸展、前臂旋前、腕关节尺偏的程度要小于桡侧腕长伸肌，腕关节掌屈程度大于桡侧腕长伸肌

图4-5-1　桡侧腕短伸肌的拉伸——概要

患者肘关节伸展（并非完全伸展），肱骨远端固定于肩关节外旋方向。物理治疗师右手中指侧面置于患者腕骨近侧列，右手小鱼际置于患者第3掌骨底。而后使患者前臂轻微旋前，腕关节掌屈、轻微尺偏，进行拉伸。

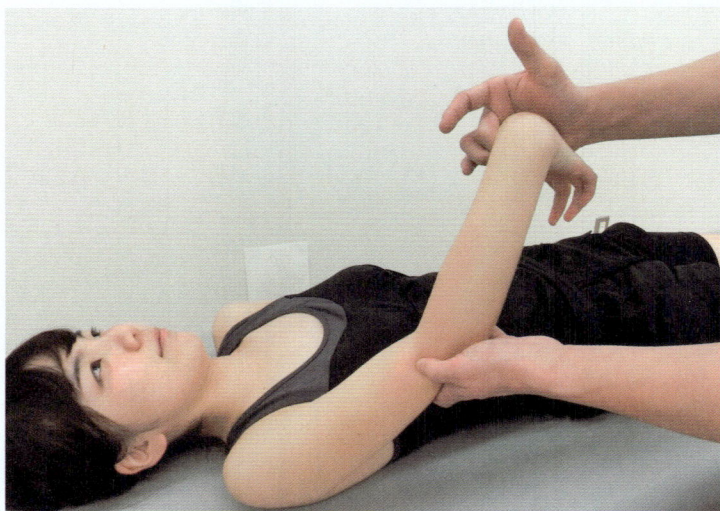

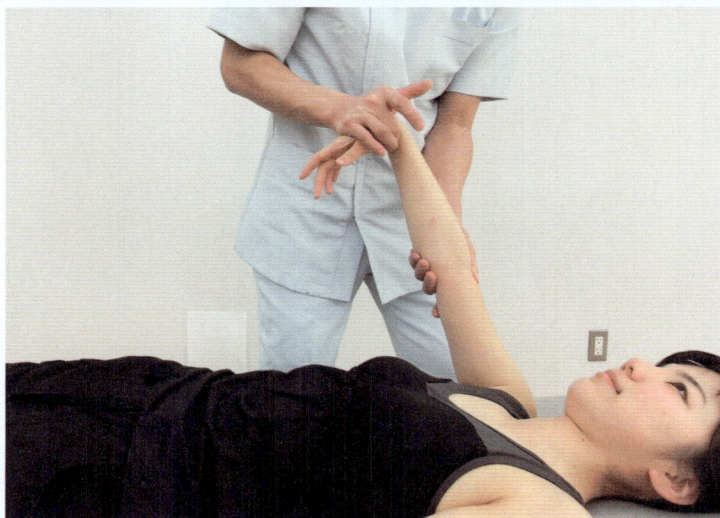

图4-5-2　桡侧腕短伸肌的固定操作

拉伸时，患者前臂旋前（ ➡ ）容易导
致肱骨朝肩关节内旋方向移动。因此物
理治疗师左手拇指置于患者肱骨外上髁，
将肱骨固定于肩关节外旋方向（ ➡ ）。
进行固定时，患者肘关节伸展。但是，
若肘关节完全伸展，则拉伸时首先会拉
伸桡侧腕长伸肌，从而抑制桡侧腕短伸
肌的拉伸效果。因此，物理治疗师应注
意不可使患者肘关节完全伸展。

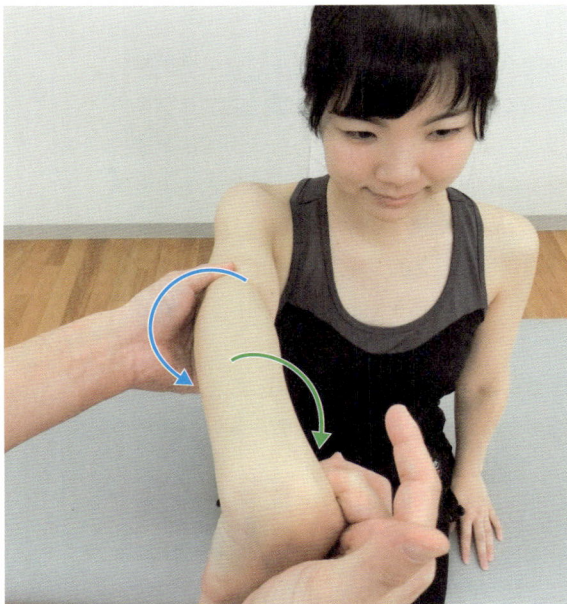

图4-5-3　桡侧腕短伸肌的拉伸方向

桡侧腕短伸肌的拉伸方向为肘关节伸展、
前臂旋前，腕关节掌屈、尺偏的方向
（①）。从字面看似乎与桡侧腕长伸肌无
异，但是从肌肉走向来看二者却有不同。
桡侧腕长伸肌的拉伸方向接近于对角线
（②），因此拉伸桡侧腕短伸肌时应减小
前臂旋前与腕关节尺偏的程度，增大掌
屈的程度。

其拉伸要点为尽可能使患者肱骨外上髁
远离第3掌骨底。

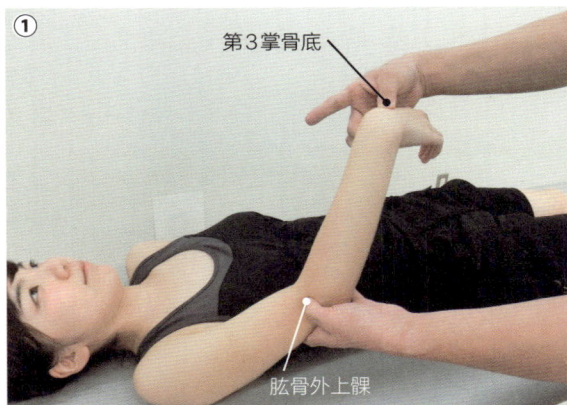

① 第3掌骨底

肱骨外上髁

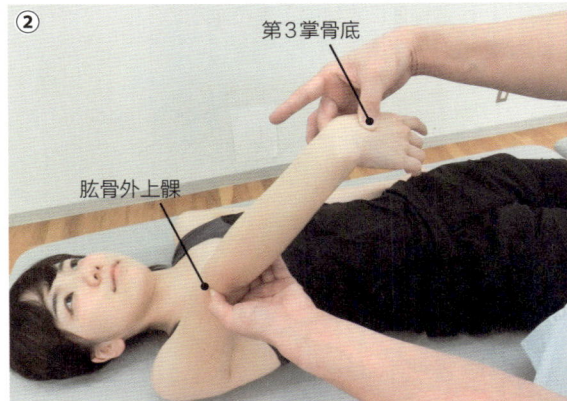

② 第3掌骨底

肱骨外上髁

图4-5-4 桡侧腕短伸肌的拉伸操作

物理治疗师右手中指桡侧置于患者腕骨近侧列掌侧（①），小鱼际置于患者第3掌骨底背侧。

患者前臂旋前，物理治疗师右手中指将患者腕骨近侧列从掌侧上推至背侧，小鱼际使患者第3掌骨底朝掌屈、尺偏方向运动。

同时，以物理治疗师右手小鱼际（患者第3掌骨底）为支点将患者腕骨近侧列拉至背侧远端（②）。

患者前臂旋前，使肱骨外上髁远离第3掌骨底，而后使患者腕关节掌屈、轻微尺偏，进行拉伸（③）。

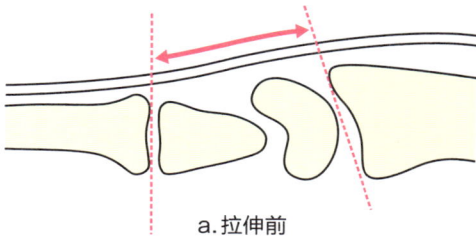

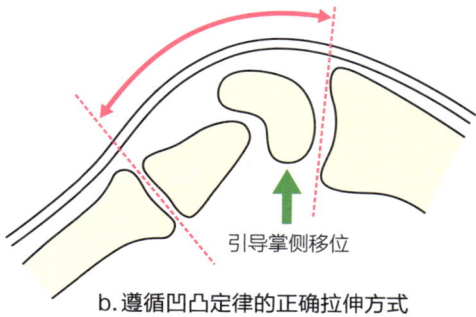

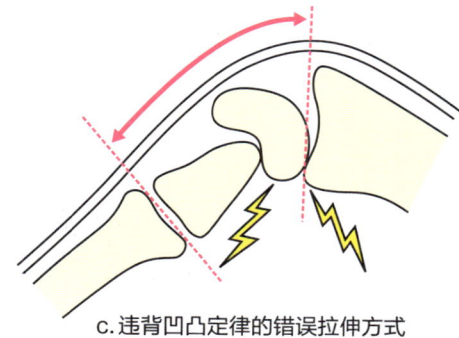

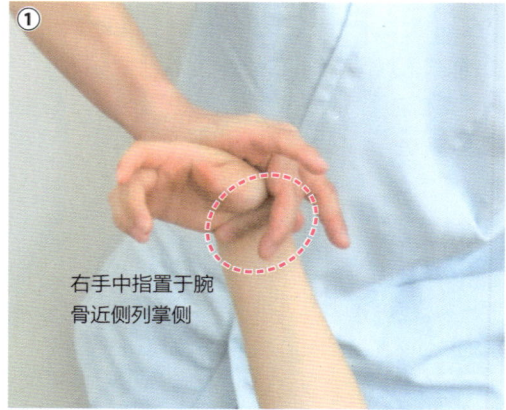

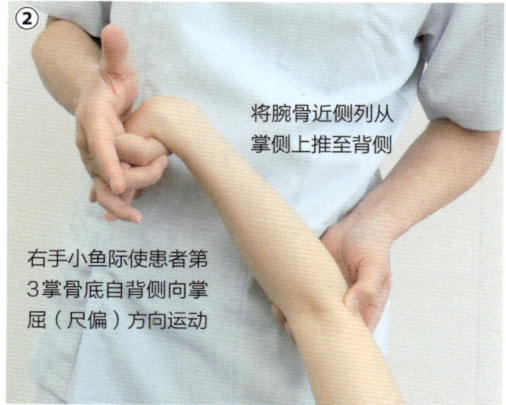

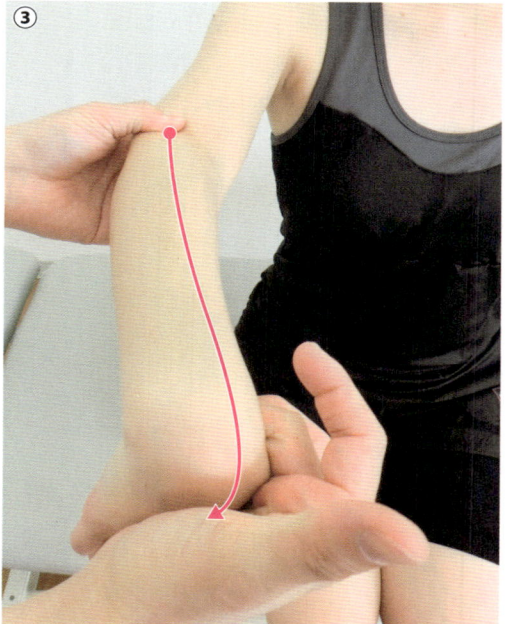

右手中指置于腕骨近侧列掌侧

将腕骨近侧列从掌侧上推至背侧

右手小鱼际使患者第3掌骨底自背侧向掌屈（尺偏）方向运动

a.拉伸前

引导掌侧移位

b.遵循凹凸定律的正确拉伸方式

c.违背凹凸定律的错误拉伸方式

178

尺侧腕伸肌 extensor carpi ulnaris muscle

起点	肱骨外上髁和尺骨背面上半	支配神经	桡神经
止点	第5掌骨底背侧	神经节	C6~C8

■ 技术要点

肌肉走向与功能	■ 经过肘关节屈曲－伸展轴后侧	▶ 使肘关节伸展
	■ 自外向内经过旋前－旋后轴后侧	▶ 使前臂旋前
	■ 从桡腕关节（radiocarpal joint，RCJ）来看，肌肉经过掌屈－背屈轴背侧 ■ 从腕中关节（mediocarpal joint，MCJ）来看，肌肉经过掌屈－背屈轴掌侧	▶ 桡腕关节及腕中关节的掌屈、背屈作用虽可抵消，但是仍可使腕关节轻微背屈
	■ 经过腕关节桡偏－尺偏轴尺侧	▶ 使腕关节尺偏

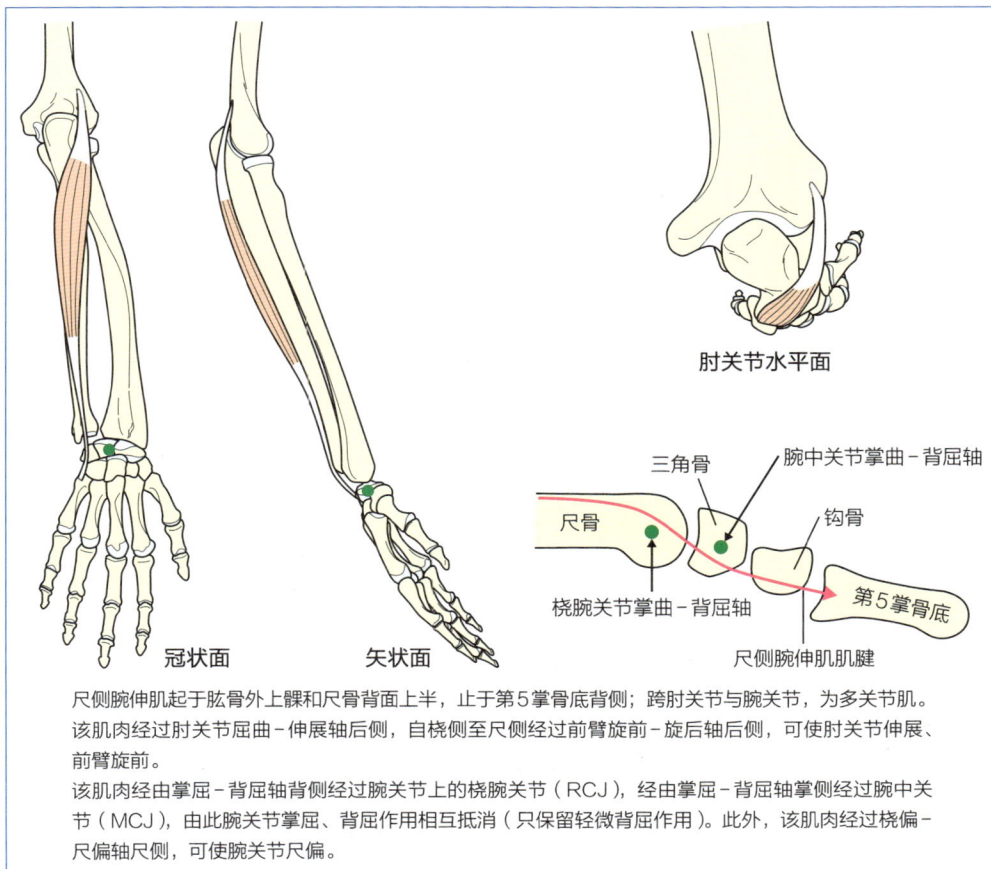

肘关节水平面

三角骨　腕中关节掌曲－背屈轴
尺骨　钩骨
桡腕关节掌曲－背屈轴　第5掌骨底
尺侧腕伸肌肌腱

冠状面　　　矢状面

尺侧腕伸肌起于肱骨外上髁和尺骨背面上半，止于第5掌骨底背侧；跨肘关节与腕关节，为多关节肌。该肌肉经过肘关节屈曲－伸展轴后侧，自桡侧至尺侧经过前臂旋前－旋后轴后侧，可使肘关节伸展、前臂旋前。
该肌肉经由掌屈－背屈轴背侧经过腕关节上的桡腕关节（RCJ），经由掌屈－背屈轴掌侧经过腕中关节（MCJ），由此腕关节掌屈、背屈作用相互抵消（只保留轻微背屈作用）。此外，该肌肉经过桡偏－尺偏轴尺侧，可使腕关节尺偏。

固定操作 要点	■ 对前臂进行操作时，肩关节如何运动	▶ 肩关节外旋（将其固定于内旋方向）
	■ 上臂哪个部位比较容易固定	▶ 肱骨外上髁至肱骨近端部位，将其固定于 内旋方向
拉伸操作 要点	■ 腕关节桡偏时，腕骨近侧列朝哪个方向 移动	▶ 桡偏时，腕骨近侧列朝尺侧移动

图4-6-1　尺侧腕伸肌的拉伸——概要

患者肘关节屈曲，物理治疗师握住患者肱骨远端将肩关节固定于内旋方向。患者前臂旋后，物理治疗师使患者腕关节桡偏，同时轻微掌屈，进行拉伸。

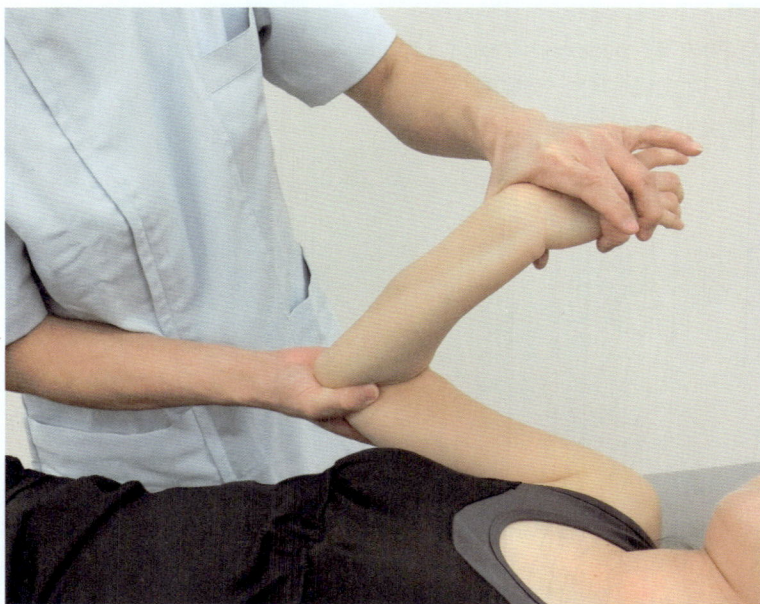

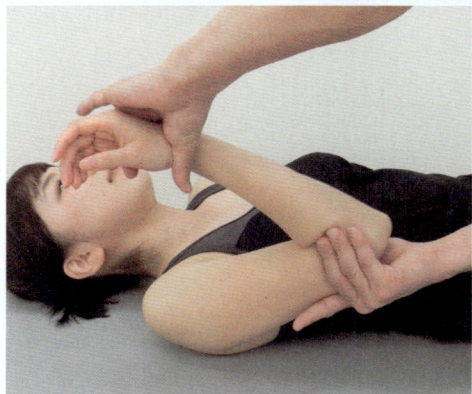

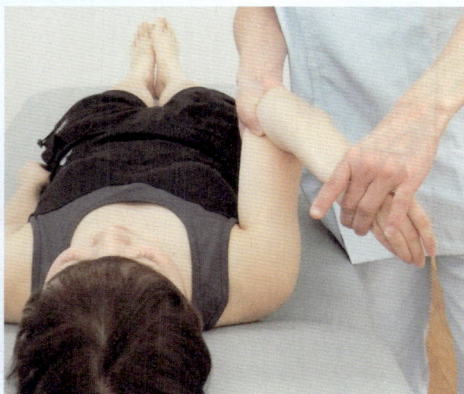

图4-6-2　尺侧腕伸肌的固定操作（拉伸导致的移动）

患者前臂旋后、腕关节桡偏时，若不进行固定，肩关节容易外旋。

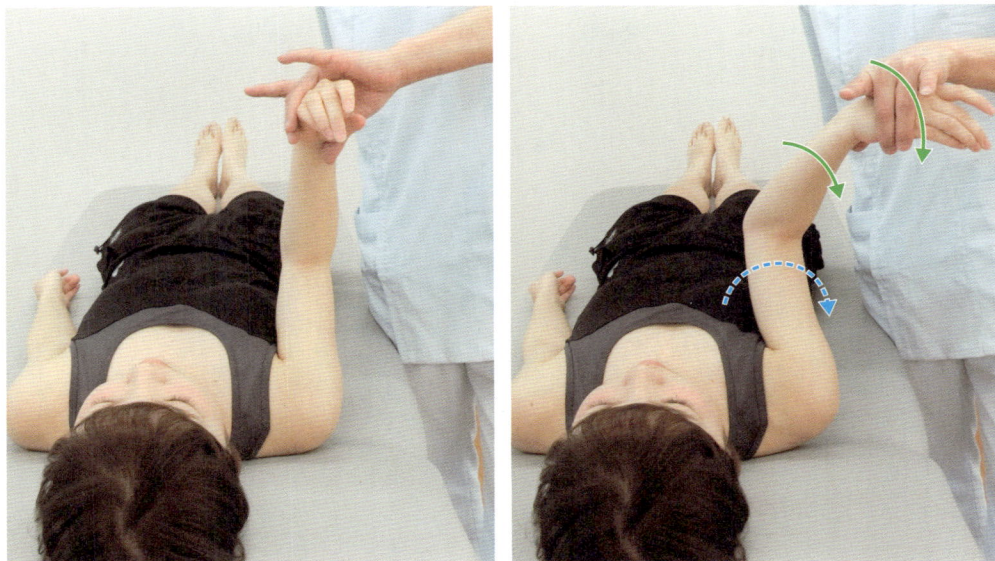

图4-6-3　尺侧腕伸肌的固定方法

物理治疗师右手固定患者肱骨远端，将患者肩关节固定于内旋方向（①）。

物理治疗师右手向旋后方向进行操作，其中拇指指向肱骨近端方向（拇指对侧及掌侧内收方向），其他手指指向肱骨远端方向（掌指关节屈曲方向及小指对侧）（②）以便更顺利地固定患者肩关节。

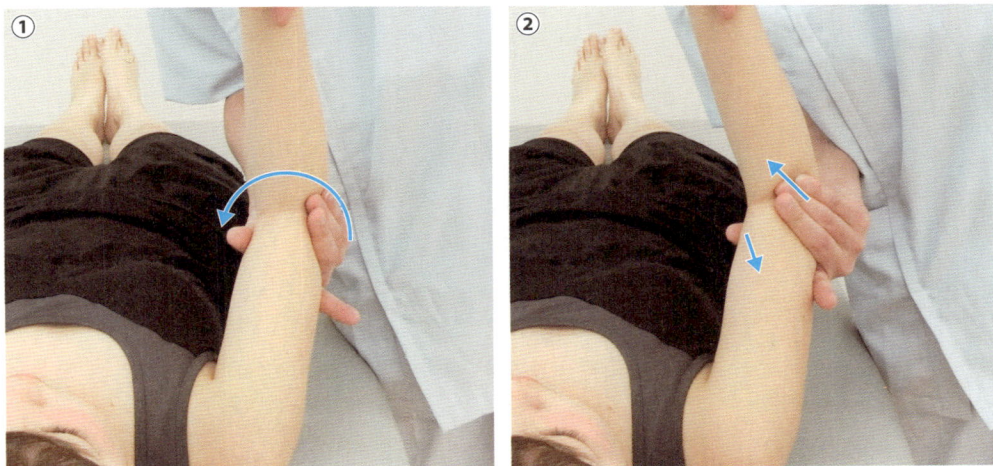

图4-6-4 尺侧腕伸肌的拉伸操作（1）

物理治疗师左手拇指置于患者腕关节桡侧腕骨（舟骨），形成支点；中指、无名指握住患者第5掌骨底（②），使患者腕关节桡偏、轻微掌屈（③➡④）。

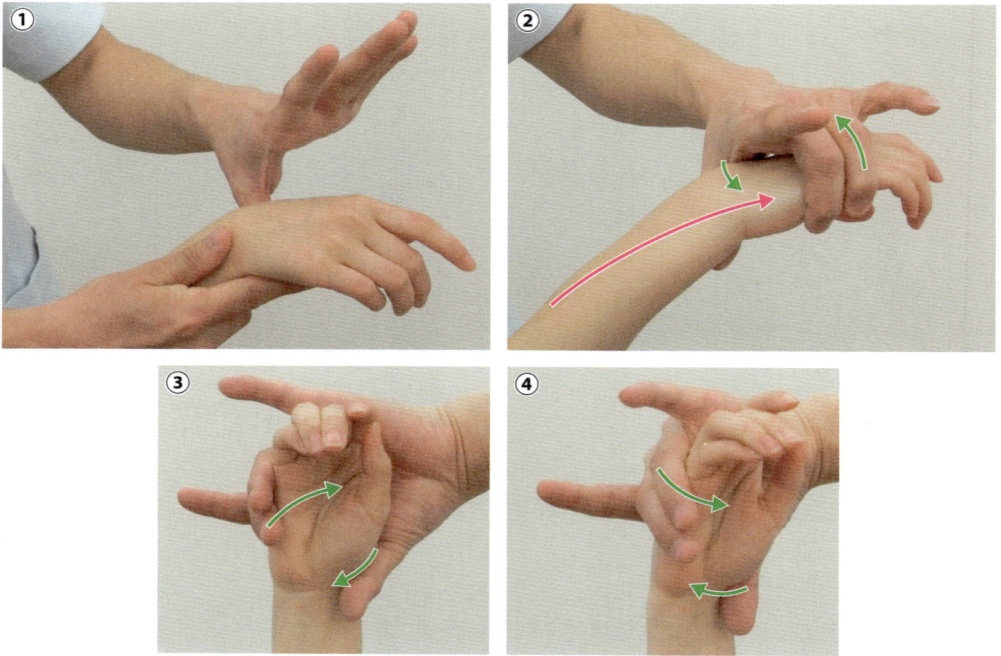

图4-6-5 尺侧腕伸肌的拉伸操作（2）

患者腕关节桡偏时，使其腕骨近侧列朝尺侧移动。拉伸时按凹凸定律进行操作，患者更容易获得较强的拉伸感。

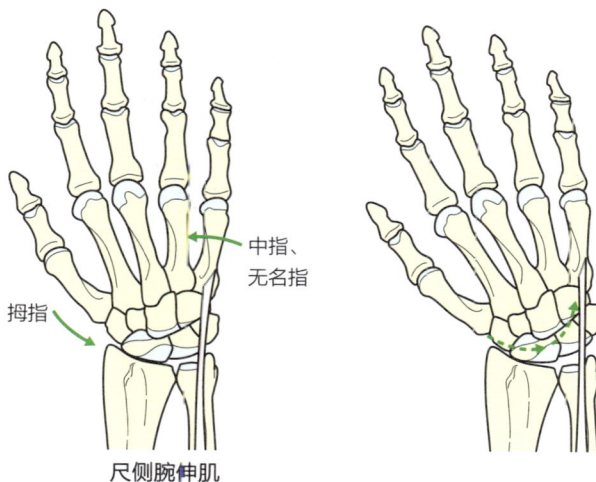

中指、
无名指

拇指

尺侧腕伸肌

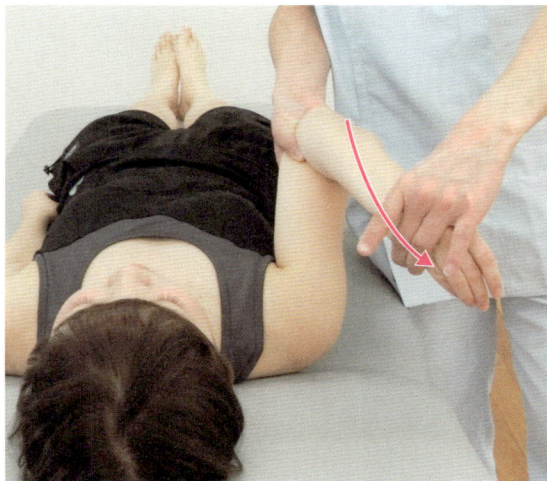

图4-6-6　尺侧腕伸肌的拉伸操作（3）

拉伸时患者前臂最大限度地旋后，在其延长线上使腕关节桡偏、掌屈，同时使患者肱骨外上髁最大限度地远离第5掌骨底。

指伸肌 extensor digitorum muscle

起点	肱骨外上髁、外侧副韧带、桡骨环状韧带、前臂筋膜	支配神经	桡神经
止点	第2~第5指中节和远节指骨底	神经节	C6~C8

■技术要点

肌肉走向与功能	■ 经过肘关节屈曲－伸展轴略前侧	▶ 使肘关节轻微屈曲
	■ 桡侧两条肌腱与尺侧两条肌腱走向不同	▶ 桡侧肌腱使前臂旋后、腕关节桡偏 ▶ 尺侧肌腱使前臂旋前、腕关节尺偏
	■ 经过腕关节掌屈－背屈轴背侧	▶ 使腕关节背屈
	■ 经过食指至小指的掌指关节、近端指间关节、远端指间关节背侧	▶ 使食指至小指的掌指关节、近端指间关节、远端指间关节伸展

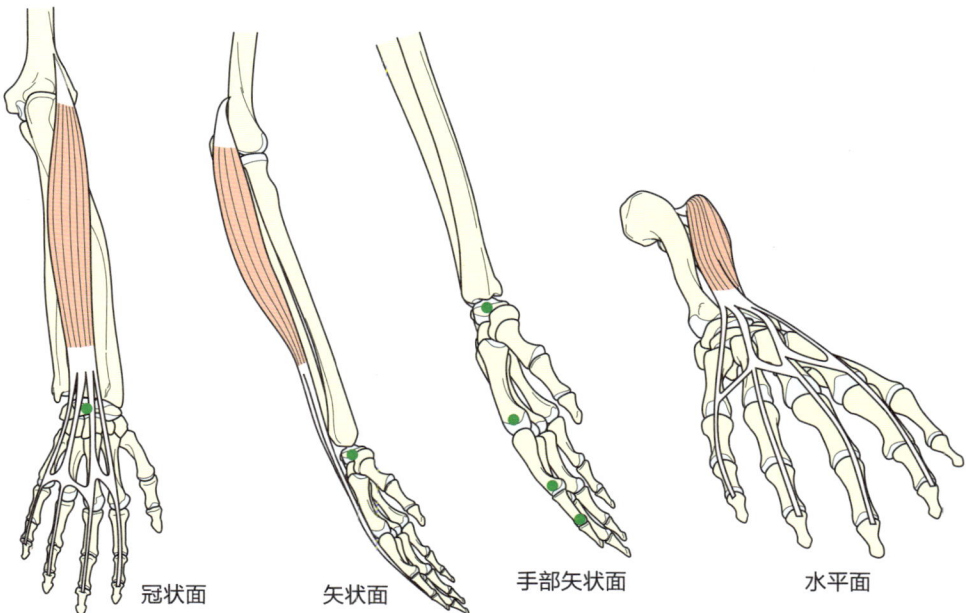

冠状面　　　　矢状面　　　　手部矢状面　　　　水平面

指伸肌起于肱骨外上髁、外侧副韧带、桡骨环状韧带、前臂筋膜，止于第2~第5指中节和远节指骨底；跨肘关节、腕关节、各指关节，为多关节肌。

从整体来看，该肌肉经过肘关节屈曲－伸展轴略前侧，可使肘关节轻微屈曲；经过腕关节掌屈－背屈轴背侧，使腕关节背屈；经过掌指关节、近端指间关节、远端指间关节背侧，可使这些关节伸展。

食指与中指的指伸肌经过前臂旋前－旋后轴后侧、腕关节桡侧，可使前臂旋后、腕关节桡偏。

无名指与小指的指伸肌经过前臂旋前－旋后轴前侧、腕关节尺侧，可使前臂旋前、腕关节尺偏。

此外，该肌肉经过腕关节掌屈－背屈轴背侧，桡偏－尺偏轴桡侧，可使腕关节背屈、桡偏。

固定操作 要点	■ 前臂旋前以拉伸桡侧两条肌腱	▶ 肩关节内旋（固定于外旋方向）
	■ 前臂旋后以拉伸尺侧两条肌腱	▶ 肩关节外旋（固定于内旋方向）
	■ 握住哪个部位更容易固定	▶ 完全握住肱骨髁至腕骨近侧列，进行固定

图4-7-1　指伸肌之桡侧两条肌腱的拉伸——概要

患者肘关节伸展，将患者肱骨固定于肩关节外旋方向，同时使患者前臂旋前。而后按以下顺序进行拉伸：①使患者腕关节掌屈；②使患者食指与中指掌指关节屈曲；③使患者近端指间关节屈曲；④使患者远端指间关节屈曲。若患者的拉伸感足够强烈，则无须对所有关节进行操作。

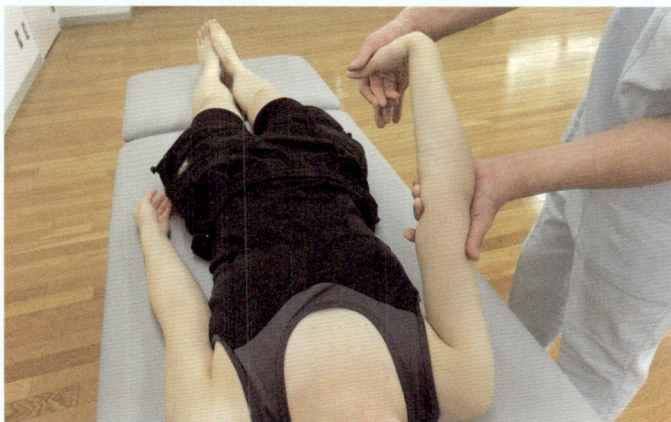

图4-7-2　指伸肌之尺侧两条肌腱的拉伸——概要

患者肘关节伸展，将患者肱骨固定于肩关节内旋方向，同时使患者前臂旋后。而后按以下顺序进行拉伸：①使患者腕关节掌屈；②使患者无名指与小指掌指关节屈曲；③使患者近端指间关节屈曲；④使患者远端指间关节屈曲。若患者的拉伸感足够强烈，则无须对所有关节进行操作。

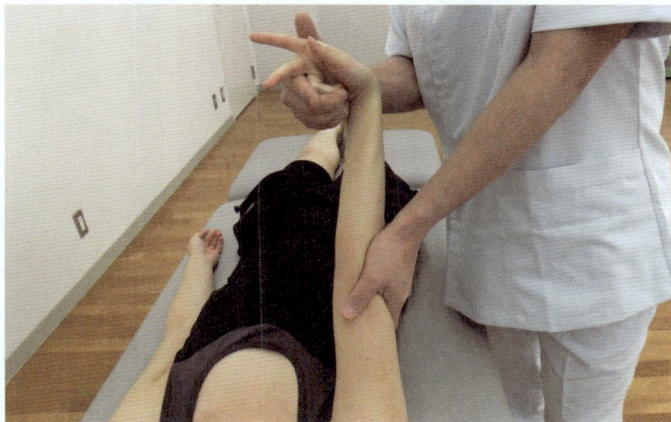

图4-7-3　指伸肌之桡侧两条肌腱的拉伸操作与固定操作

患者肘关节伸展，物理治疗师左手大鱼际从前方置于患者肱骨外上髁附近（①），将患者肱骨固定于肩关节外旋方向（②），使患者前臂旋前（③）。

物理治疗师将右手从背面置于患者手部，按以下顺序进行拉伸：使患者腕关节掌屈（④）、食指与中指掌指关节屈曲（⑤）、近端指间关节屈曲、远端指间关节屈曲（⑥）。

若患者的拉伸感足够强烈，则无须对所有关节进行操作。

①左手大鱼际置于患者肱骨外上髁附近

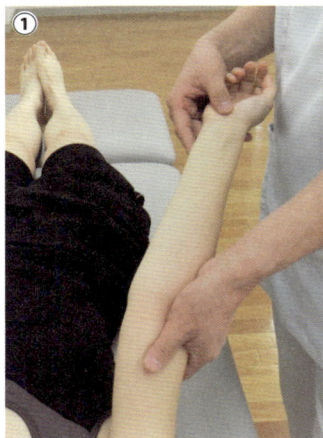

②将患者肱骨固定于肩关节外旋方向

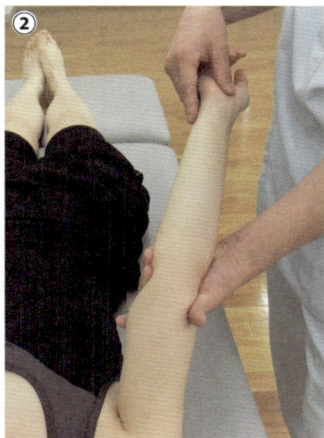

③使患者前臂旋前

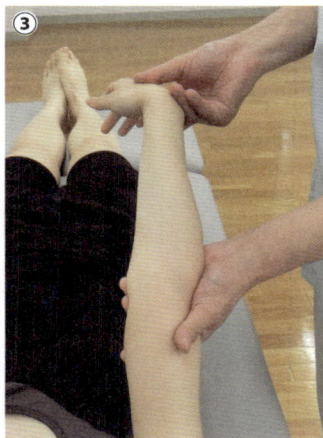

④使患者腕关节掌屈

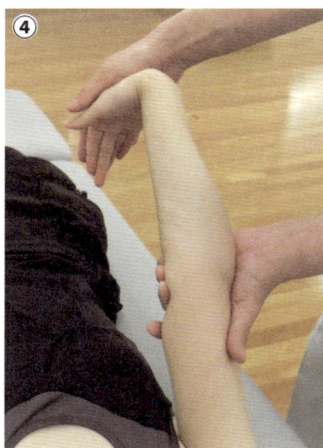

⑤使患者食指与中指掌指关节屈曲

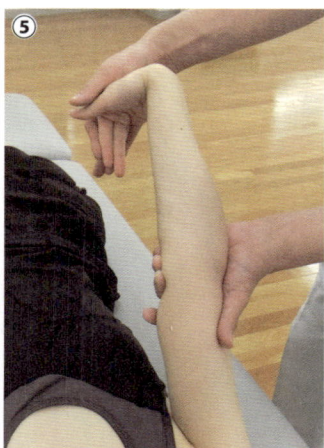

⑥使患者近端指间关节、远端指间关节屈曲

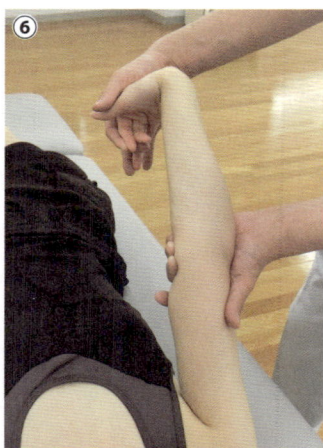

图4-7-4 指伸肌之尺侧两条肌腱的拉伸操作与固定操作

患者肘关节伸展，物理治疗师左手中指至小指从前方置于患者肱骨内上髁附近（①），将患者肱骨固定于肩关节内旋方向（②）。

患者前臂旋后（③），物理治疗师右手从背面置于患者手部，使患者腕关节掌屈，而后使患者无名指与小指掌指关节屈曲（④）、近端指间关节屈曲（⑤）、远端指间关节屈曲（⑥）。

若患者的拉伸感足够强烈，则无须对所有关节进行操作。

①左手中指至小指从前方置于患者肱骨内上髁附近

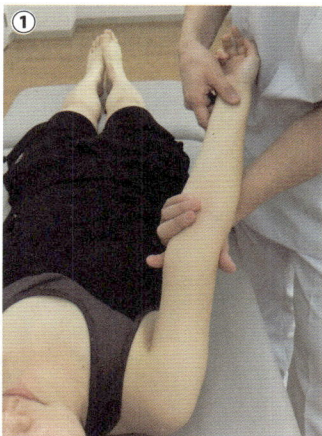

②将患者肱骨固定于肩关节内旋方向

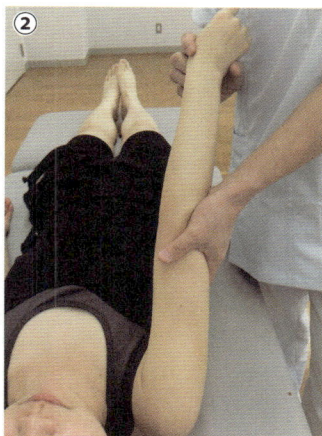

③使患者前臂旋后

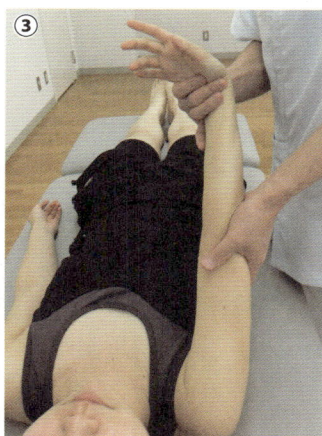

④使患者无名指与小指掌指关节屈曲

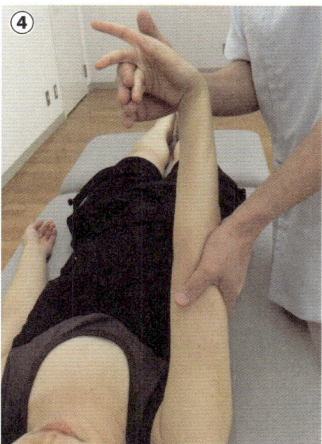

⑤使患者近端指间关节屈曲

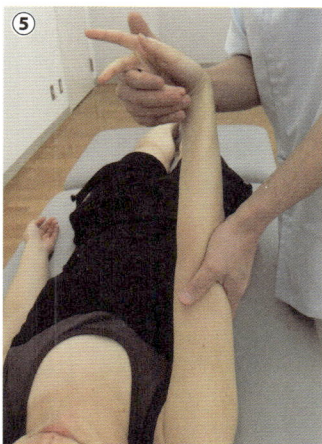

⑥使患者远端指间关节屈曲

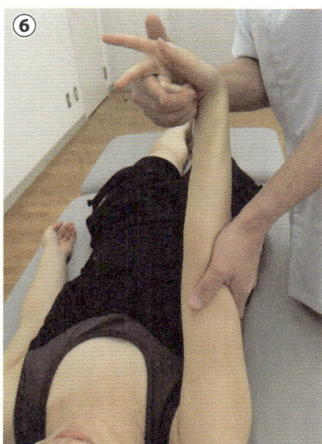

图4-7-5 指伸肌的拉伸操作：对掌指关节、近端指间关节、远端指间关节的操作顺序

若握住患者掌指关节、近端指间关节、远端指间关节后再使腕关节掌屈，则患者手背指伸肌肌腱部位会产生疼痛感。因此应首先使患者腕关节完全掌屈，再依次使掌指关节（①）、近端指间关节（②）、远端指间关节（③）屈曲。

若此时关节屈曲过度，则可能导致肌腱断裂以及撕脱性骨折，因此物理治疗师应用手感受拉伸程度，同时从近端开始缓慢使各个关节屈曲。

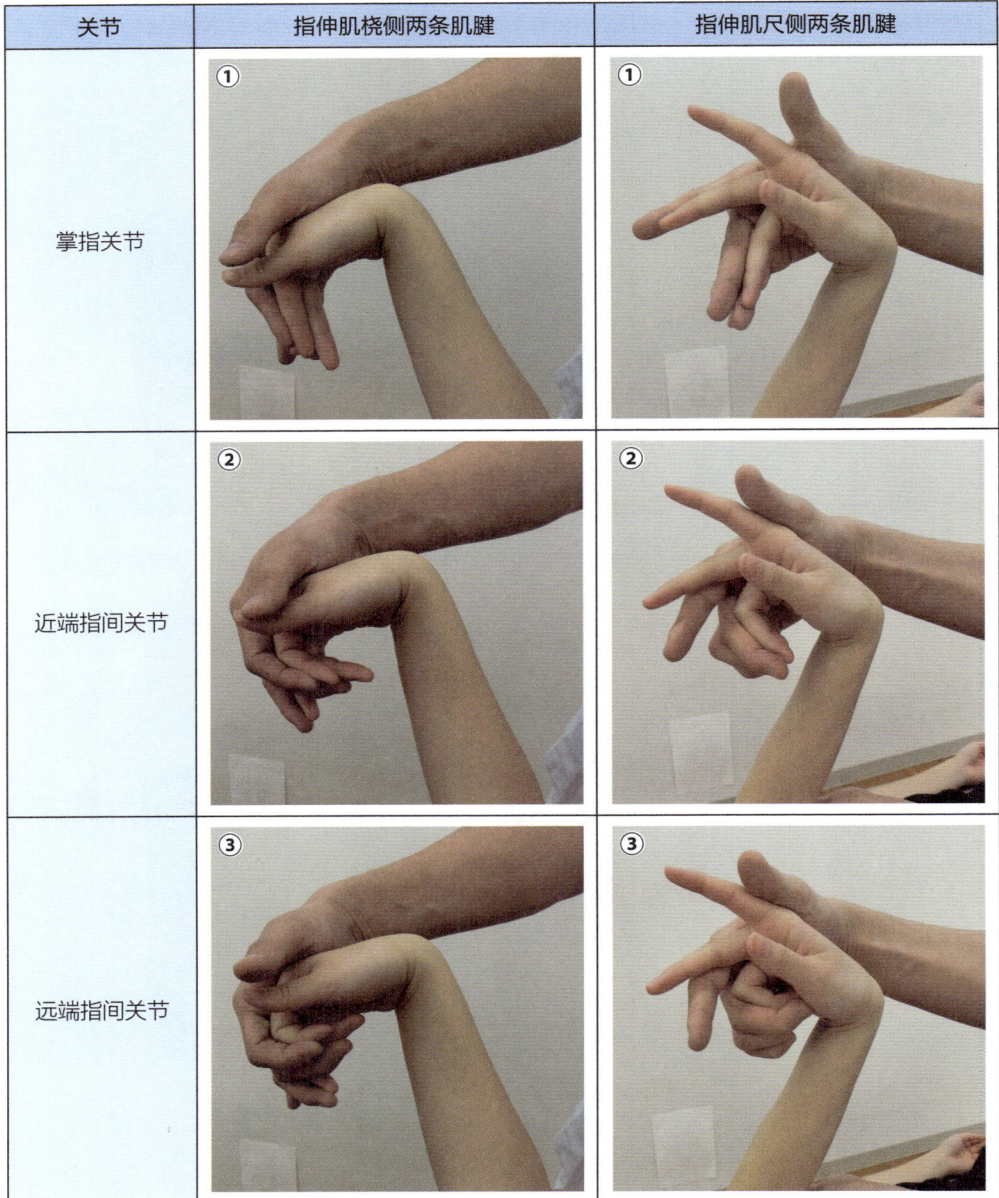

关节	指伸肌桡侧两条肌腱	指伸肌尺侧两条肌腱
掌指关节	①	①
近端指间关节	②	②
远端指间关节	③	③

示指伸肌 extensor indicis muscle

起点	尺骨远端骨干后面和前臂骨间膜	支配神经	桡神经
止点	示指向指伸肌腱延伸部	神经节	C6~C8

■ 技术要点

肌肉走向与功能	■ 经过腕关节桡偏－尺偏轴桡侧	▶ 使腕关节桡偏
	■ 经过腕关节掌屈－背屈轴背侧	▶ 使腕关节背屈
	■ 由外至内经过前臂旋前－旋后轴背侧	▶ 使前臂旋后
	■ 经过食指掌指关节、近端指间关节、远端指间关节背侧	▶ 使这些关节伸展

固定操作要点	■ 若肘关节屈曲，则肩部代偿运动难以进行

拉伸操作要点	■ 按照先前臂、腕关节，后手指的顺序进行操作可有效缓解拉伸肌腱带来的疼痛感
	■ 患者手指屈曲时，物理治疗师用手感受拉伸程度，调整力度，慎重拉伸

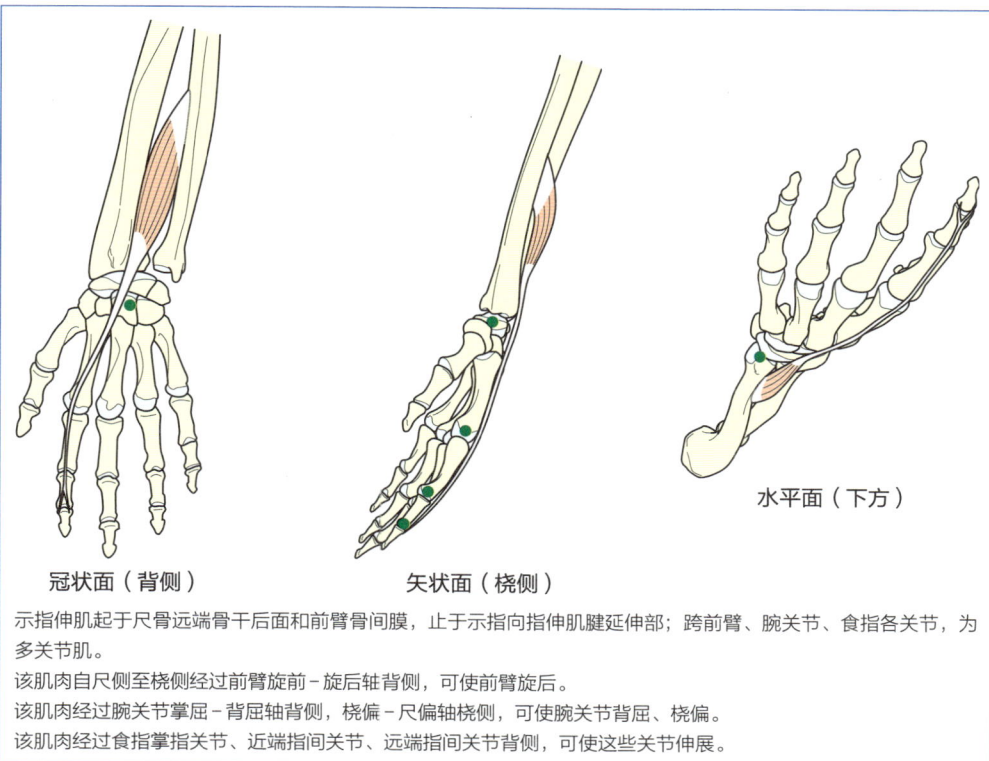

冠状面（背侧）　　　　　　矢状面（桡侧）　　　　　　水平面（下方）

示指伸肌起于尺骨远端骨干后面和前臂骨间膜，止于示指向指伸肌腱延伸部；跨前臂、腕关节、食指各关节，为多关节肌。
该肌肉自尺侧至桡侧经过前臂旋前－旋后轴背侧，可使前臂旋后。
该肌肉经过腕关节掌屈－背屈轴背侧，桡偏－尺偏轴桡侧，可使腕关节背屈、桡偏。
该肌肉经过食指掌指关节、近端指间关节、远端指间关节背侧，可使这些关节伸展。

图4-8-1　示指伸肌的拉伸——概要

患者肘关节屈曲，防止肩关节内旋。使患者前臂旋前，腕关节掌屈、轻微尺偏，食指掌指关节屈曲，而后使食指近端指间关节、远端指间关节屈曲，进行拉伸。

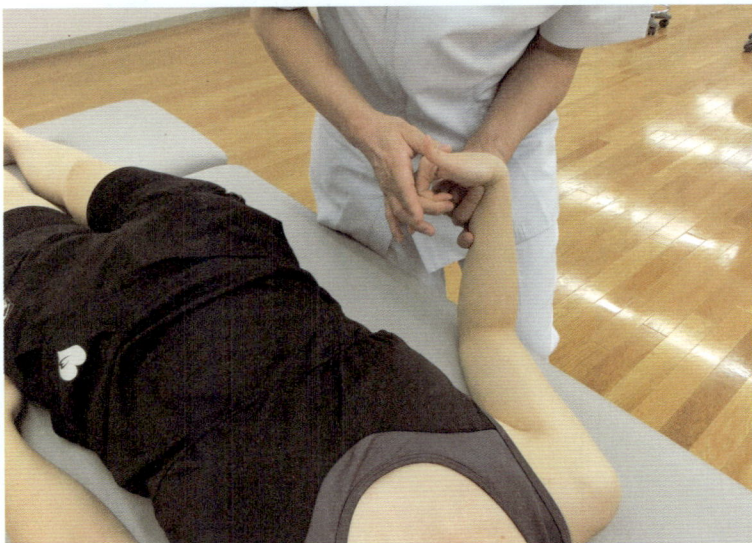

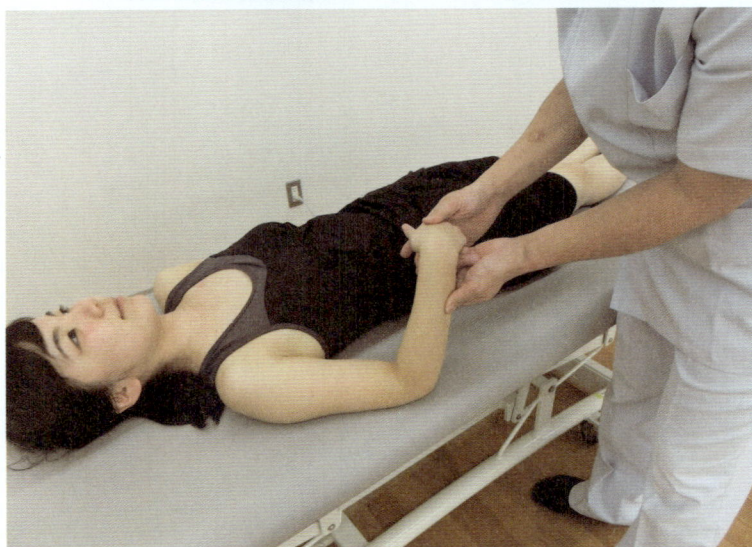

图 4-8-2 示指伸肌的固定操作

物理治疗师左手握住患者前臂远端，防止其肩关节内旋（ ➡ ）。

右手拇指置于患者手背（ ⬚ ），保持患者腕关节掌屈。

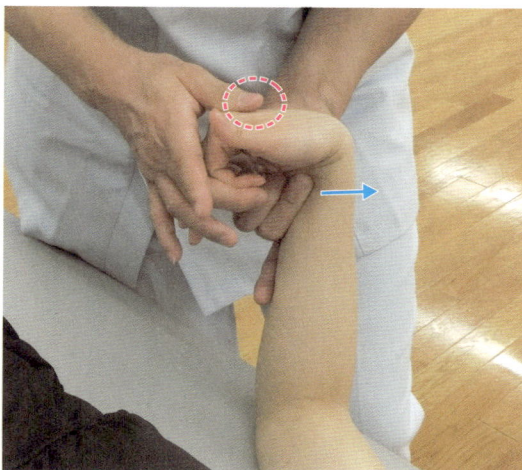

图 4-8-3 示指伸肌的拉伸操作（1）

物理治疗师左手拇指或其他手指置于患者示指伸肌起点部位，以明确起点位置；而后在脑海中构想拉伸方向，同时使患者前臂旋前，腕关节掌屈、尺偏。

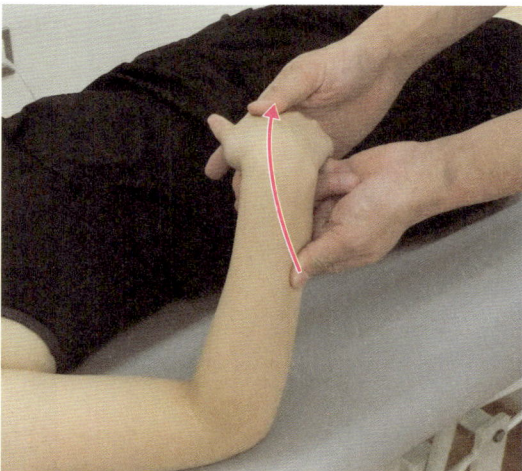

图 4-8-4 示指伸肌的拉伸操作（2）

物理治疗师左手保持患者前臂旋前，右手拇指使患者腕关节掌屈、轻度尺偏，右手中指使患者食指掌指关节屈曲。

拉伸时需要注意的是，若食指掌指关节、近端指间关节、远端指间关节屈曲，而后腕关节掌屈，手背肌腱部位会因拉伸产生疼痛感。

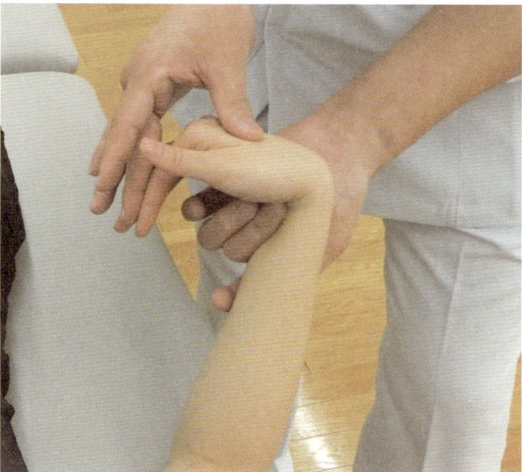

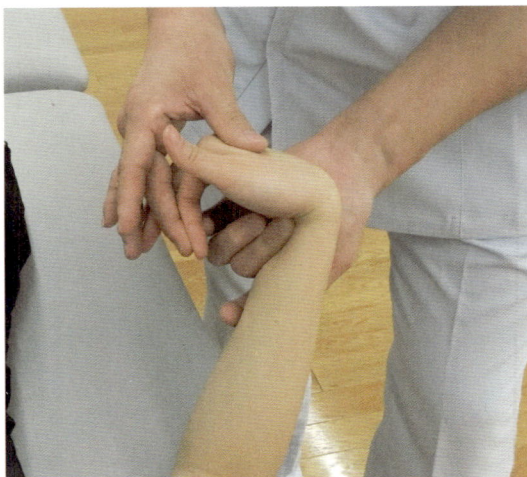

图4-8-5　示指伸肌的拉伸操作（3）

使患者食指近端指间关节、远端指间关节屈曲。

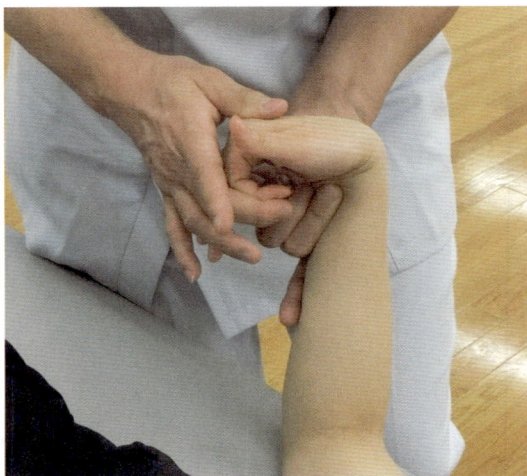

图4-8-6　示指伸肌的拉伸操作（4）

拉伸时需要随时观察患者肌肉的拉伸程度以及肌肉阻力，调节患者近端指间关节、远端指间关节的屈曲程度。一味盲目地拉伸会给患者带来疼痛感。

小指伸肌　extensor digiti minimi muscle

起点	肱骨外上髁	支配神经	桡神经
止点	小指向指伸肌腱延伸部	神经节	C6~C8

■ 技术要点

肌肉走向与功能	■ 经过肘关节屈曲－伸展轴后侧	▶ 使肘关节伸展
	■ 经过腕关节桡偏－尺偏轴尺侧	▶ 使腕关节尺偏
	■ 经过腕关节掌屈－背屈轴背侧	▶ 使腕关节背屈
	■ 自桡侧至尺侧经过前臂旋前－旋后轴背侧	▶ 使前臂旋前
	■ 经过小指掌指关节、近端指间关节、远端指间关节背侧	▶ 使这些关节伸展

固定操作要点	■ 防止肩关节外旋，同时使前臂旋后

拉伸操作要点	■ 按照先肘关节、前臂，后腕关节，最后手指的顺序进行操作，可有效缓解拉伸肌腱带来的疼痛感
	■ 患者手指屈曲时，物理治疗师用手感受肌肉拉伸程度，调整力度，慎重拉伸

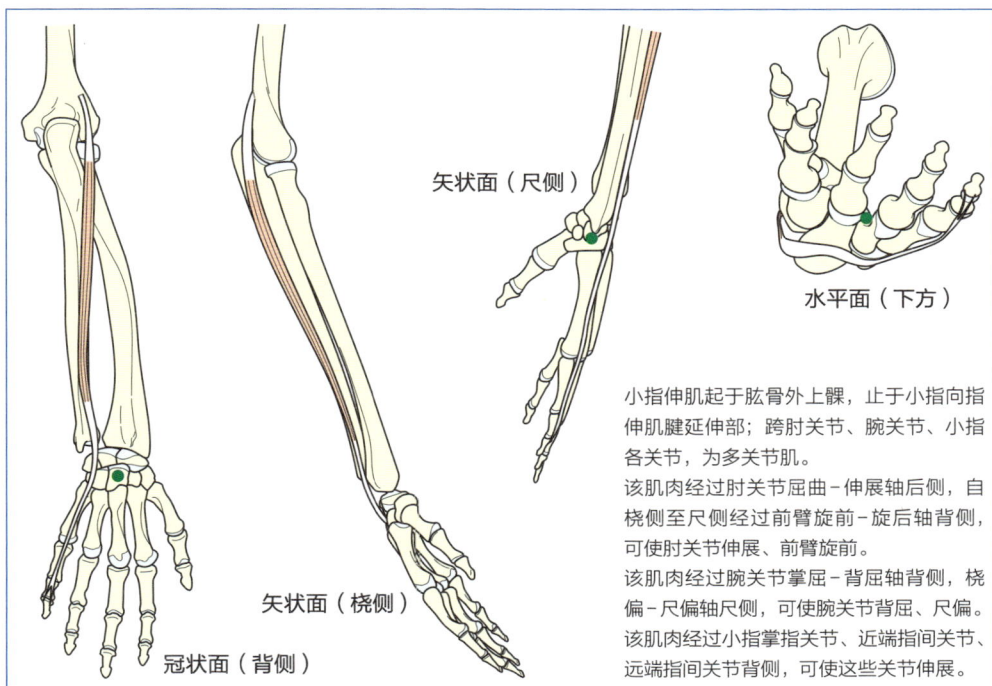

矢状面（尺侧）

水平面（下方）

矢状面（桡侧）

冠状面（背侧）

小指伸肌起于肱骨外上髁，止于小指向指伸肌腱延伸部；跨肘关节、腕关节、小指各关节，为多关节肌。

该肌肉经过肘关节屈曲－伸展轴后侧，自桡侧至尺侧经过前臂旋前－旋后轴背侧，可使肘关节伸展、前臂旋前。

该肌肉经过腕关节掌屈－背屈轴背侧，桡偏－尺偏轴尺侧，可使腕关节背屈、尺偏。

该肌肉经过小指掌指关节、近端指间关节、远端指间关节背侧，可使这些关节伸展。

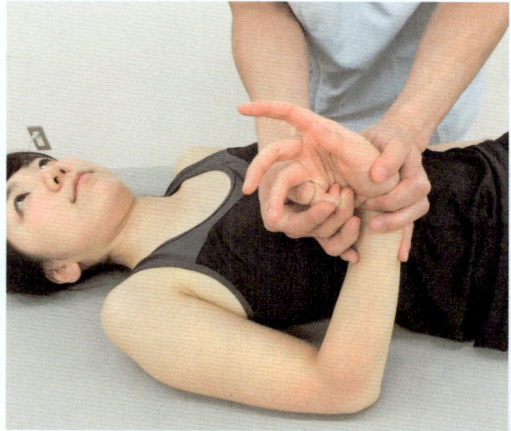

图 4-9-1　小指伸肌的拉伸——概要

物理治疗师左手保持患者肘关节屈曲、前臂旋后，将肩关节固定于内旋方向。同时左手使患者腕关节掌屈、尺偏。物理治疗师右手使患者小指掌指关节屈曲，而后依次使近端指间关节、远端指间关节屈曲。

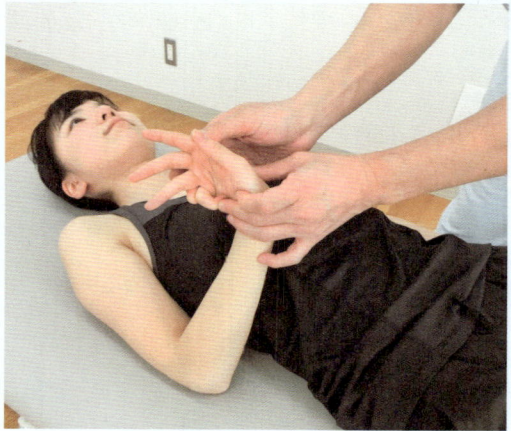

图 4-9-2　小指伸肌的拉伸——概要（备选方法）

除图4-9-1所示的拉伸方法之外，也可用图4-9-2所示方法进行固定以及拉伸。

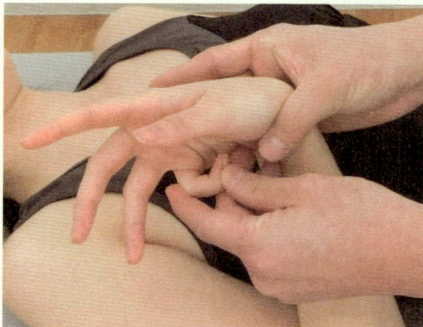

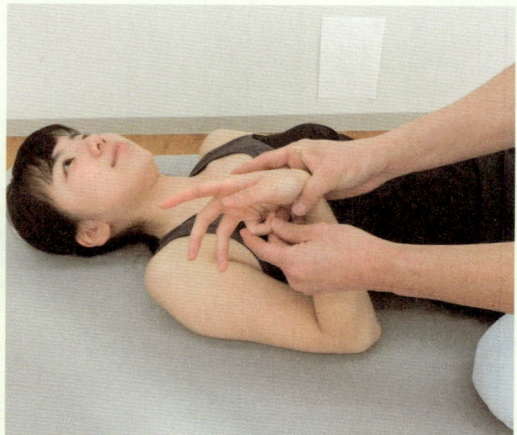

图4-9-3　小指伸肌的固定操作

拉伸时，患者前臂旋后易导致肱骨朝肩关节外旋方向移动。因此物理治疗师左手握住腕关节，将患者肘关节置于床面（ ⟲ ），并以其为支点将肱骨固定于肩关节内旋方向。

物理治疗师左手中指与无名指保持患者的桡骨旋后，同时防止其肩关节外旋（ → ）。

物理治疗师左手拇指置于患者第5掌骨底远端，将其固定于掌屈方向，使其始终处于拉伸位。

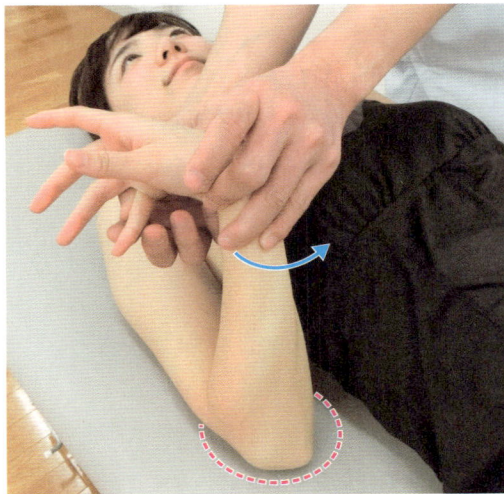

图4-9-4　小指伸肌的拉伸操作

患者肘关节屈曲，物理治疗师左手保持患者前臂旋后，腕关节掌屈、桡偏。

物理治疗师右手拇指使患者掌指关节屈曲（①），食指使患者近端指间关节屈曲（②），中指使患者远端指间关节屈曲（③）。

若拉伸时患者的拉伸感较弱，则患者近端指间关节与远端指间关节可能无法充分屈曲。此时物理治疗师需要控制拉伸力度，用手进行触诊，观察肌肉拉伸情况。

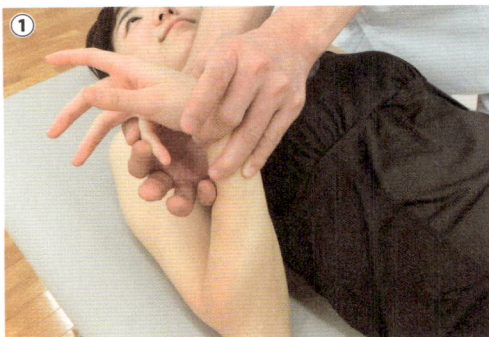

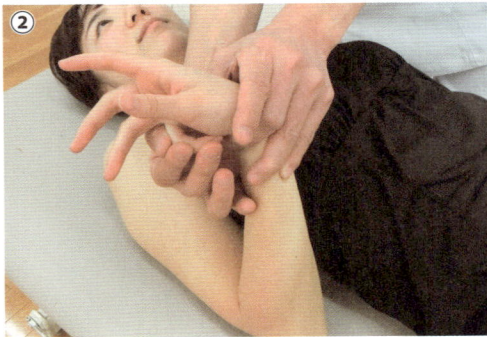

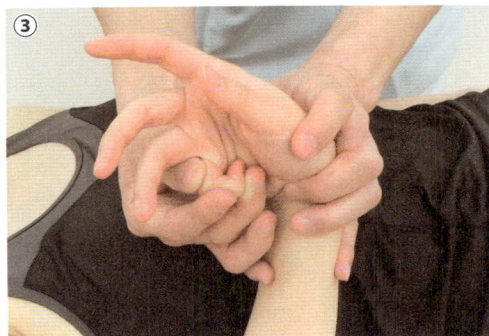

拇长伸肌 　extensor pollicis longus muscle

起点	尺骨体后面（示指伸肌和拇长展肌之间）	支配神经	桡神经
止点	拇指远节指骨底掌侧	神经节	C6~C7

■技术要点

肌肉走向与功能	■ 经过腕关节桡偏－尺偏轴桡侧	▶ 使腕关节桡偏
	■ 经过腕关节掌屈－背屈轴背侧	▶ 使腕关节背屈
	■ 经过拇指各关节屈曲－伸展轴背侧	▶ 使拇指各关节伸展
固定操作要点	■ 对前臂进行操作时，肩关节如何运动	▶ 肩关节外旋（将其固定于内旋方向）
	■ 如何进行固定	▶ 肘关节屈曲，将其固定于床面

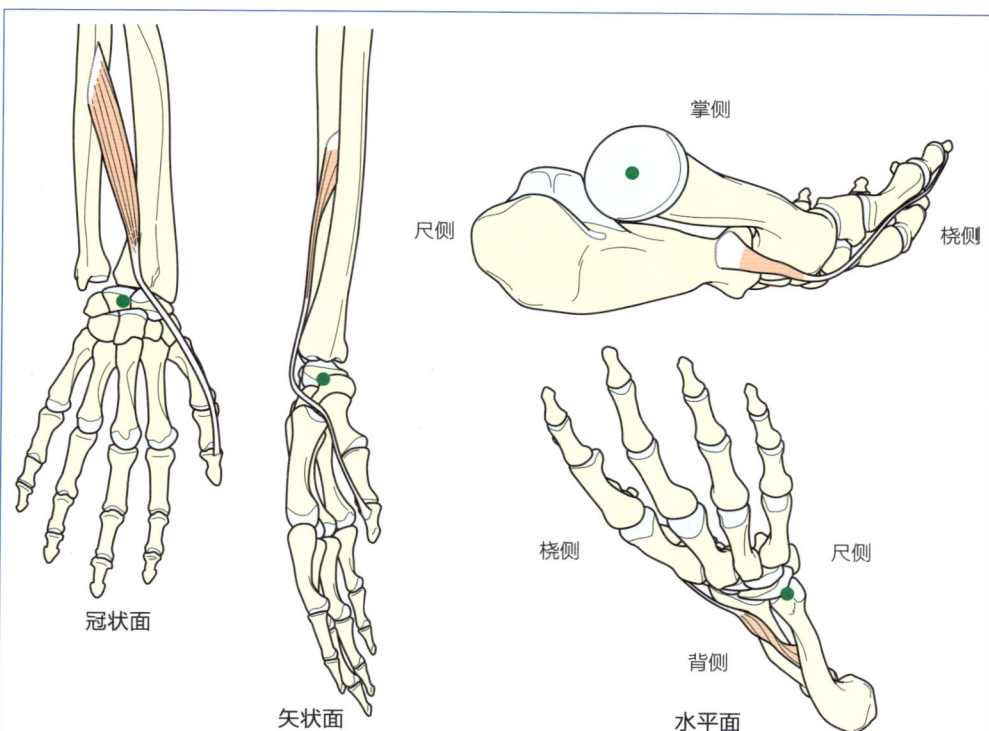

掌侧
尺侧
桡侧

冠状面

矢状面

桡侧　尺侧

背侧

水平面

拇长伸肌起于尺骨体后面（示指伸肌和拇长展肌之间），止于拇指远节指骨底掌侧；跨前臂、腕关节、拇指各关节，为多关节肌。

该肌肉自尺侧至桡侧经过前臂旋前－旋后轴背侧，使前臂旋后。

该肌肉经过腕关节掌屈－背屈轴背侧，桡偏－尺偏轴桡侧，使腕关节背屈、桡偏。

该肌肉经过拇指掌指关节、指间关节背侧，可使这些关节伸展。

图4-10-1 拇长伸肌的拉伸——概要

物理治疗师左手保持患者肘关节屈曲、前臂旋前、腕关节掌屈，而后右手依次使患者拇指腕掌关节、掌指关节（①）、指间关节（②）屈曲。

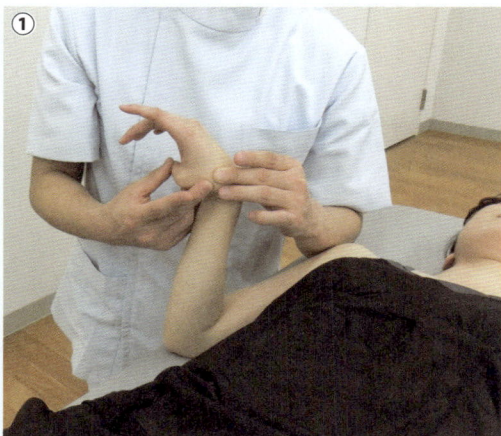

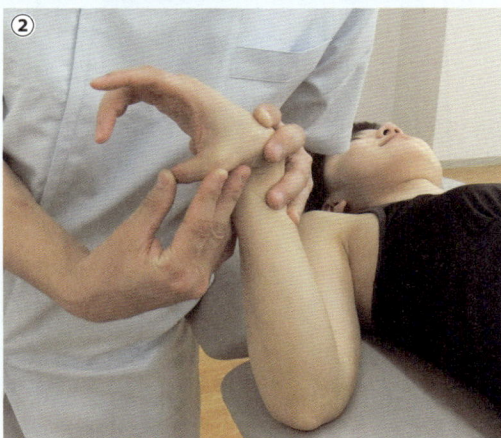

图4-10-2 拇长伸肌的拉伸——概要（其他方法）

拉伸拇长伸肌时，物理治疗师的拉伸、固定方法多种多样、因人而异。

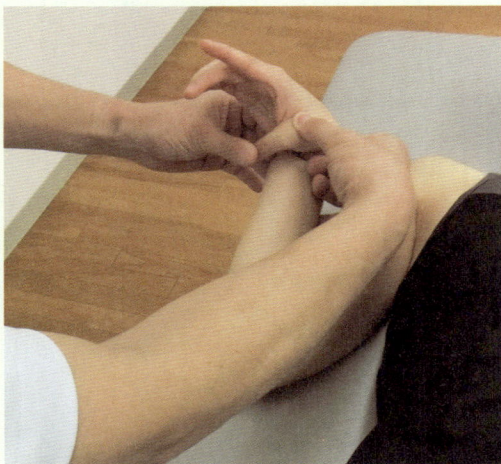

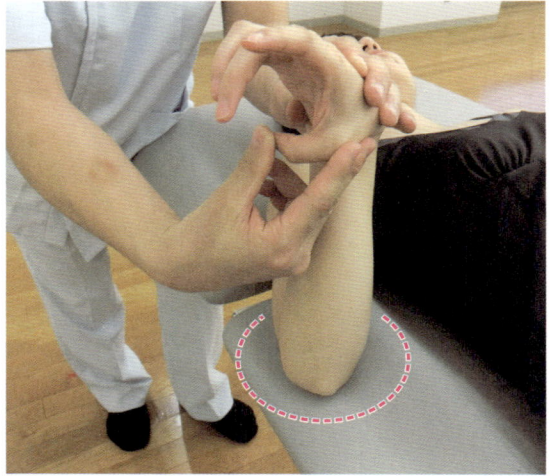

図 4-10-3 拇长伸肌的固定操作

患者肘关节屈曲，物理治疗师将其固定于床面（⭕）。检查是否充分固定的标准为患者肘关节位置不变，前臂不左右倾斜（肩关节不内、外旋）。

图 4-10-4 拇长伸肌的拉伸操作（1）

①保持患者肘关节屈曲，固定患者肩关节，使其不内、外旋（前臂不左右倾斜）。
②使患者前臂旋前。
③物理治疗师左手保持患者腕关节掌屈。

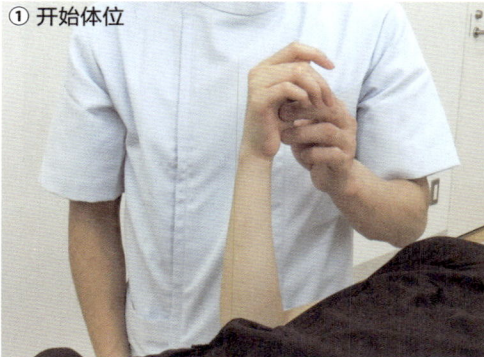

① 开始体位

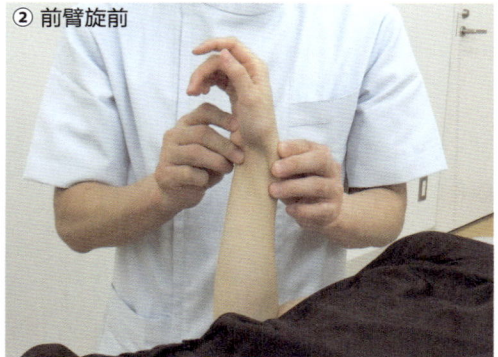

② 前臂旋前

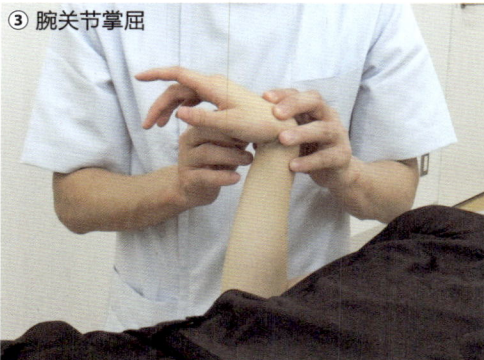

③ 腕关节掌屈

图4-10-5　拇长伸肌的拉伸操作（2）

①物理治疗师右手使患者拇指腕掌关节与掌指关节屈曲。

②物理治疗师右手拇指使患者拇指指间关节屈曲。

① 拇指腕掌关节、掌指关节屈曲

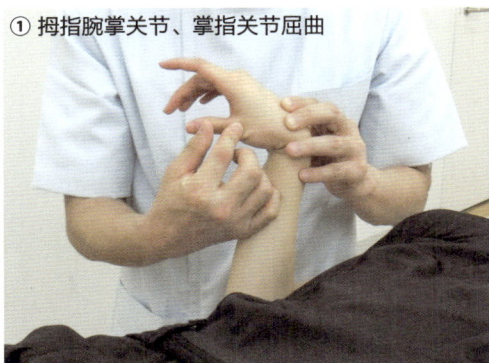

② 拇指指间关节屈曲

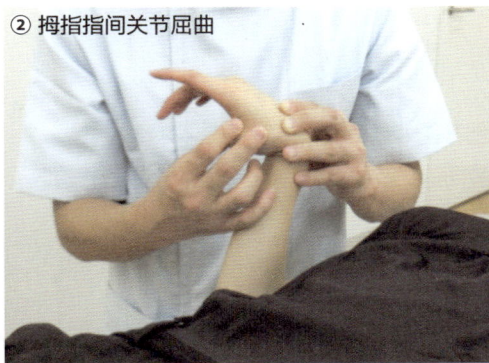

注意事项

- 最后使指间关节屈曲。若指间关节首先屈曲，则患者拇长伸肌肌腱会因拉伸产生疼痛感，无法充分拉伸肌肉。
- 对上述关节进行操作时，应使患者拇长伸肌起点最大限度远离止点。

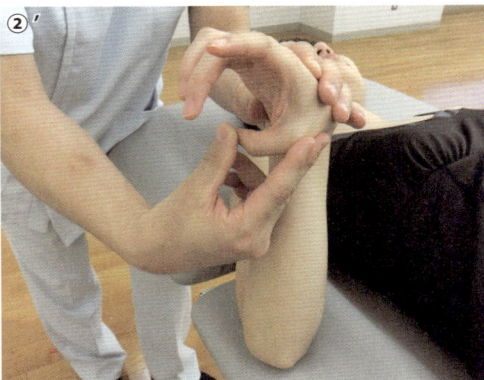

②'

图4-10-6　确认拇长伸肌的拉伸方向

按上述顺序进行拉伸时，所有操作并非一定要在关节活动度内进行。为保证充分拉伸肌肉，需要及时调整拉伸方向。这要求物理治疗师必须将肌肉起止点以及肌肉走向熟记于心。

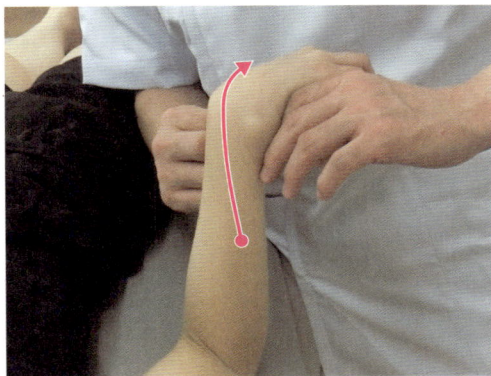

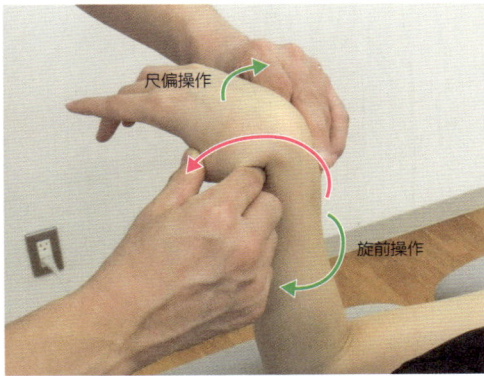

尺偏操作

旋前操作

拇短伸肌 *extensor pollicis brevis muscle*

起点	桡骨体背侧远端1/3和前臂骨间膜	支配神经	桡神经
止点	拇指近节指骨底背侧	神经节	C6、C7

■技术要点

肌肉走向与功能	■ 分布于腕关节掌屈－背屈轴偏背侧	▶ 基本不可使腕关节掌屈、背屈，但是可辅助腕关节背屈
	■ 经过拇指腕掌关节桡侧	▶ 使拇指腕掌关节桡侧外展
	■ 经过拇指掌指关节背侧	▶ 使拇指掌指关节伸展
	■ 不经过拇指指间关节	

固定操作要点	■ 无特别固定操作要点，但是拉伸时应注意防止患者前臂旋前

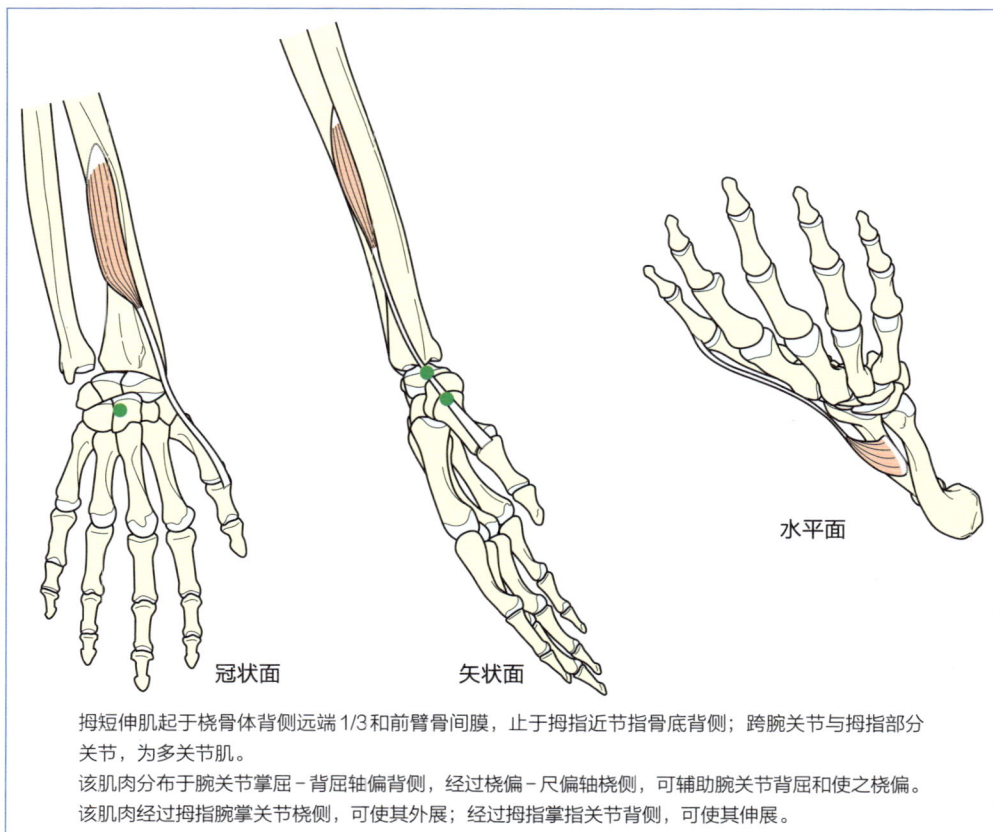

冠状面　　　　　　　矢状面　　　　　　　水平面

拇短伸肌起于桡骨体背侧远端1/3和前臂骨间膜，止于拇指近节指骨底背侧；跨腕关节与拇指部分关节，为多关节肌。

该肌肉分布于腕关节掌屈－背屈轴偏背侧，经过桡偏－尺偏轴桡侧，可辅助腕关节背屈和使之桡偏。

该肌肉经过拇指腕掌关节桡侧，可使其外展；经过拇指掌指关节背侧，可使其伸展。

图4-11-1 拇短伸肌的拉伸——概要

物理治疗师的左手置于患者第1～第4掌骨处，保持患者前臂轻微旋前，腕关节尺偏。而后使患者拇指腕掌关节屈曲，最后使患者拇指掌指关节屈曲，进行拉伸。应注意患者拇指指间关节不可屈曲。

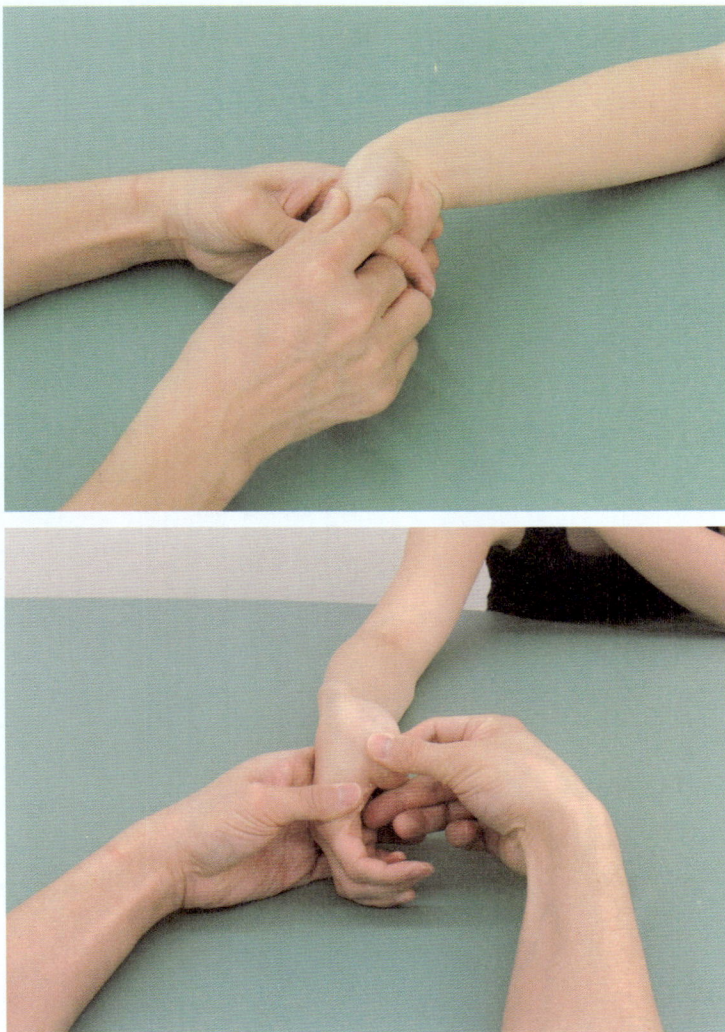

图4-11-2　拇短伸肌的固定操作

物理治疗师左手使患者腕关节尺偏（①②）。
物理治疗师左手拇指置于患者第2掌骨，食指桡侧置于患者腕骨近侧列（三角骨），使患者腕骨近侧列朝桡侧运动。
拉伸开始体位如下：患者前臂呈旋前、旋后中立位，腕关节呈掌屈、背屈中立位（③），拇指掌骨呈自然位。

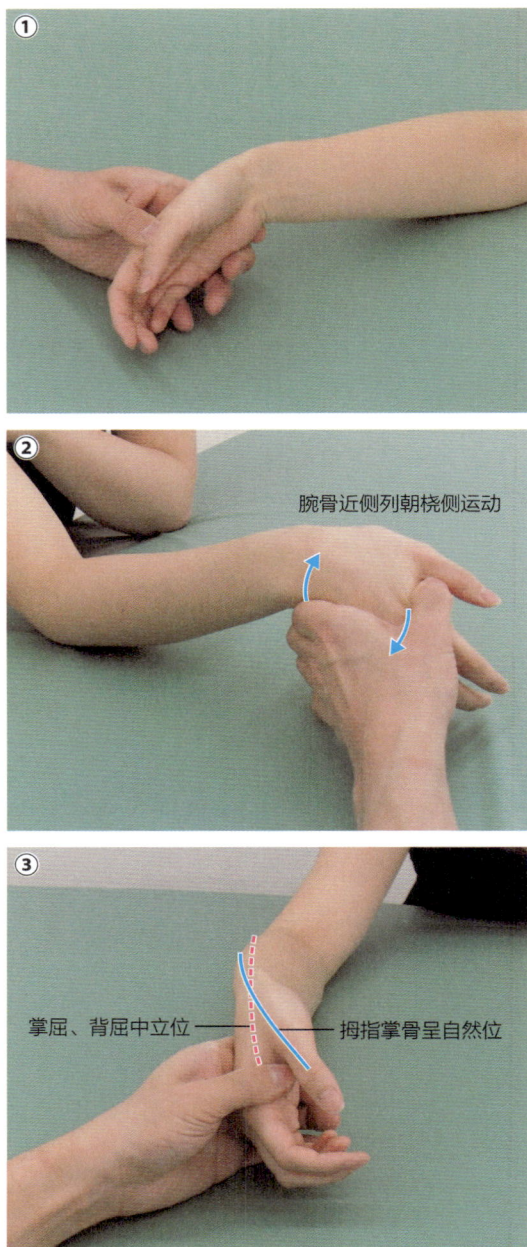

①

② 腕骨近侧列朝桡侧运动

③ 掌屈、背屈中立位 —— 拇指掌骨呈自然位

图4-11-3 拇短伸肌的拉伸操作

物理治疗师右手拇指与食指捏住患者拇指掌骨，使患者拇指腕掌关节朝对侧移动（①）。而后物理治疗师右手中指背侧使患者拇指掌指关节屈曲，进行拉伸（②③）。

拉伸时不应对患者拇指指间关节进行操作，若患者拇指指间关节屈曲，则可能拉伸拇长伸肌，导致拇短伸肌拉伸不充分。

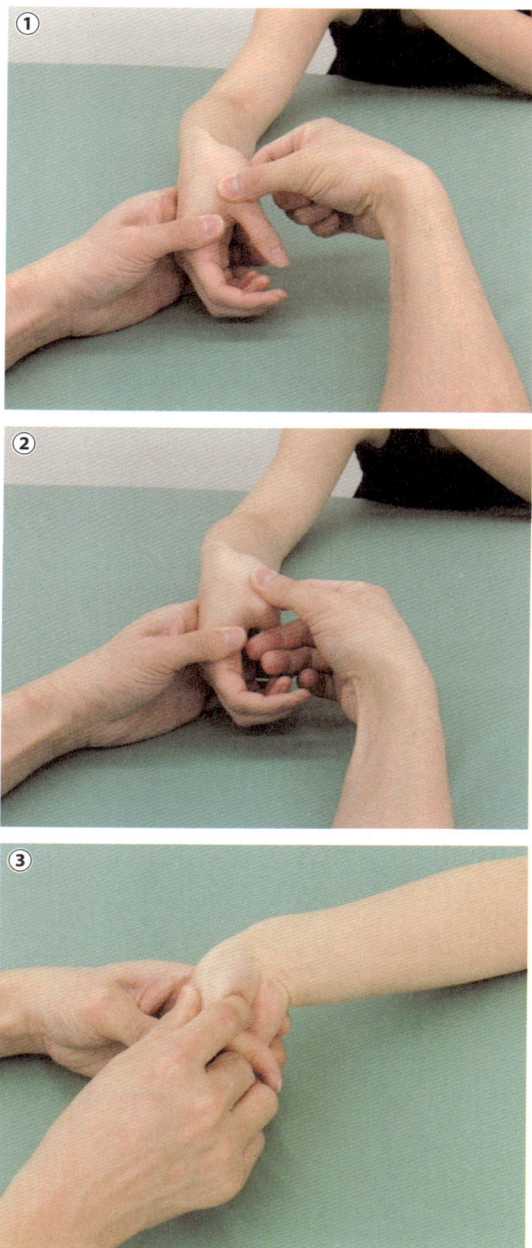

拇长展肌 abductor pollicis longus muscle

起点	桡、尺骨体背侧和前臂骨间膜	支配神经	桡神经
止点	第 1 掌骨底掌侧	神经节	C6、C7

■ 技术要点

肌肉走向与功能	■ 尺侧至桡侧经过前臂旋前 – 旋后轴后侧	▶ 使前臂旋后
	■ 经过腕关节掌屈 – 背屈轴偏掌侧	▶ 使腕关节掌屈
	■ 经过腕关节桡偏 – 尺偏轴桡侧	▶ 使腕关节桡偏
	■ 经过拇指腕掌关节掌侧外展 – 内收轴掌侧	▶ 使拇指腕掌关节掌侧外展
	■ 经过拇指腕掌关节桡侧外展轴、尺侧内收轴桡侧	▶ 使拇指腕掌关节桡侧外展

固定操作 作要点	■ 患者肘关节屈曲，将其上臂后面固定于床面	
	■ 患者腕关节尺偏时，肩关节外旋	▶ 将肩关节固定于内旋方向

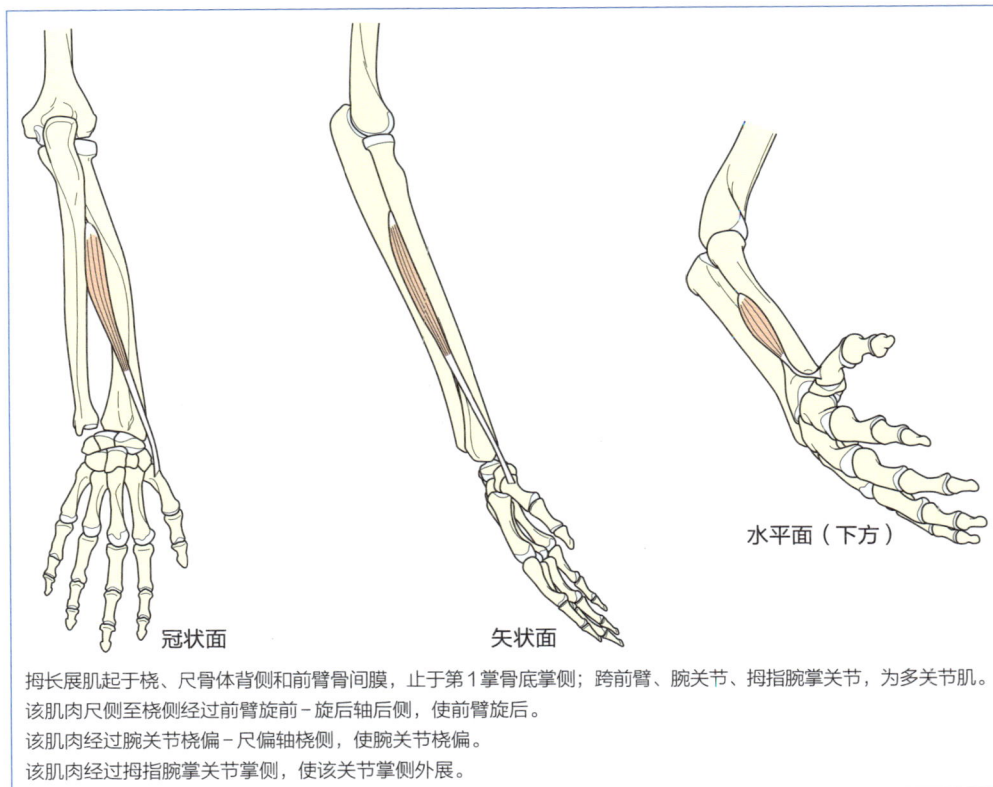

冠状面　　　　　　矢状面　　　　　　水平面（下方）

拇长展肌起于桡、尺骨体背侧和前臂骨间膜，止于第 1 掌骨底掌侧；跨前臂、腕关节、拇指腕掌关节，为多关节肌。
该肌肉尺侧至桡侧经过前臂旋前 – 旋后轴后侧，使前臂旋后。
该肌肉经过腕关节桡偏 – 尺偏轴桡侧，使腕关节桡偏。
该肌肉经过拇指腕掌关节掌侧，使该关节掌侧外展。

■ 使患者前臂旋前、腕关节轻微背屈、尺偏，而后使患者拇指腕掌关节向尺侧内收
■ 患者拇指掌指关节不进行内收和屈曲运动

图4-12-1　拇长展肌的拉伸——概要（1）

物理治疗师使患者前臂旋前，腕关节呈掌屈、背屈中立位，再使腕关节尺偏。
而后使患者拇指腕掌关节向尺侧内收。

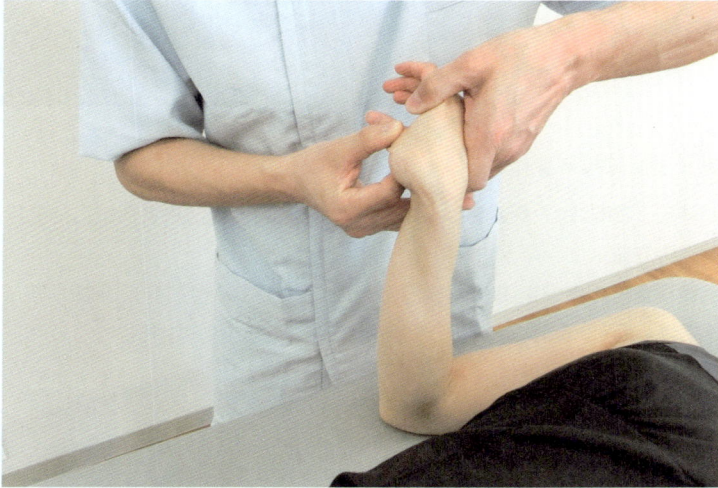

图4-12-2　拇长展肌的拉伸——概要（2）

患者腕关节尺偏时，物理治疗师将其腕骨近侧列由尺侧按压至桡侧。

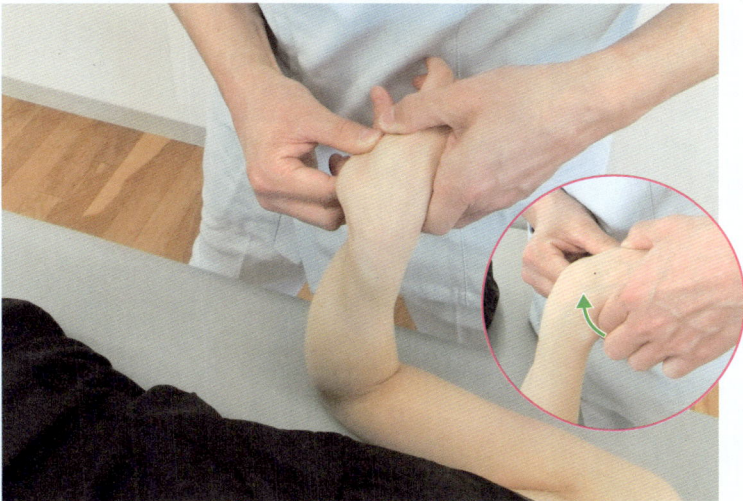

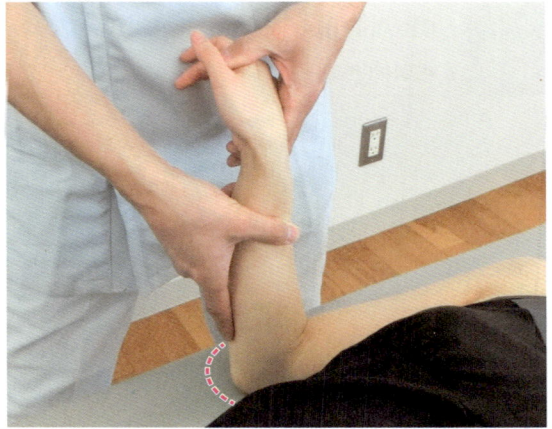

图4-12-3　拇长展肌的固定操作

患者肘关节屈曲，将其上臂后面置于床面进行固定。而后物理治疗师向患者前臂施加压力，使其肩关节内旋，防止患者腕关节尺偏时肩关节外旋。

物理治疗师左手食指将患者腕骨近侧列由尺侧按压至桡侧，并在此状态下使患者肩关节内旋（防止其外旋的固定操作）。

图4-12-4　拇长展肌的拉伸操作

图①为拉伸开始体位，物理治疗师使患者前臂旋前（②），左手握住患者拇指以外的手指，使患者腕关节由掌屈、背屈中立位运动至尺偏位〔③）。

物理治疗师右手食指置于患者拇指腕掌关节远端（第1掌骨底掌侧）（④），用拇指按压患者拇指掌指关节近端（第1掌骨背面）（⑤），使患者拇指腕掌关节向尺侧内收，进行拉伸（⑥）。

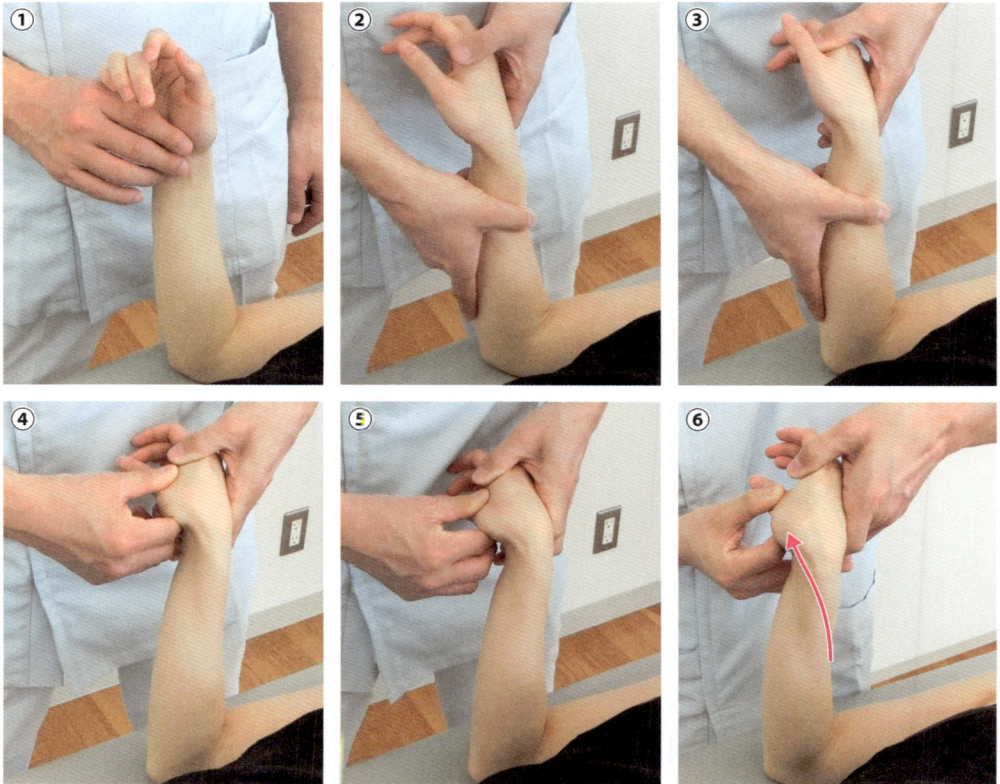

指浅屈肌 flexor digitorum superficialis muscle

起点	肱骨内上髁及尺骨、桡骨前面上部	支配神经	正中神经
止点	第2~第5指中节指骨底两侧	神经节	C7~T1

■技术要点

肌肉走向与功能	■ 经过肘关节屈曲－伸展轴前侧	▶ 使肘关节屈曲
	■ 起点之一为桡骨前面上部	▶ 使前臂旋前
	■ 经过腕关节掌屈－背屈轴掌侧	▶ 使腕关节掌屈
	■ 经过食指至小指掌指关节、近端指间关节掌屈－背屈轴掌侧	▶ 使食指至小指掌指关节、近端指间关节屈曲
	■ 如何避免指深屈肌给指浅屈肌带来的影响	▶ 拉伸时不对食指至小指远端指间关节进行操作

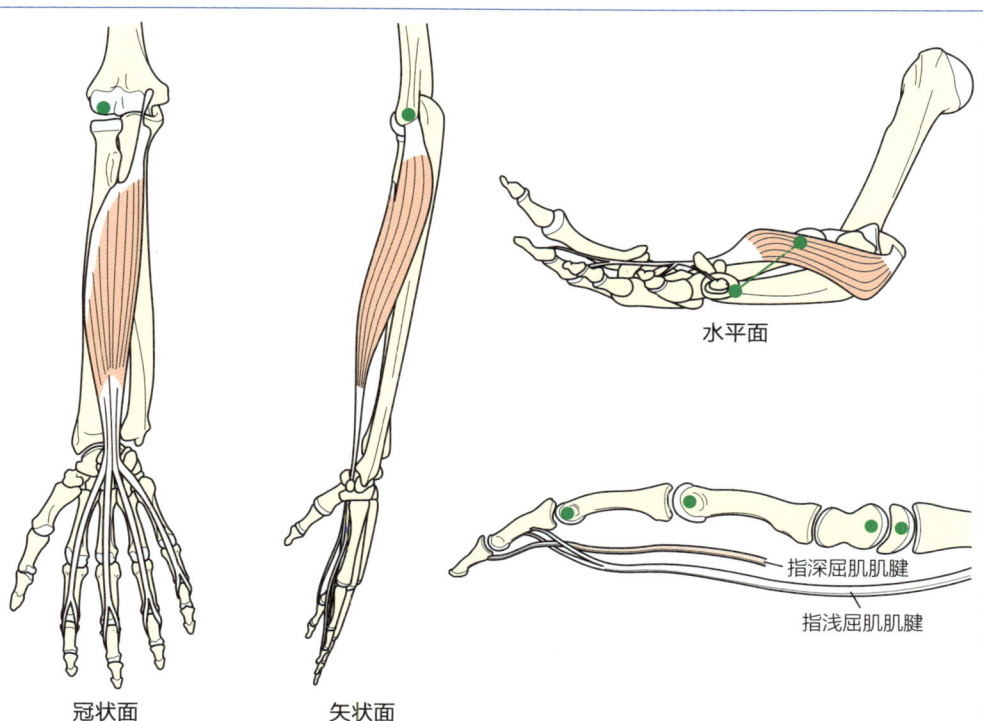

水平面

指深屈肌肌腱

指浅屈肌肌腱

冠状面　　　　矢状面

指浅屈肌起于肱骨内上髁及尺骨、桡骨前面上部，止于第2~第5指中节指骨底两侧；跨肘关节、腕关节、各个指关节，为多关节肌。

该肌肉经过肘关节屈曲－伸展轴前侧，自尺侧至桡侧经过前臂旋前－旋后轴前侧，可使肘关节屈曲、前臂旋前。

该肌肉经过腕关节掌屈－背屈轴掌侧，可使腕关节掌屈。

该肌肉经过食指至小指掌指关节、近端指间关节的掌侧，可使这些关节屈曲。

固定操作	作要点	■ 前臂旋后时肱骨如何运动	▶ 肩关节外旋（将其固定于内旋方向）
拉伸操作	作要点	■ 应优先对哪个部位进行操作	▶ 手指关节的拉伸难度较大，应优先对其进行操作。其次为前臂和腕关节

图4-13-1　指浅屈肌的拉伸——概要

物理治疗师右手握住患者肱骨远端内侧，将患者肩关节固定于内旋方向。

物理治疗师左手使患者食指至小指掌指关节、近端指间关节伸展，注意患者食指至小指远端指间关节尽量不要伸展。

而后物理治疗师左手使患者腕关节背屈、前臂旋后，进行拉伸。

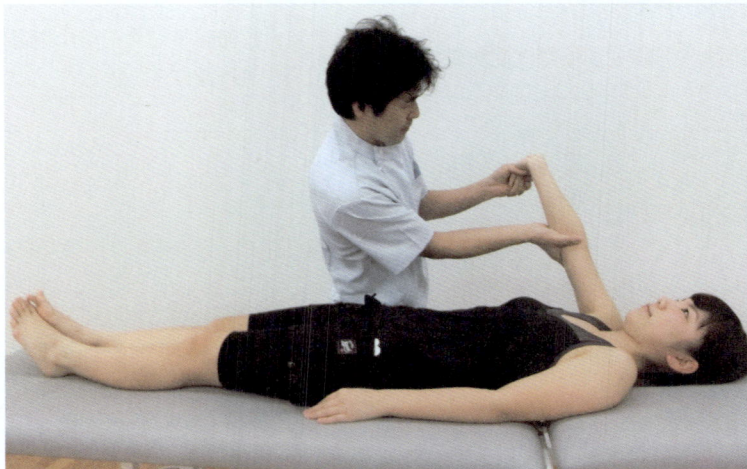

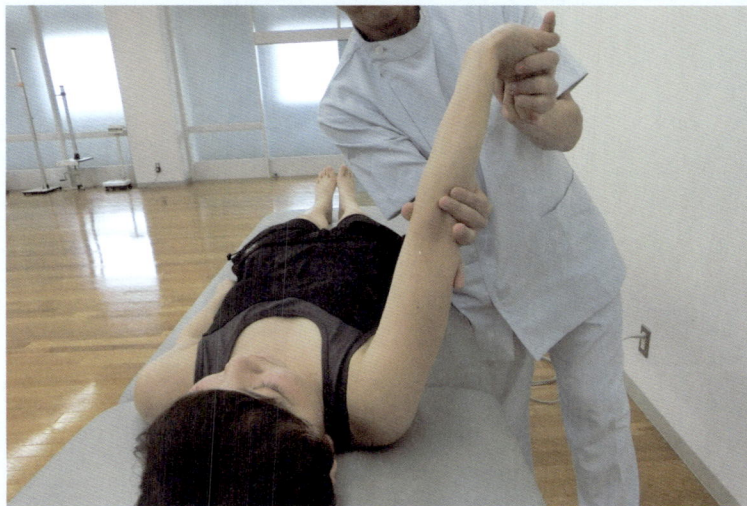

图4-13-2 指浅屈肌的固定操作

拉伸时，若固定不充分，患者前臂旋后容易导致肱骨朝肩关节外旋方向运动（a）。因此物理治疗师右手将患者肱骨固定于肩关节内旋方向（b），大鱼际从正面置于患者肱骨内上髁，其他手指握住患者肘关节（c）。

物理治疗师的手旋后（掌屈），固定患者肱骨。进行固定时，物理治疗师手部应贴合患者肘关节形状，而非单纯地抓住患者肘关节。

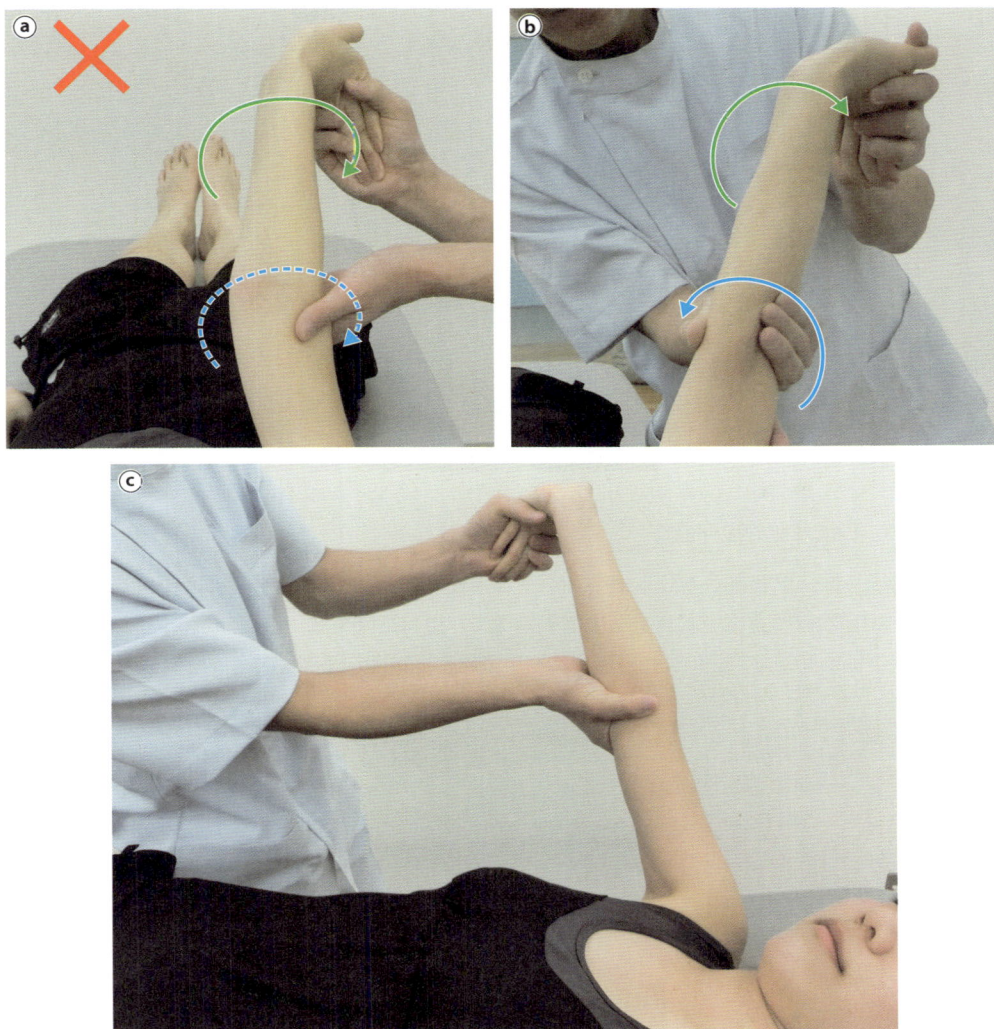

图4-13-3　指浅屈肌的拉伸操作（握姿）

物理治疗师左手抓住患者右手，尽力使患者右手食指至小指掌指关节、近端指间关节伸展。由于手指长度各不相同，很难对所有手指进行充分拉伸。因此，可以根据实际需要选择性地拉伸患者手指。为防止拉伸到指深屈肌，食指至小指远端指间关节应呈屈曲位，但是这在技术上很难实现。因此，物理治疗师应通过固定操作尽量不使患者的指深屈肌紧张。

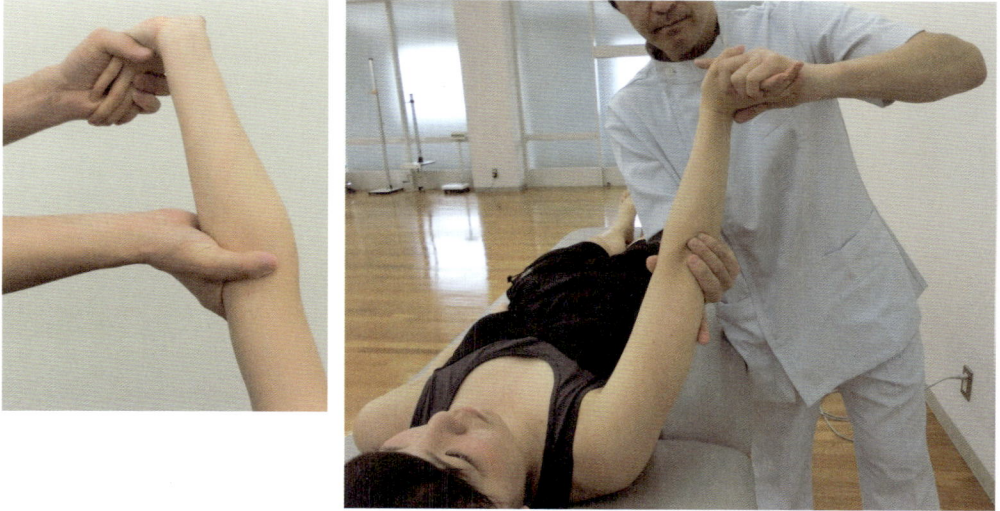

图4-13-4　指浅屈肌的拉伸操作

物理治疗师左手握住患者右手（①），使患者腕关节背屈（②）、前臂旋后（③），进行拉伸。
如上所述，物理治疗师握住患者食指至小指掌指关节、近端指间关节，使其伸展，同时不固定患者食指至小指远端指间关节。此外，物理治疗师右手将患者上臂固定于肩关节内旋方向，防止其外旋。

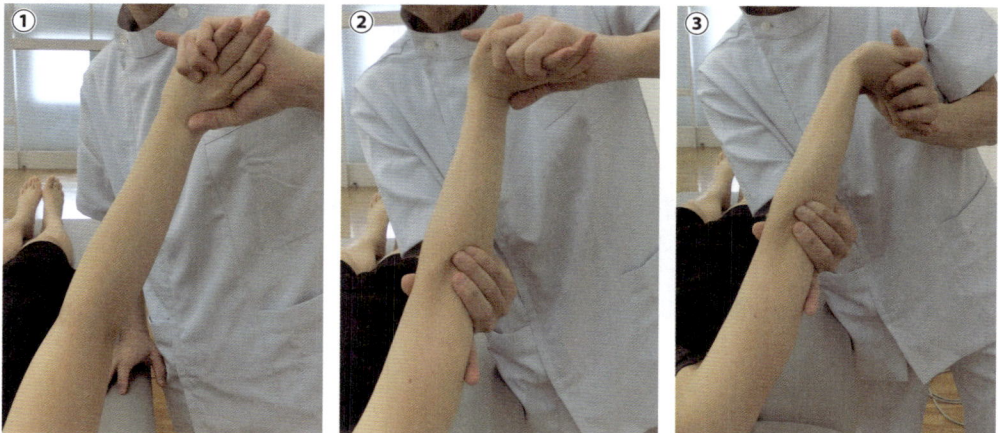

指深屈肌 flexor digitorum profundus muscle

起点	尺骨前面、前臂骨间膜	支配神经	正中神经（桡侧两条肌腱）、尺神经（尺侧两条肌腱）
止点	第2~第5指远节指骨底掌侧	神经节	C7~T1

■ 技术要点

肌肉走向与功能	■ 不经过肘关节	▶ 肘关节屈曲，缓解指浅屈肌紧张
	■ 起点之一为前臂骨间膜	▶ 前臂旋后，拉伸前臂骨间膜
	■ 经过腕关节掌屈–背屈轴掌侧	▶ 使腕关节掌屈
	■ 经过食指至小指掌指关节、近端指间关节、远端指间关节掌屈–背屈轴掌侧	▶ 使食指至小指掌指关节、近端指间关节、远端指间关节屈曲

固定操作要点	■ 腕关节以及指关节伸展时，肘关节如何运动	▶ 肘关节伸展（将其固定于屈曲方向）
	■ 前臂旋后时进行固定	▶ 对腕关节、指关节进行操作时仍保持前臂旋后

拉伸操作要点	■ 食指至小指各个手指关节全部伸展以使其呈弓状	

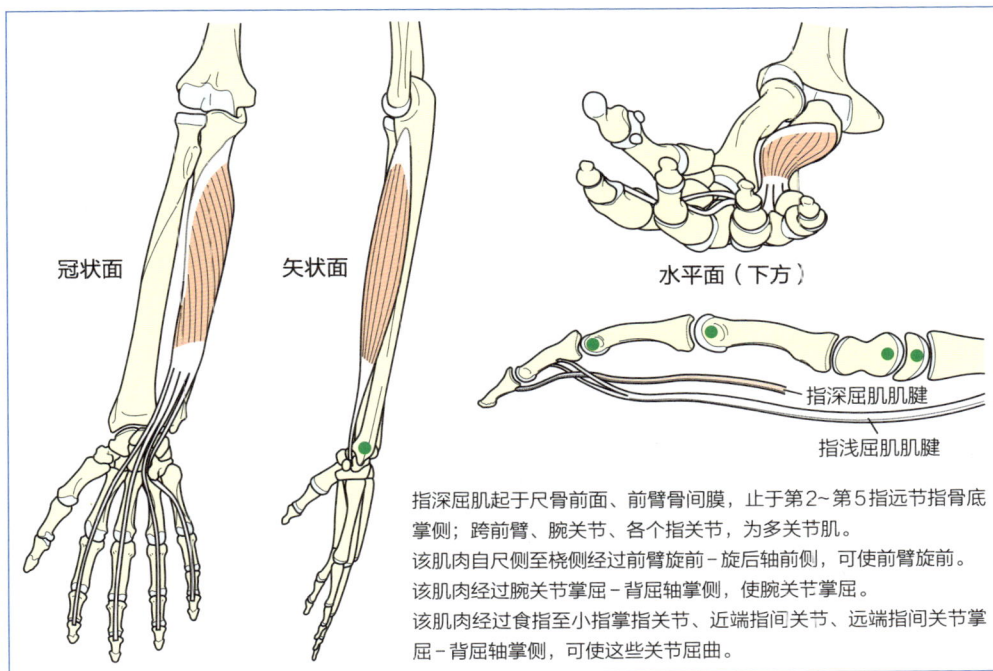

冠状面　　　　矢状面　　　　水平面（下方）

指深屈肌肌腱

指浅屈肌肌腱

指深屈肌起于尺骨前面、前臂骨间膜，止于第2~第5指远节指骨底掌侧；跨前臂、腕关节、各个指关节，为多关节肌。
该肌肉自尺侧至桡侧经过前臂旋前–旋后轴侧，可使前臂旋前。
该肌肉经过腕关节掌屈–背屈轴掌侧，使腕关节掌屈。
该肌肉经过食指至小指掌指关节、近端指间关节、远端指间关节掌屈–背屈轴掌侧，可使这些关节屈曲。

图4-14-1 指深屈肌的拉伸——概要

患者肘关节屈曲、前臂旋后，呈拉伸开始体位。物理治疗师左手握住患者肱骨远端或将其固定于床面。

然后使患者腕关节背屈，此时患者肘关节不可伸展（可增大患者肘关节屈曲程度）。

接着依次使患者食指至小指掌指关节、近端指间关节、远端指间关节伸展，进行拉伸。

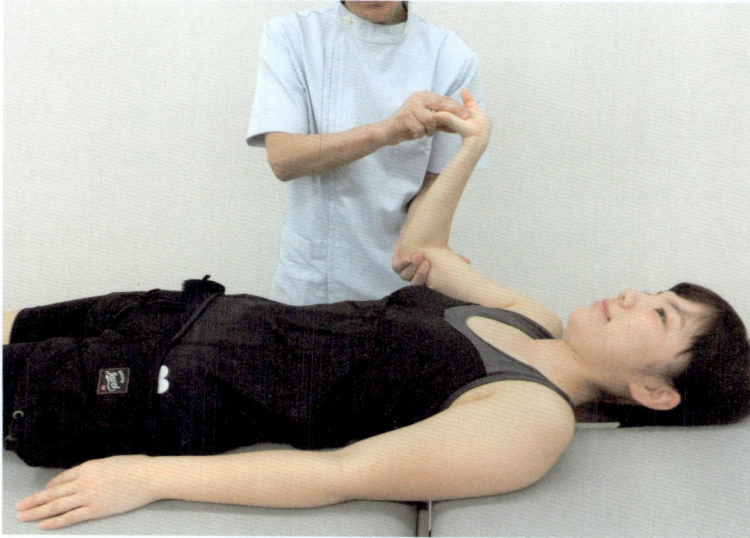

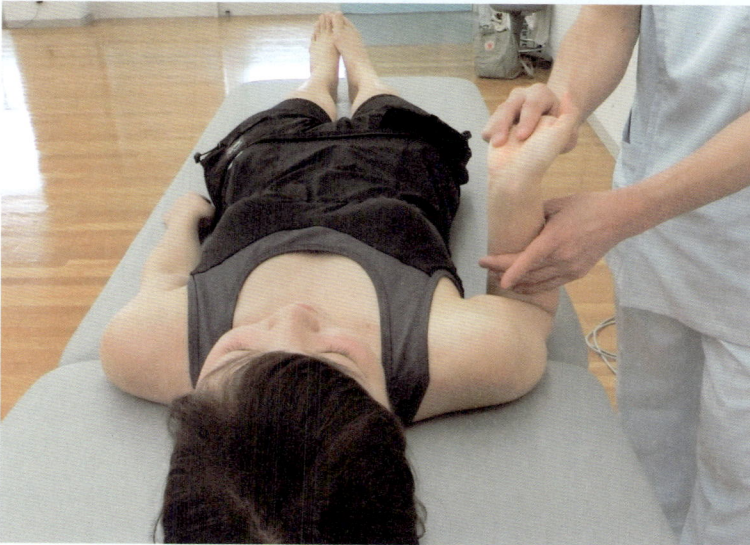

图4-14-2 指深屈肌的固定操作

物理治疗师使患者指关节屈曲，放松经过指关节前方的前臂屈肌，如指浅屈肌、指深屈肌等。
拉伸过程中，患者腕关节背屈时，物理治疗师左手固定患者上臂后面（a），或将其固定于床面（b），防止患者肘关节伸展。

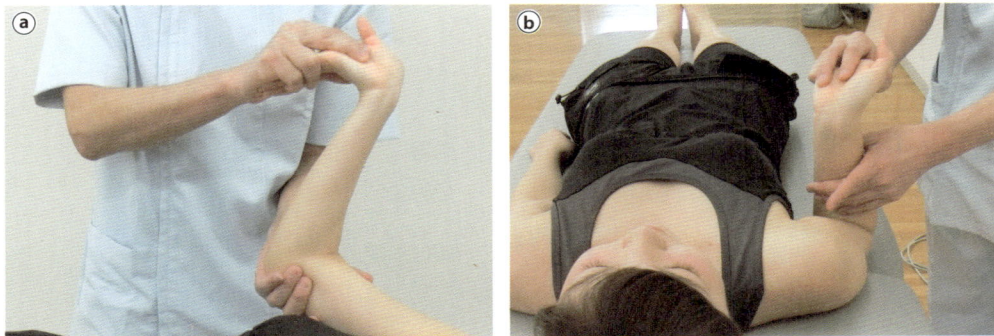

图4-14-3 指深屈肌的拉伸操作

物理治疗师右手食指与中指伸展，置于患者手掌，自掌侧握住患者右手，使患者腕关节背屈。
物理治疗师右手拇指使患者食指掌指关节伸展，小指与无名指自患者小指侧起，使掌指关节伸展（①）。然后物理治疗师手指掌面使患者食指至小指近端指间关节、远端指间关节伸展，此时可使患者肘关节屈曲防止其伸展（②③）。

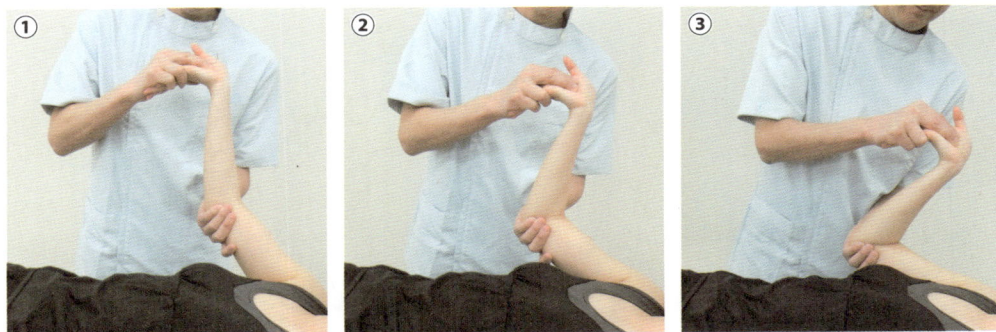

患者食指至小指掌指关节、近端指间关节、远端指间关节伸展时，应使食指至小指所有手指关节伸展，以使其呈弓状（左图）。若关节伸展时形成非平滑的曲线（多段线段），会给关节带来较大负担（右图）。

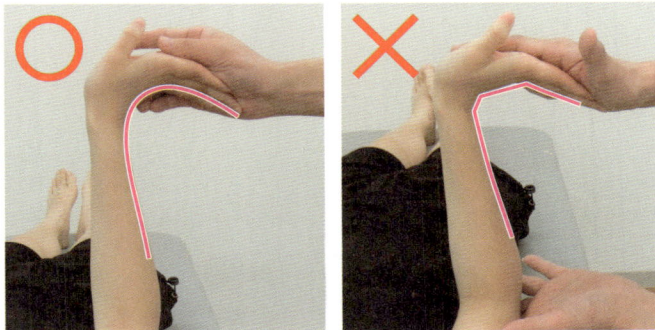

拇长屈肌 flexor pollicis longus muscle

起点	桡骨体前面、前臂骨间膜	支配神经	正中神经
止点	拇指远节指骨底	神经节	C8、T1

■技术要点

肌肉走向与功能	■ 起点之一为前臂骨间膜	▶ 前臂旋后，拉伸前臂骨间膜
	■ 经过腕关节掌屈－背屈轴掌侧	▶ 使腕关节掌屈
	■ 经过拇指掌指关节、指间关节的掌屈－背屈轴掌侧	▶ 使拇指掌指关节、指间关节屈曲

固定操作要点	■ 腕关节和指关节伸展时，肩关节、肘关节如何运动	▶ 肩关节外旋（将其固定于内旋方向）肘关节伸展（将其固定于屈曲方向）
	■ 将前臂固定于旋后位	▶ 对腕关节、指关节进行操作时仍保持前臂旋后

拉伸操作要点	■ 依次拉伸腕关节、腕掌关节、掌指关节、指间关节

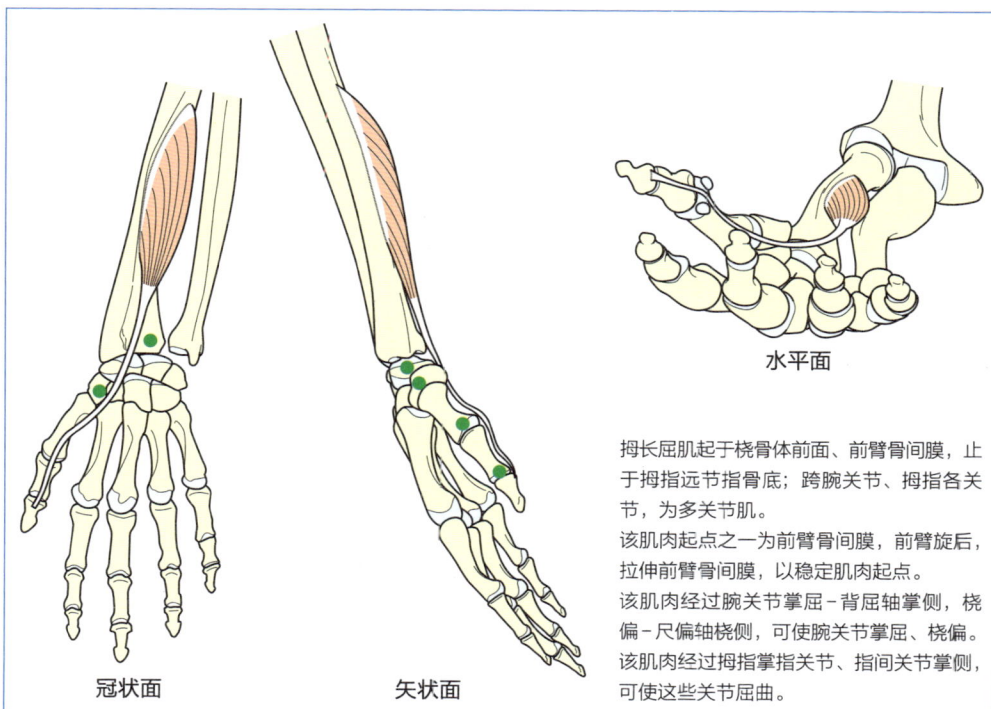

水平面

冠状面　　　矢状面

拇长屈肌起于桡骨体前面、前臂骨间膜，止于拇指远节指骨底；跨腕关节、拇指各关节，为多关节肌。

该肌肉起点之一为前臂骨间膜，前臂旋后，拉伸前臂骨间膜，以稳定肌肉起点。

该肌肉经过腕关节掌屈－背屈轴掌侧，桡偏－尺偏轴桡侧，可使腕关节掌屈、桡偏。

该肌肉经过拇指掌指关节、指间关节掌侧，可使这些关节屈曲。

图4-15-1　拇长屈肌的拉伸——概要

物理治疗师将患者前臂固定于旋后位，使其腕关节背屈，拇指腕掌关节外展、掌指关节伸展，最后伸展患者拇指指间关节，进行拉伸。

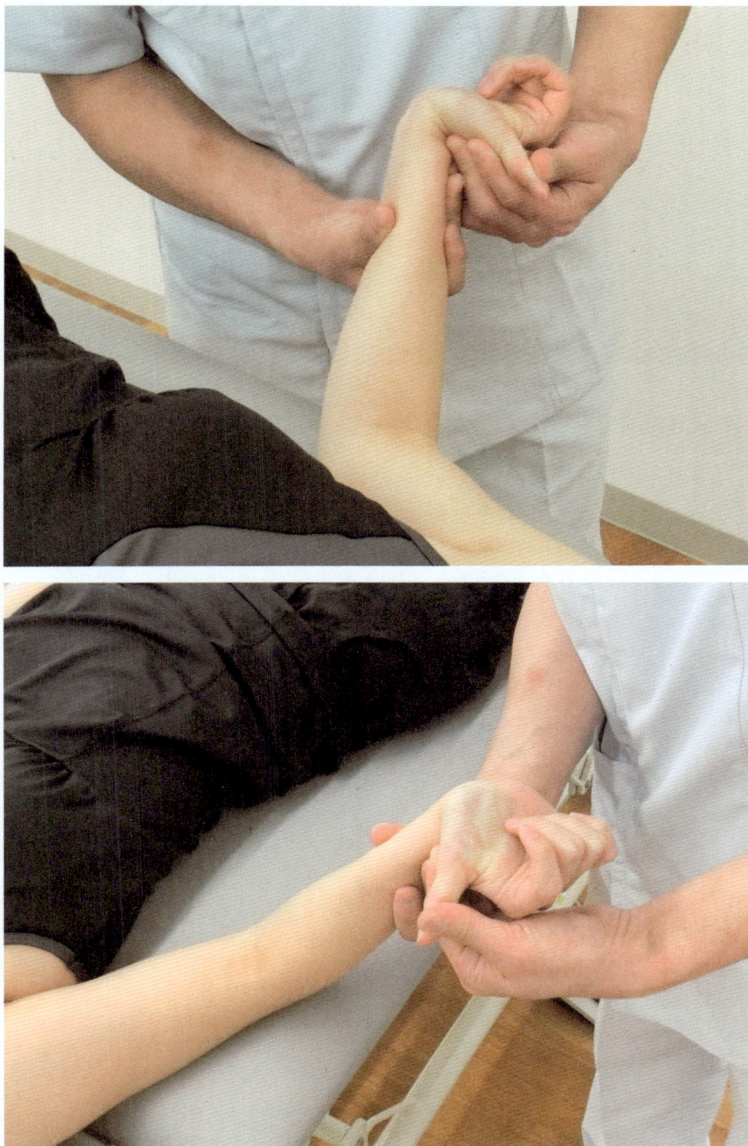

图4-15-2　拇长屈肌的拉伸操作（1）：包含固定操作

患者前臂旋后，物理治疗师注意防止患者肩关节外旋以及肘关节伸展（①）。使患者腕关节背屈，拇指腕掌关节外展、掌指关节伸展后，最后使患者拇指指间关节伸展，进行拉伸（②）。

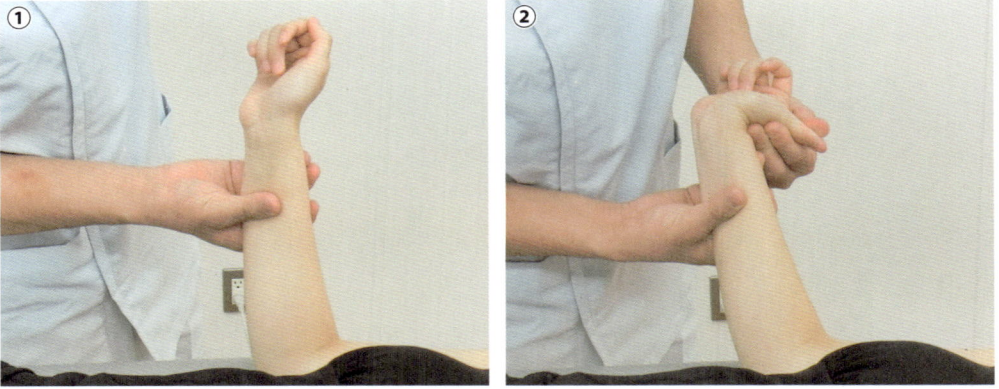

图4-15-3　拇长屈肌的拉伸操作（2）

最后伸展患者拇指指间关节可保证患者拇长屈肌获得最大限度的拉伸。物理治疗师左手拇指置于患者近节指骨底掌侧，而后使拇指下滑越过患者拇指指间关节滑至患者远节指骨，进行拉伸，如图②~④所示。

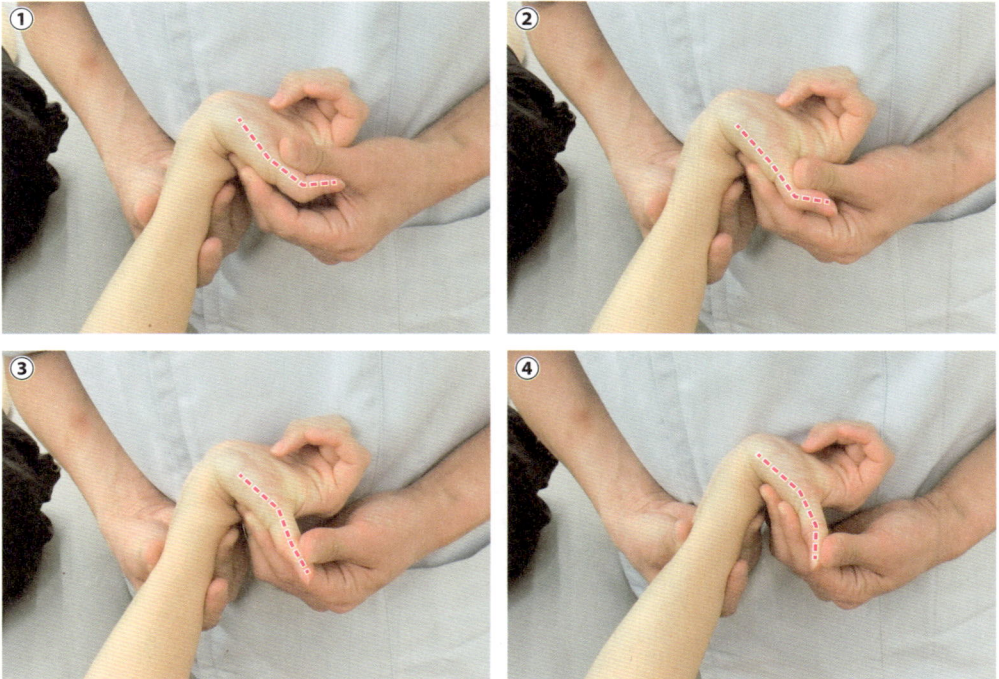

拇短屈肌 flexor pollicis brevis muscle

▤ 浅头

起点	屈肌支持带

支配神经	正中神经

止点	拇指近节指骨底掌面

神经节	C6 或 C7

▤ 深头

起点	大多角骨、小多角骨、头状骨

支配神经	尺神经

止点	拇指近节指骨底掌面

神经节	C8 或 T1

■ 技术要点

肌肉走向 与功能	■ 不经过腕关节	▶ 腕关节掌屈，缓解手外在肌紧张
	■ 经过拇指腕掌关节、掌指关节掌侧	▶ 使拇指腕掌关节、掌指关节屈曲

固定操作 要点	■ 使腕关节掌屈	▶ 将其固定于腕关节与腕骨远侧之间的第2、第3掌骨方向
	■ 将拇指腕掌关节由背侧推向掌侧，形成支点	

拉伸操作 作要点	■ 不拉伸拇指指间关节	

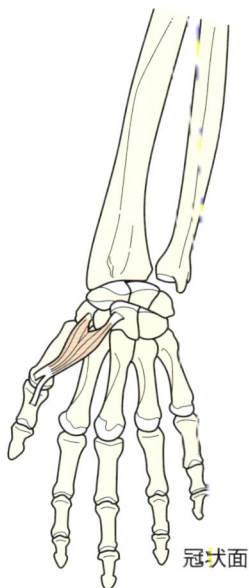

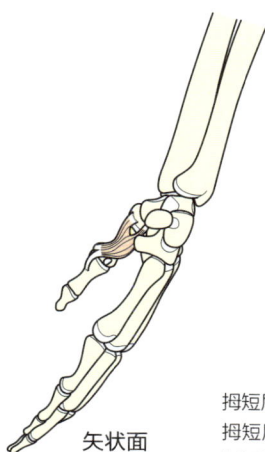

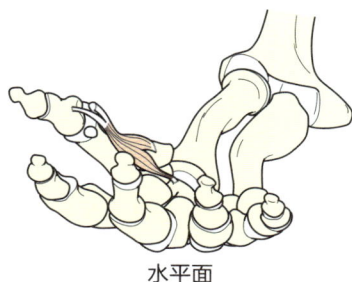

水平面

矢状面

冠状面

拇短屈肌浅头起于屈肌支持带，止于拇指近节指骨底掌面。
拇短屈肌深头起于大多角骨、小多角骨、头状骨，止于拇指近节指骨底掌面。
拇短屈肌属于手内在肌，不经过腕关节。
拇短屈肌跨拇指腕掌关节与掌指关节。
该肌肉经过拇指腕掌关节与掌指关节掌侧，可使这些关节屈曲。

图4-16-1　拇短屈肌的拉伸——概要（1）

患者腕关节掌屈，放松手外在肌（腕关节掌屈肌）。物理治疗师固定患者第2与第3掌骨，使其拇指腕掌关节、掌指关节伸展，进行拉伸。

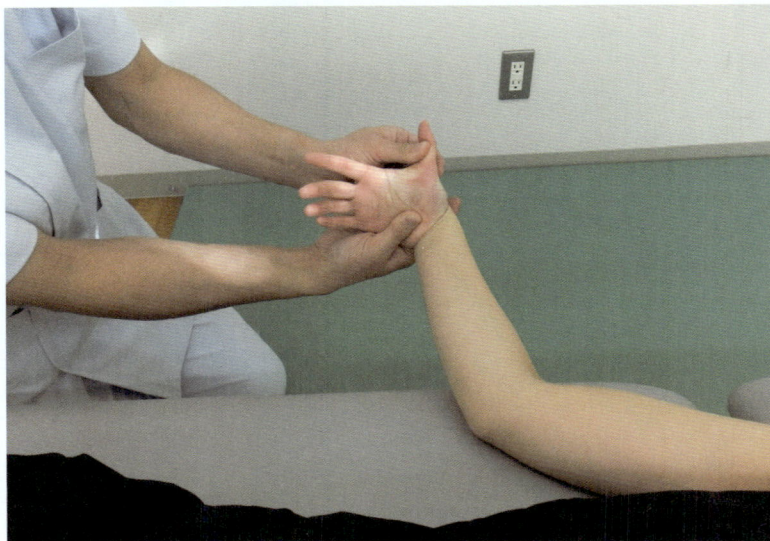

图4-16-2　拇短屈肌的拉伸——概要（2）

物理治疗师的手应远离患者拇指远节指骨，在拇指近节指骨部位进行拉伸操作，以防对其拇指指间关节误操作。

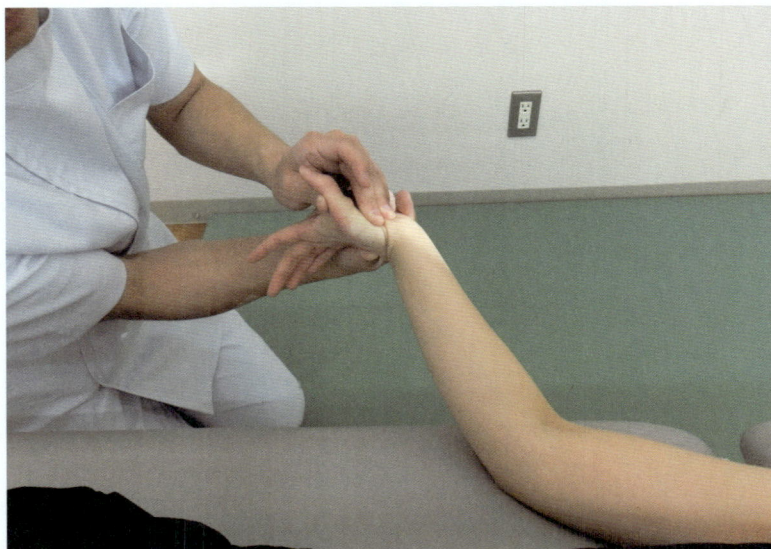

图4-16-3　拇短屈肌的固定操作

物理治疗师使患者腕关节掌屈、旋前，放松其拇长屈肌；右手从背面固定患者第2、第3掌骨（⬭），防止其朝腕关节背屈方向移动。

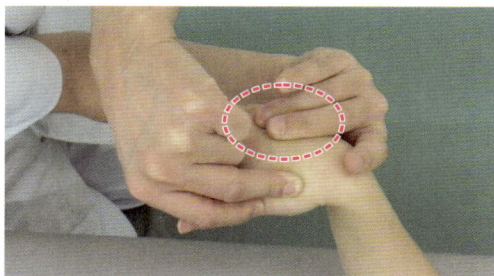

图4-16-4　拇短屈肌的拉伸操作（1）

物理治疗师左手中指置于患者大多角骨背侧，形成支点；右手自背面固定患者第2、第3掌骨（➡），防止其朝腕关节背屈方向移动。物理治疗师左手拇指使患者拇指近节指骨朝拇指掌指关节背屈方向移动（➡）。

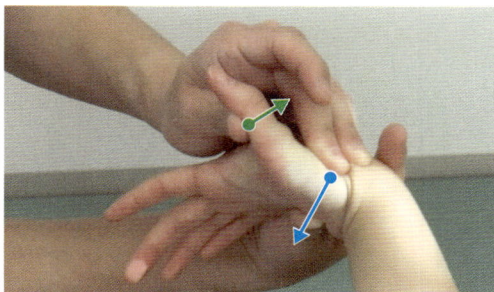

图4-16-5　拇短屈肌的拉伸操作（2）

拉伸拇短屈肌（a）与拉伸拇短展肌（b）的方向有以下不同。

拉伸拇短屈肌时，患者拇指掌骨与第2掌骨自然开合，朝拇指掌指关节伸展方向进行拉伸。

拉伸拇短展肌时，由于腕关节朝掌侧内收，因此拇指掌骨朝第2掌骨方向进行拉伸。

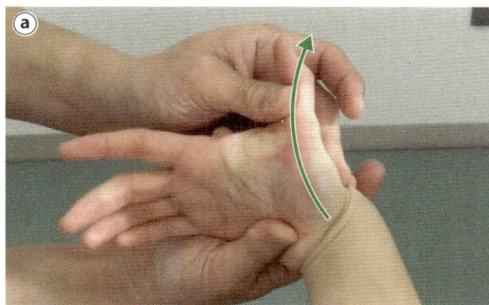

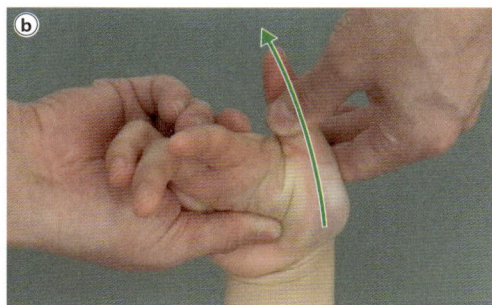

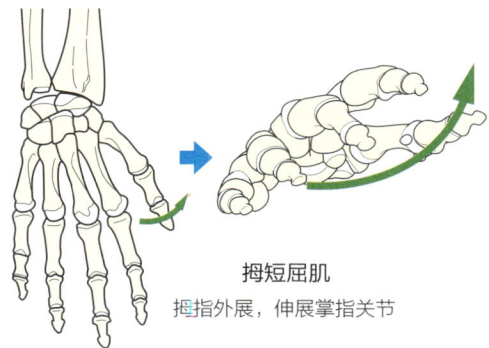

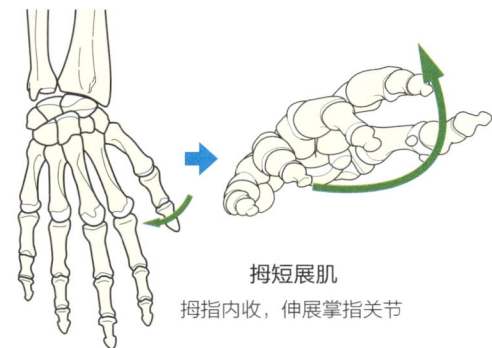

拇短屈肌
拇指外展，伸展掌指关节

拇短展肌
拇指内收，伸展掌指关节

拇短展肌 abductor pollicis brevis muscle

起点	手舟骨结节、大多角骨、屈肌支持带	支配神经	正中神经
止点	拇指近节指骨底桡侧	神经节	C6、C7

■技术要点

肌肉走向与功能	■ 不经过腕关节	▶ 腕关节掌屈，缓解前臂屈肌紧张
	■ 经过拇指腕掌关节桡侧、掌侧	▶ 使拇指腕掌关节桡侧外展、掌侧外展
	■ 经过拇指掌指关节屈曲－伸展轴掌侧	▶ 使拇指掌指关节屈曲

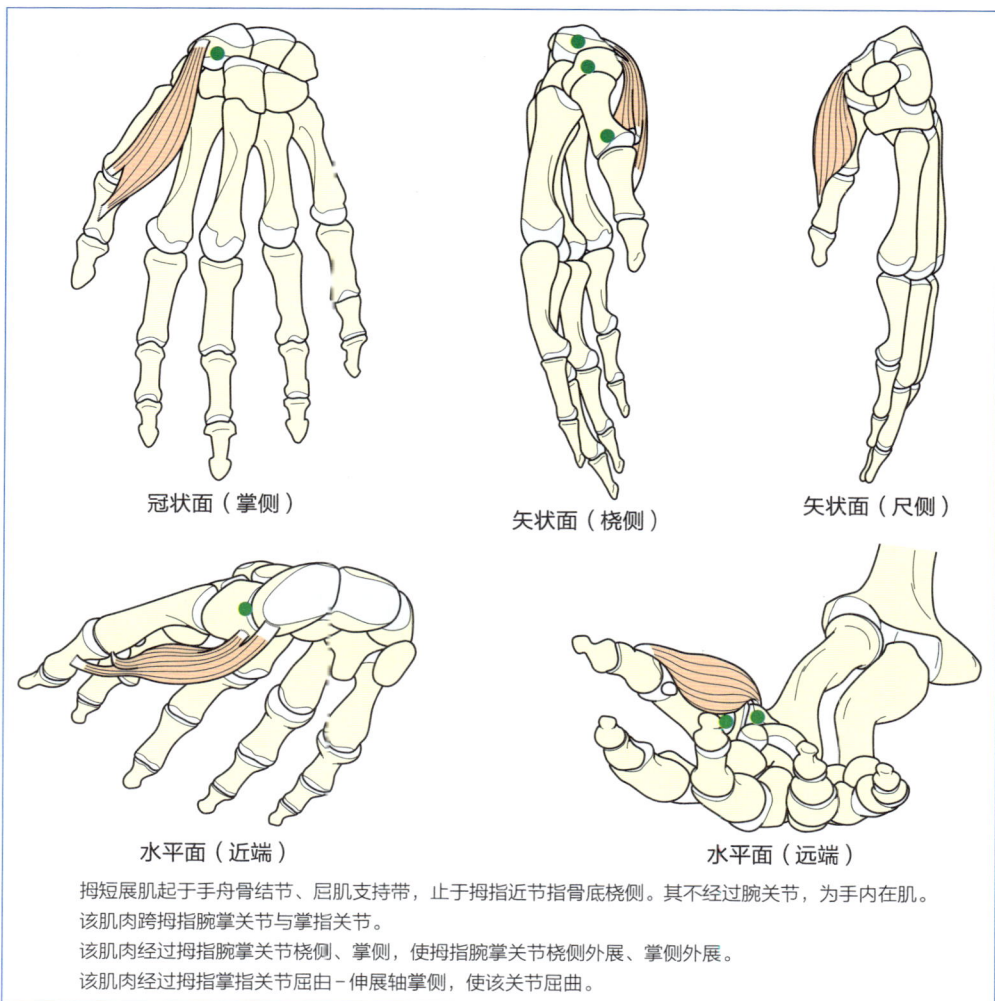

冠状面（掌侧）

矢状面（桡侧）

矢状面（尺侧）

水平面（近端）

水平面（远端）

拇短展肌起于手舟骨结节、屈肌支持带，止于拇指近节指骨底桡侧。其不经过腕关节，为手内在肌。
该肌肉跨拇指腕掌关节与掌指关节。
该肌肉经过拇指腕掌关节桡侧、掌侧，使拇指腕掌关节桡侧外展、掌侧外展。
该肌肉经过拇指掌指关节屈曲－伸展轴掌侧，使该关节屈曲。

固定操作	作要点	■ 腕关节掌屈
		■ 物理治疗师自背侧至掌屈方向握住患者第2、第3掌骨

拉伸操作	作要点	■ 使拇指腕掌关节向掌侧内收，同时向尺侧内收，进行拉伸
		■ 使拇指掌指关节伸展，进行拉伸

图4-17-1　拇短展肌的拉伸——概要

患者腕关节掌屈，放松手外在肌（腕关节掌屈肌），物理治疗师使患者拇指腕掌关节朝掌侧内收，拇指掌指关节伸展，进行拉伸。拉伸时，以患者拇指腕掌关节掌侧内收方向为基本拉伸方向。

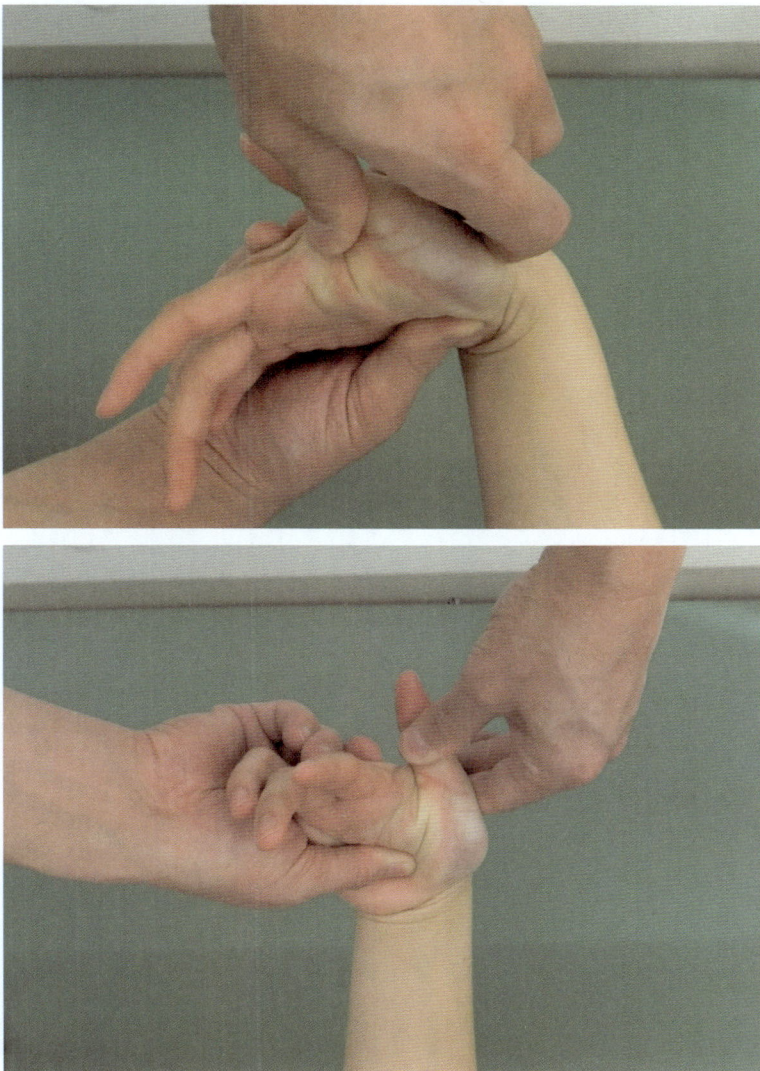

图 4-17-2 拇短展肌的固定操作

患者腕关节掌屈，以放松手外在肌（腕关节掌屈肌）。物理治疗师右手固定患者手部。

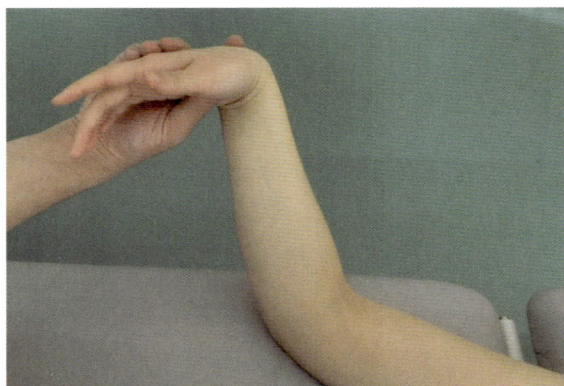

图 4-17-3 拇短展肌的拉伸操作

将患者腕关节固定于掌屈位，物理治疗师左手对患者拇指掌骨进行拉伸操作，使患者拇指腕掌关节朝掌侧内收（①➡②）。此时，物理治疗师左手中指置于患者第2掌骨背侧，形成支点。

而后，物理治疗师左手拇指滑至患者拇指近节指骨底掌侧偏远端，使其拇指掌指关节伸展（③➡④）。需要注意的是，拇指腕掌关节内收与掌指关节伸展方向略有不同。

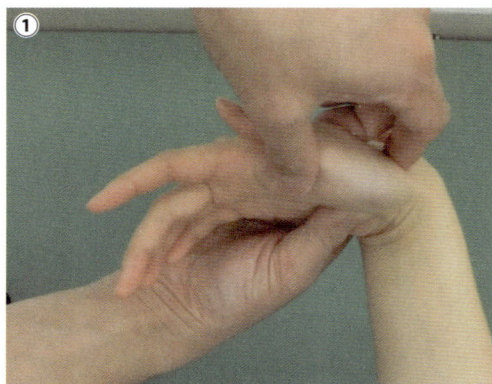

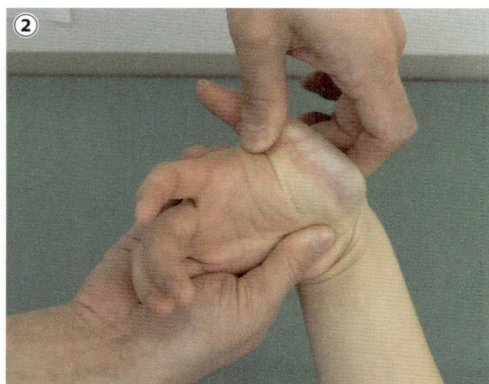

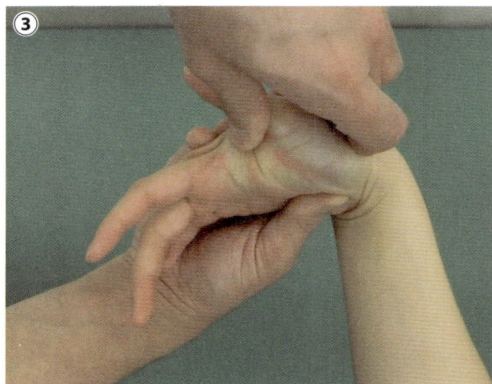

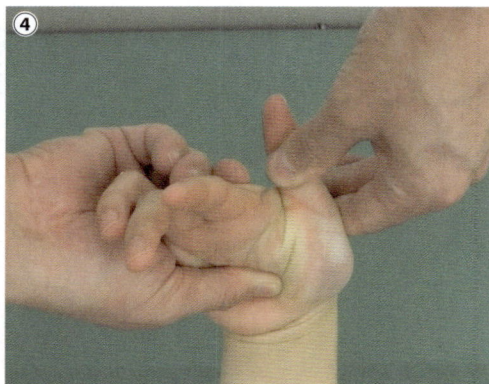

拇收肌　adductor pollicis muscle

▤斜头　adductor pollicis oblique

起点	头状骨和第2、第3掌骨底掌侧	支配神经	尺神经
止点	拇指近节指骨底尺侧	神经节	C8、T1

▤横头　adductor pollicis transverse

起点	第3掌骨掌面	支配神经	尺神经
止点	拇指近节指骨底尺侧	神经节	C8、T1

■技术要点

肌肉走向 与功能	■ 不经过腕关节	▶ 腕关节掌屈
	■ 跨拇指腕掌关节与掌指关节	▶ 不对拇指指间关节进行操作
	■ 经过拇指腕掌关节内侧、掌侧	▶ 使拇指腕掌关节内收、屈曲
	■ 经过拇指掌指关节内收－外展轴内侧	▶ 使拇指掌指关节内收

固定操作 作要点	■ 使腕关节掌屈
	■ 固定第2~第4掌骨（尤其是第2掌骨），防止腕关节背屈

拉伸操作 作要点	■ 使拇指掌指关节朝掌侧外展、桡侧外展（与手掌面形成约60度夹角），进行拉伸

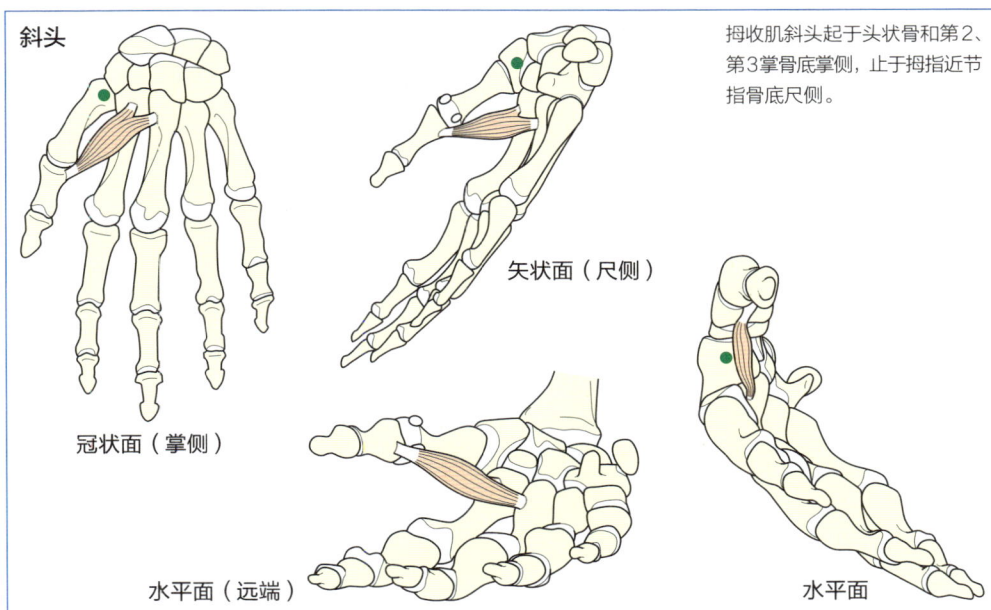

斜头

冠状面（掌侧）

矢状面（尺侧）

水平面（远端）

水平面

拇收肌斜头起于头状骨和第2、第3掌骨底掌侧，止于拇指近节指骨底尺侧。

横头

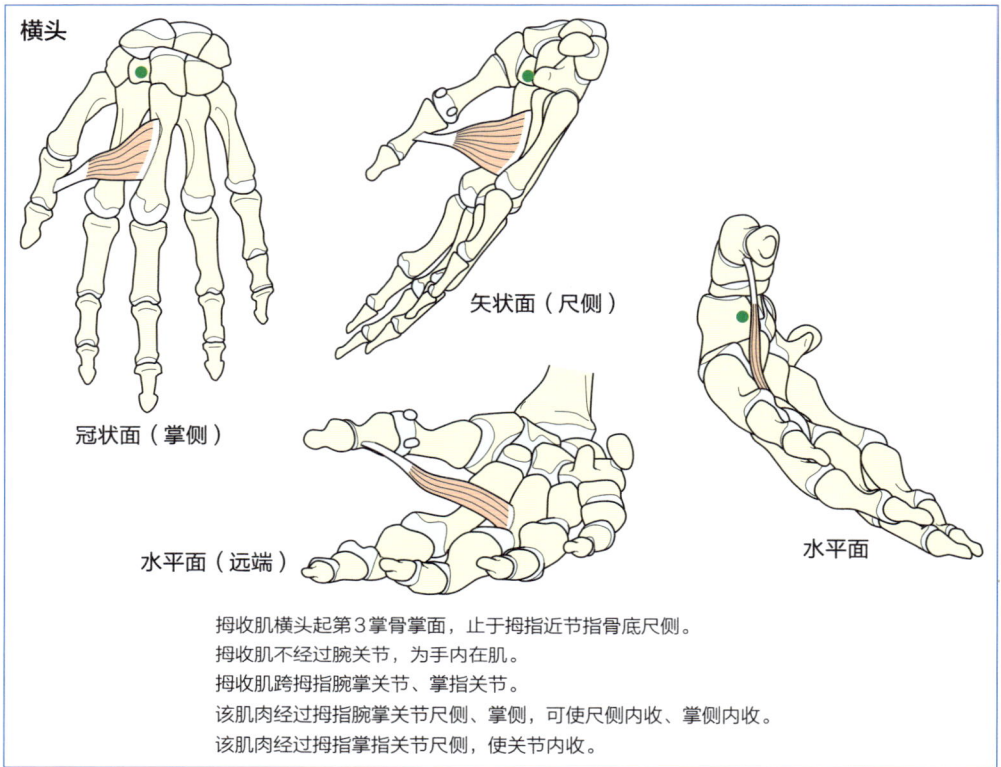

冠状面（掌侧）

矢状面（尺侧）

水平面（远端）

水平面

拇收肌横头起第3掌骨掌面，止于拇指近节指骨底尺侧。
拇收肌不经过腕关节，为手内在肌。
拇收肌跨拇指腕掌关节、掌指关节。
该肌肉经过拇指腕掌关节尺侧、掌侧，可使尺侧内收、掌侧内收。
该肌肉经过拇指掌指关节尺侧，使关节内收。

图4-18-1　拇收肌的拉伸——概要

腕关节掌屈，放松手外在肌（腕关节掌屈肌）。物理治疗师使患者拇指腕掌关节朝掌侧外展，拇指掌指关节外展，进行拉伸。拉伸时，以患者拇指腕掌关节掌侧外展方向为基本拉伸方向。

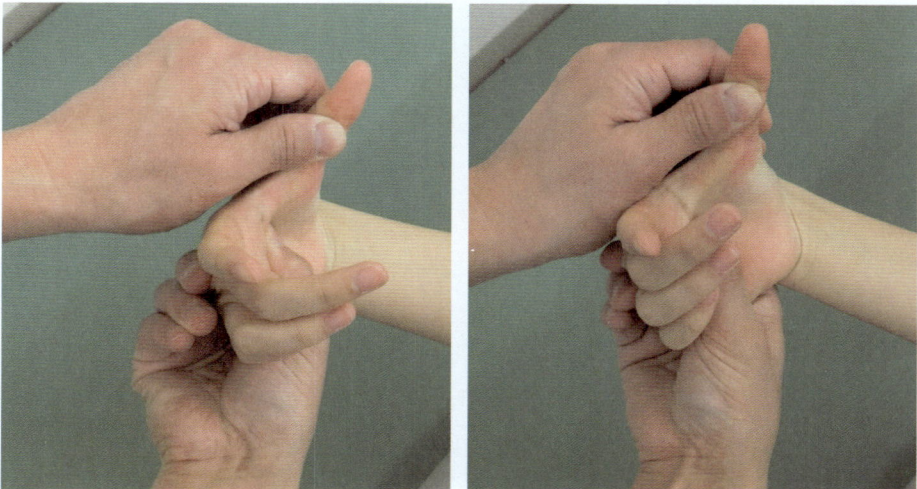

图4-18-2 拇收肌的固定操作

患者腕关节掌屈（①），物理治疗师右手握住患者第2、第3掌骨，进行固定（②）。

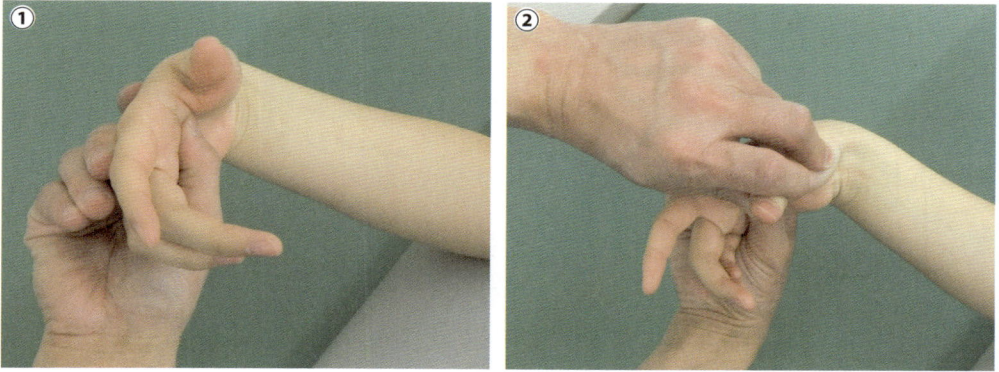

图4-18-3 拇收肌的拉伸操作

物理治疗师左手握住患者拇指近节指骨（①），使其朝掌侧外展（朝桡侧轻微外展），进行拉伸（②）。

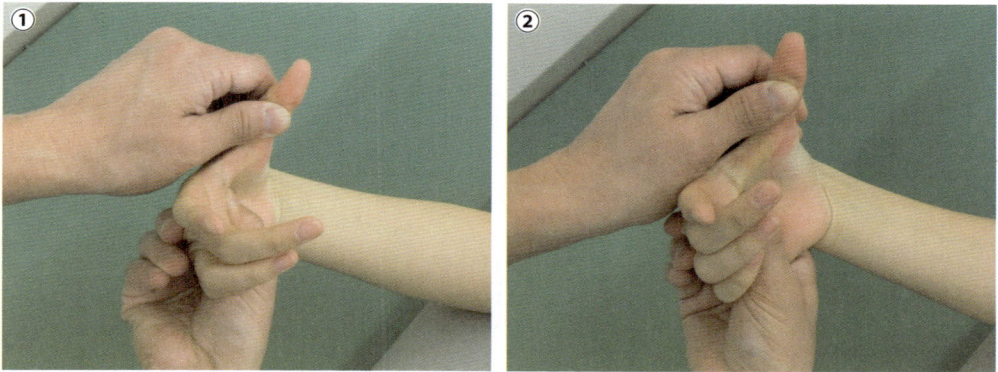

图4-18-4 拇收肌的拉伸——拉伸方向

使患者拇指相较于其他拇指外展60度，在这一方向进行拉伸。

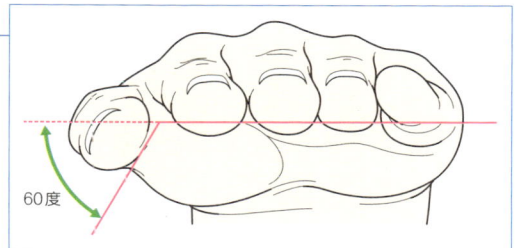

引自文献[1]

■参考文献

[1] ユッタ・ホッホシールド：からだの構造と機能1上肢と上部体幹（丸山仁司 監）. 170-217. ガイアブックス. 2011.

拇对掌肌 opponens pollicis muscle

起点	大多角骨、屈肌支持带		支配神经	正中神经
止点	第1掌骨外侧的全长		神经节	C6、C7

■技术要点

肌肉走向与功能	■ 不经过腕关节	▶ 腕关节掌屈
	■ 只经过拇指腕掌关节	▶ 不对拇指掌指关节等起作用
	■ 经过拇指腕掌关节内收－外展轴内侧	▶ 使拇指腕掌关节内收
	■ 经过拇指腕掌关节屈曲－伸展轴掌侧	▶ 使拇指腕掌关节屈曲
	■ 经过拇指腕掌关节内旋－外旋轴掌侧	▶ 使拇指腕掌关节旋后

固定操作要点	■ 腕关节掌屈
	■ 固定第2~第4掌骨（尤其是第2掌骨），防止腕关节背屈

拉伸操作要点	■ 使拇指腕掌关节桡侧外展、伸展、旋前，进行拉伸

冠状面

矢状面

水平面

拇对掌肌起于大多角骨结节、屈肌支持带，止于第1掌骨外侧的全长，不经过腕关节，为手内在肌。
拇对掌肌只经过拇指腕掌关节。
该肌肉经过拇指腕掌关节尺侧、掌侧和前方，可使拇指腕掌关节内收、屈曲、旋后。
拉伸该肌肉时对掌骨进行拉伸操作。

图4-19-1　拇对掌肌的拉伸——概要

使患者腕关节掌屈，放松手外在肌（腕关节掌屈肌）。物理治疗师左手握住患者第1掌骨，使其拇指腕掌关节桡侧外展、伸展、旋前，进行拉伸。

拉伸时，物理治疗师务必在患者第1掌骨进行操作，防止跨拇指掌指关节对患者拇指近节指骨进行误操作。

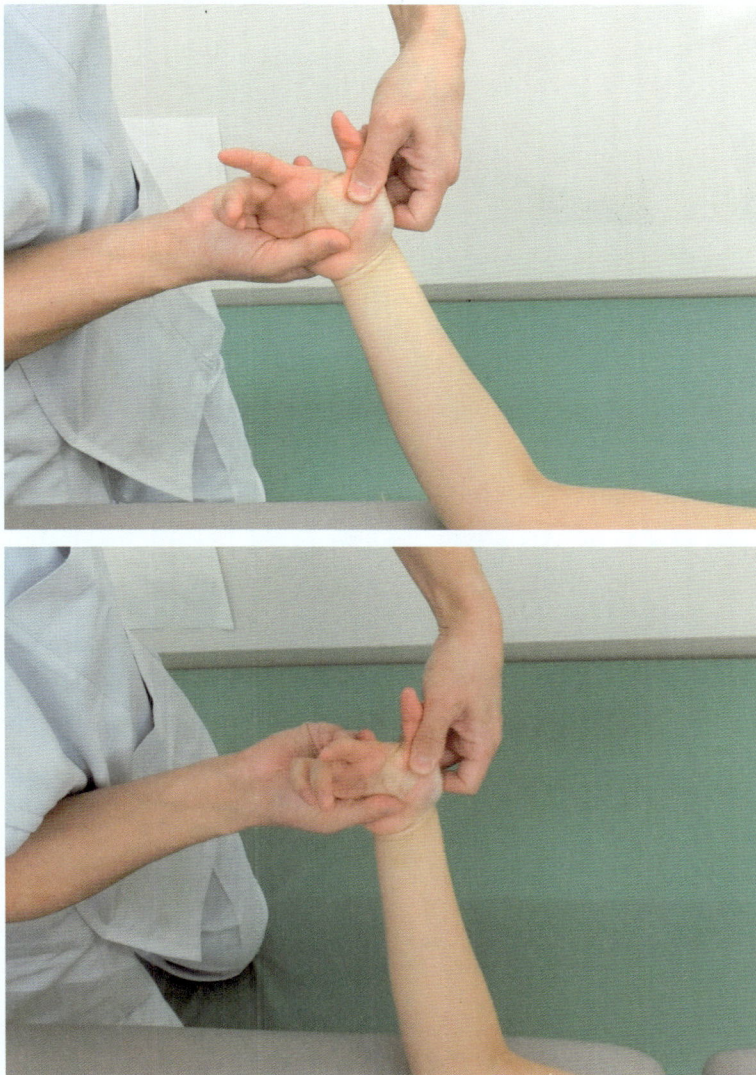

图4-19-2 拇对掌肌的固定操作

物理治疗师右手置于患者第2~第5掌骨处，进行固定。

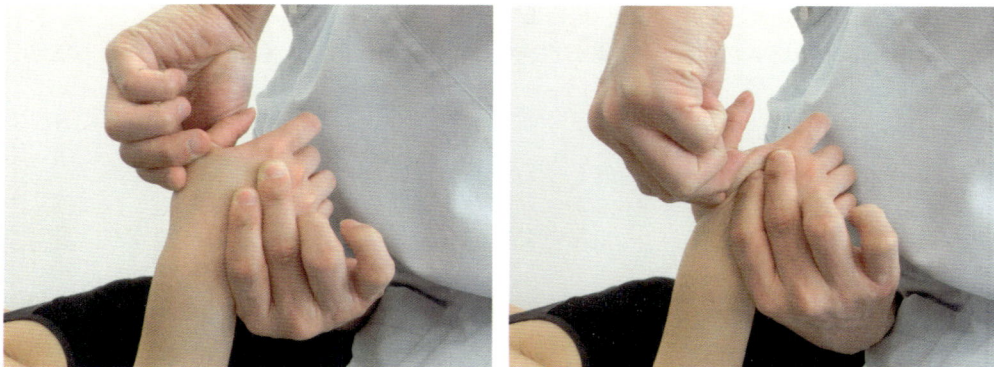

图4-19-3 拇对掌肌的拉伸操作

使患者腕关节掌屈，放松手外在肌（腕关节掌屈肌）（①），物理治疗师右手置于患者第2~第5掌骨处进行固定（②）。

物理治疗师左手握住患者第1掌骨，使拇指腕掌关节桡侧外展、伸展、旋前（对掌运动的相反方向），进行拉伸（③）。

对患者拇指近节指骨进行操作时会导致对拇指掌指关节的误操作，因此拉伸时仅对患者第1掌骨进行操作（④⑤）。

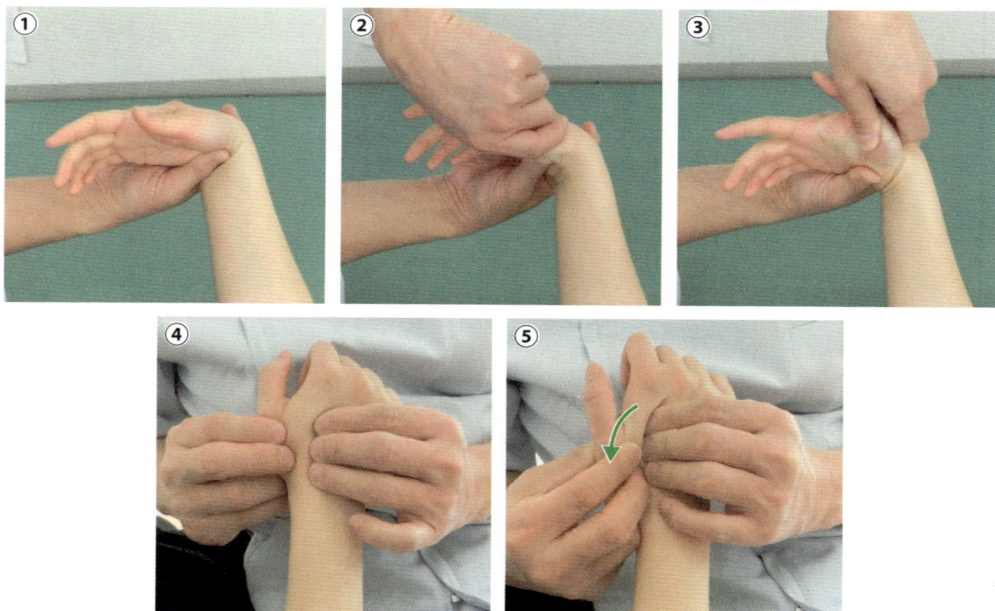

小指展肌 abductor digiti minimi muscle

起点	豌豆骨、屈肌支持带	支配神经	尺神经
止点	小指近节指骨底尺侧	神经节	C8、T1

■技术要点

<table>
<tr><td rowspan="3">肌肉走向与功能</td><td>■ 起点之一为豌豆骨</td><td>▶ 固定豌豆骨</td></tr>
<tr><td>■ 经过小指掌指关节外侧（尺侧）</td><td>▶ 使小指掌指关节外展</td></tr>
<tr><td>■ 经过小指掌指关节偏掌侧</td><td>▶ 使小指掌指关节轻微屈曲</td></tr>
<tr><td>固定操作要点</td><td>■ 拉伸时，豌豆骨朝远端、尺侧移动</td><td>▶ 将豌豆骨固定于肌肉近端、桡侧</td></tr>
<tr><td rowspan="2">拉伸操作要点</td><td>■ 小指掌指关节伸展、内收</td><td>▶ 将小指置于无名指后方</td></tr>
<tr><td colspan="2">■ 拉伸时，应对小指近节指骨进行操作，注意不要超过近端指间关节</td></tr>
</table>

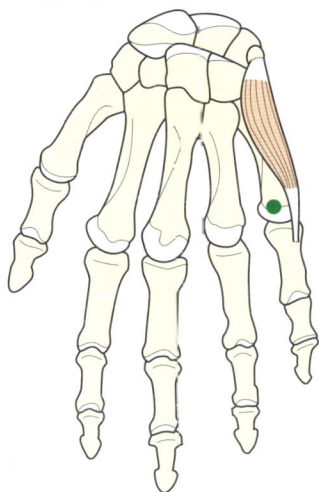

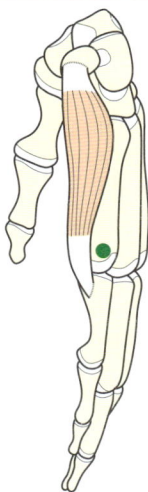

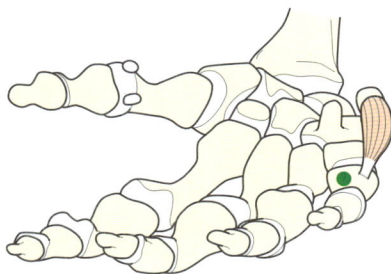

水平面

冠状面　　　　　　　　矢状面

小指展肌起于豌豆骨、屈肌支持带，止于小指近节指骨底尺侧。
小指展肌不经过腕关节，为手内在肌。
小指展肌跨小指腕掌关节和掌指关节。
该肌肉经过小指掌指关节尺侧、偏掌侧，使小指掌指关节外展、轻微屈曲。
该肌肉起点之一为豌豆骨，拉伸时需要充分固定豌豆骨。

图4-20-1　小指展肌的拉伸——概要

物理治疗师将从肌肉远端（偏尺侧）开始固定患者豌豆骨，使患者小指掌指关节内收、轻微伸展。

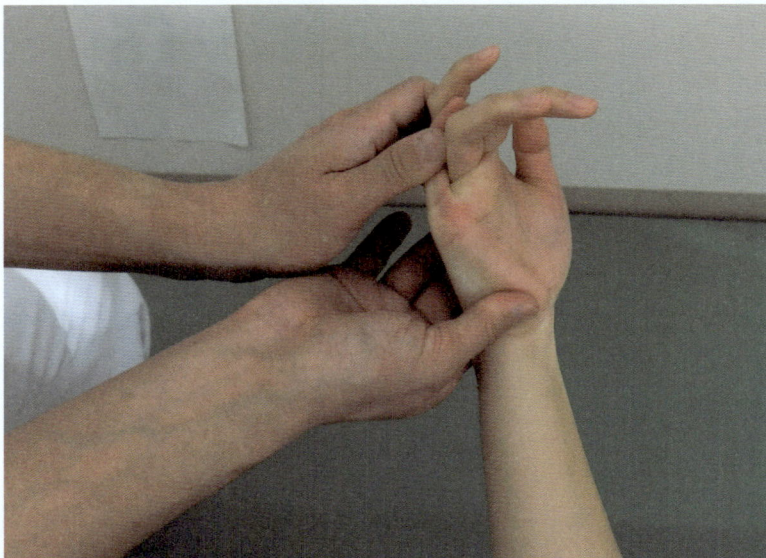

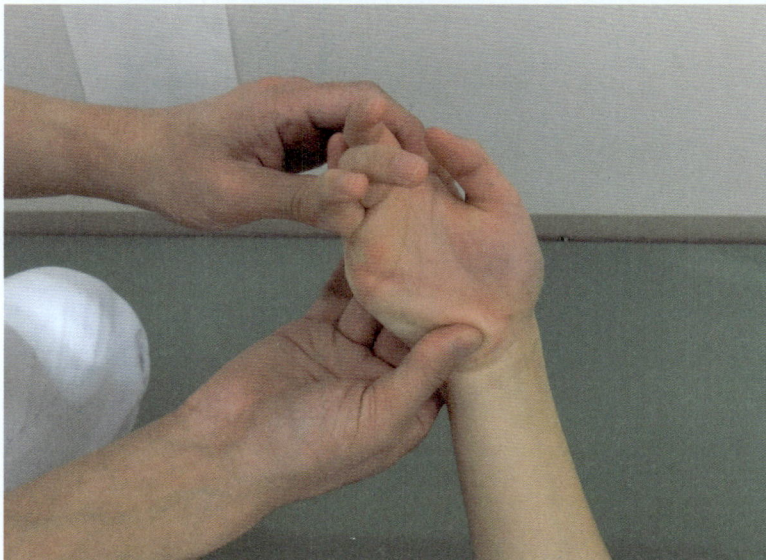

图4-20-2 小指展肌的固定操作

确认患者豌豆骨的位置（①），物理治疗师右手从远端（偏尺侧）朝近端、中间方向固定患者豌豆骨（②）。

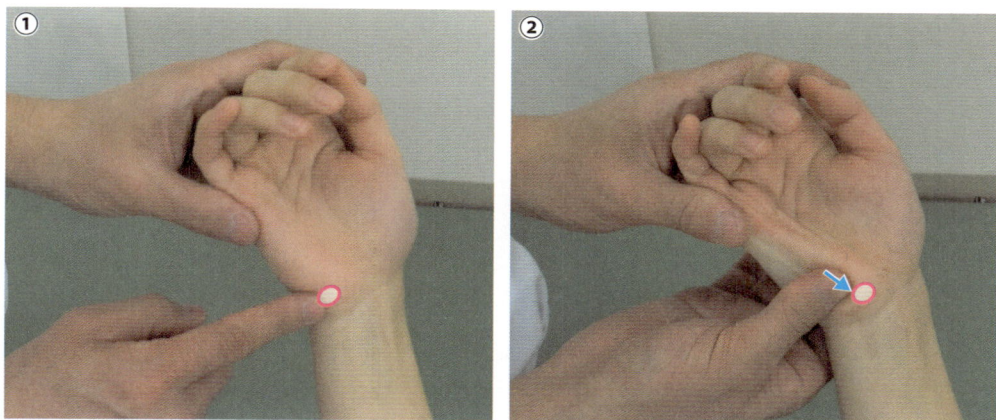

图4-20-3 小指展肌的拉伸操作

物理治疗师右手拇指固定患者豌豆骨之后，左手拇指置于患者第5掌骨远端尺侧；而后，左手拇指从患者第5掌骨远端越过小指掌指关节，滑至患者近节指骨尺侧、掌侧（①②）。由此使患者小指掌指关节内收、轻微伸展（③）。注意拉伸时不要越过患者小指指间关节。

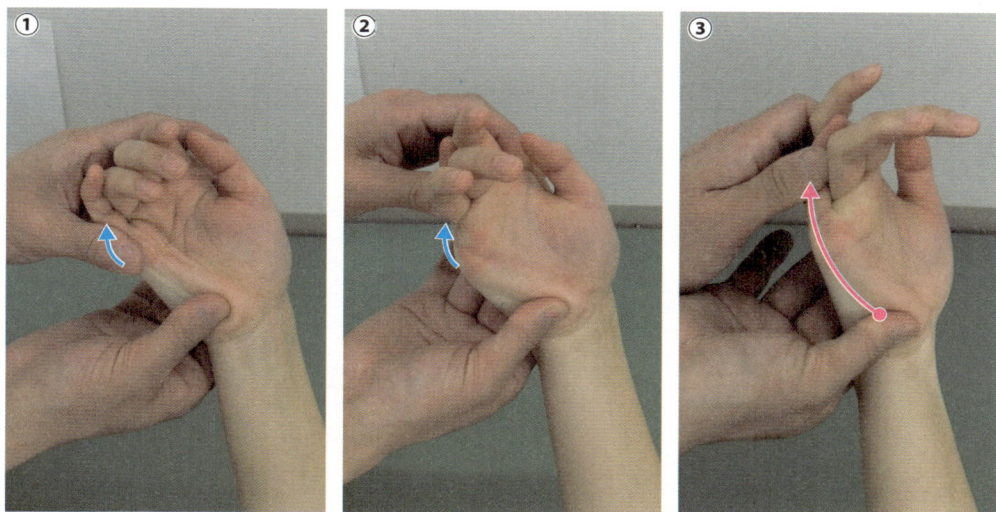

小指短屈肌 *flexor digiti minimi brevis muscle*

起点	屈肌支持带、钩骨钩		支配神经	尺神经
止点	小指近节指骨底掌侧		神经节	C8、T1

■技术要点

肌肉走向与功能	■ 不经过腕关节	▶ 腕关节掌屈，放松手外在肌
	■ 经过小指腕掌关节、掌指关节掌屈－背屈轴掌侧	▶ 使小指腕掌关节、掌指关节屈曲

固定操作要点	■ 除小指掌指关节伸展外，也应将小指腕掌关节固定于伸展位

拉伸操作要点	■ 依次使小指腕掌关节、掌指关节伸展，进行拉伸
	■ 小指近端指间关节、远端指间关节不伸展

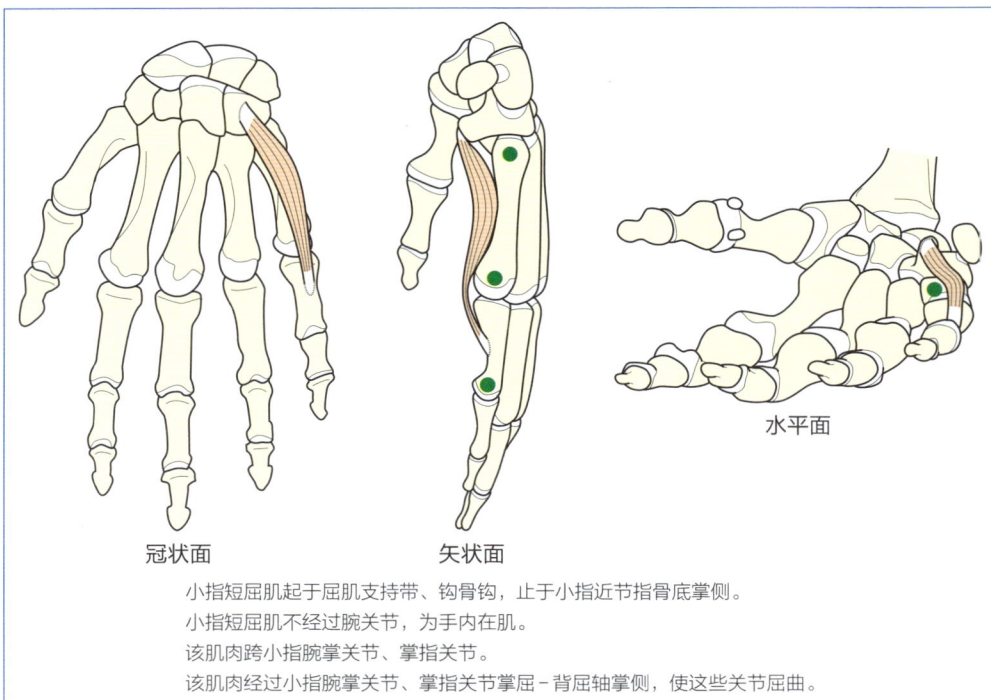

冠状面   矢状面   水平面

小指短屈肌起于屈肌支持带、钩骨钩，止于小指近节指骨底掌侧。
小指短屈肌不经过腕关节，为手内在肌。
该肌肉跨小指腕掌关节、掌指关节。
该肌肉经过小指腕掌关节、掌指关节掌屈－背屈轴掌侧，使这些关节屈曲。

图4-21-1　小指短屈肌的拉伸——概要

患者腕关节掌屈，小指掌指关节伸展。此时，物理治疗师对患者小指近节指骨进行拉伸操作，同时注意防止患者小指近端指间关节与远端指间关节伸展。

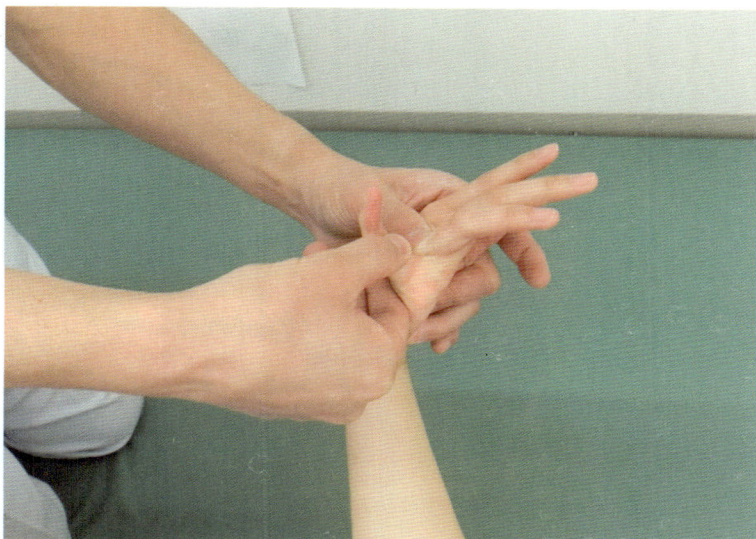

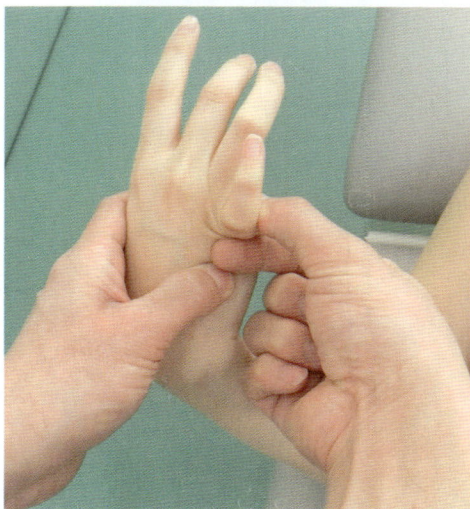

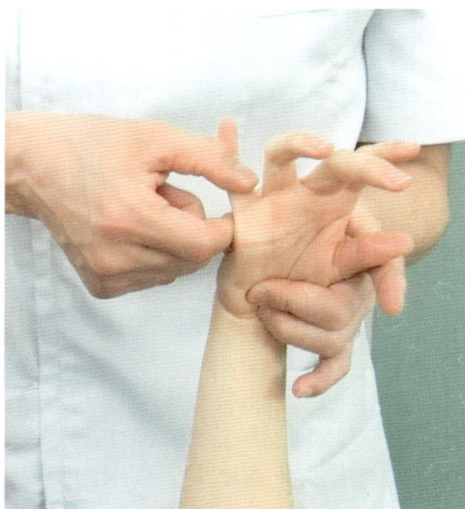

图4-21-2　小指短屈肌的拉伸——开始体位

图4-21-2　小指短屈肌的拉伸——开始体位

物理治疗师左手使患者腕关节掌屈。

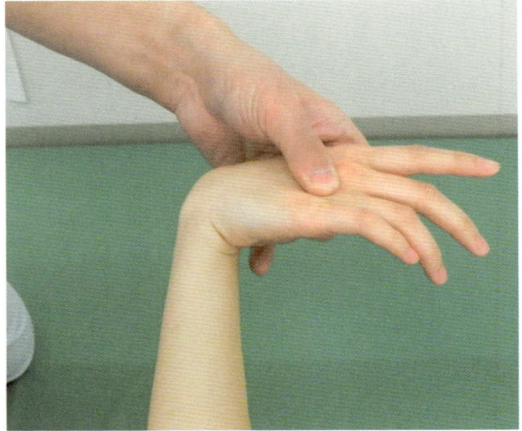

图4-21-3　小指短屈肌的固定操作

物理治疗师左手中指与无名指握住患者钩骨钩。右手食指从背侧置于患者小指掌骨远端，进行固定。

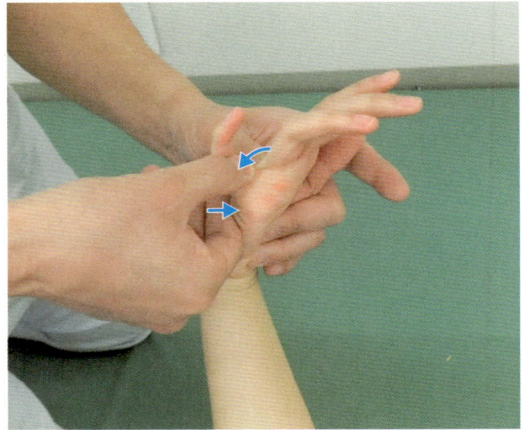

图4-21-4　小指短屈肌的拉伸操作

物理治疗师右手食指固定患者小指掌骨远端，拇指从掌侧置于患者小指近节指骨，使患者小指掌指关节伸展。

此时，物理治疗师右手拇指避开患者小指中节指骨与远节指骨，以防对患者近端指间关节与远端指间关节进行误操作。

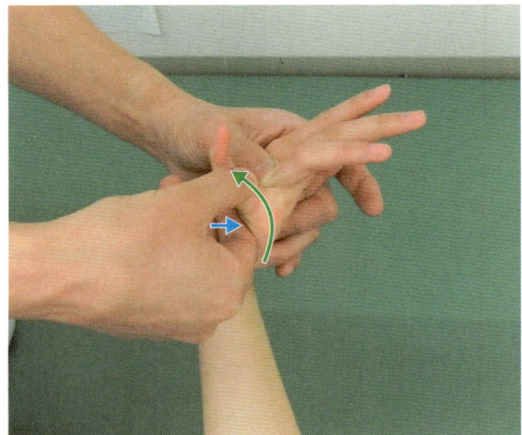

小指对掌肌 opponens digiti minimi muscle

起点	屈肌支持带、钩骨钩		支配神经	尺神经
止点	第5掌骨尺侧缘		神经节	C8、T1

■技术要点

肌肉走向与功能	■ 不经过腕关节	▶ 腕关节不可背屈
	■ 只经过小指腕掌关节	▶ 不对小指掌指关节等起作用
	■ 经过小指腕掌关节内收-外展轴内侧	▶ 使小指腕掌关节内收
	■ 经过小指腕掌关节屈曲-伸展轴掌侧	▶ 使小指腕掌关节屈曲
	■ 经过小指腕掌关节内旋-外旋轴掌侧	▶ 使小指腕掌关节旋后

固定操作要点	■ 防止腕关节伸展
	■ 固定第2~第4掌骨（尤其是第4掌骨），防止腕关节背屈

拉伸操作要点	■ 使小指腕掌关节外展、伸展、旋前，进行拉伸

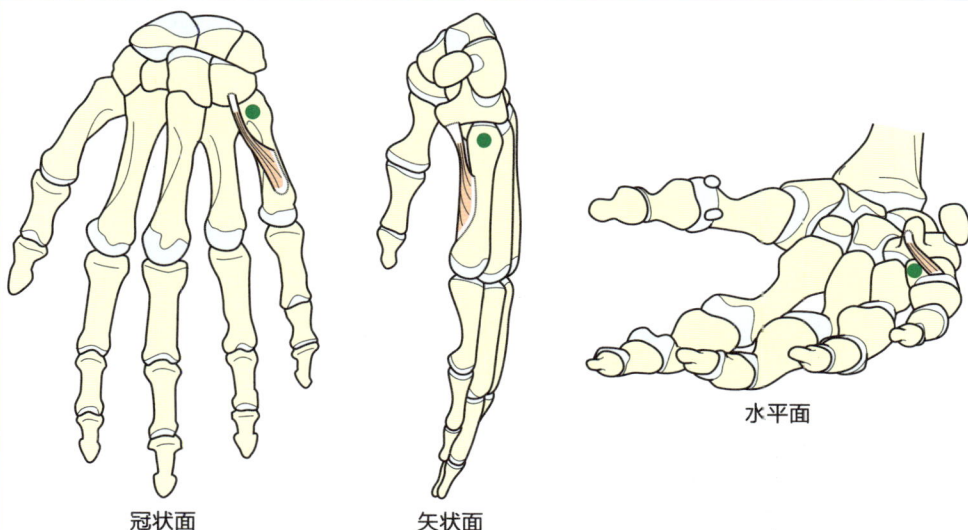

冠状面　　　　　矢状面　　　　　水平面

小指对掌肌起于屈肌支持带、钩骨钩，止于第5掌骨尺侧缘。
小指对掌肌不经过腕关节，为手内在肌。
该肌肉只经过小指腕掌关节。
该肌肉经过小指腕掌关节桡侧、掌侧和前方，使关节内收、屈曲、旋后。
拉伸该肌肉时，物理治疗师对患者掌骨进行操作。

图4-22-1 小指对掌肌的拉伸——概要

物理治疗师握住患者第2~第4指进行固定，使患者小指腕掌关节伸展、外展，进行与对掌运动方向相反（第5掌骨旋前）的运动。

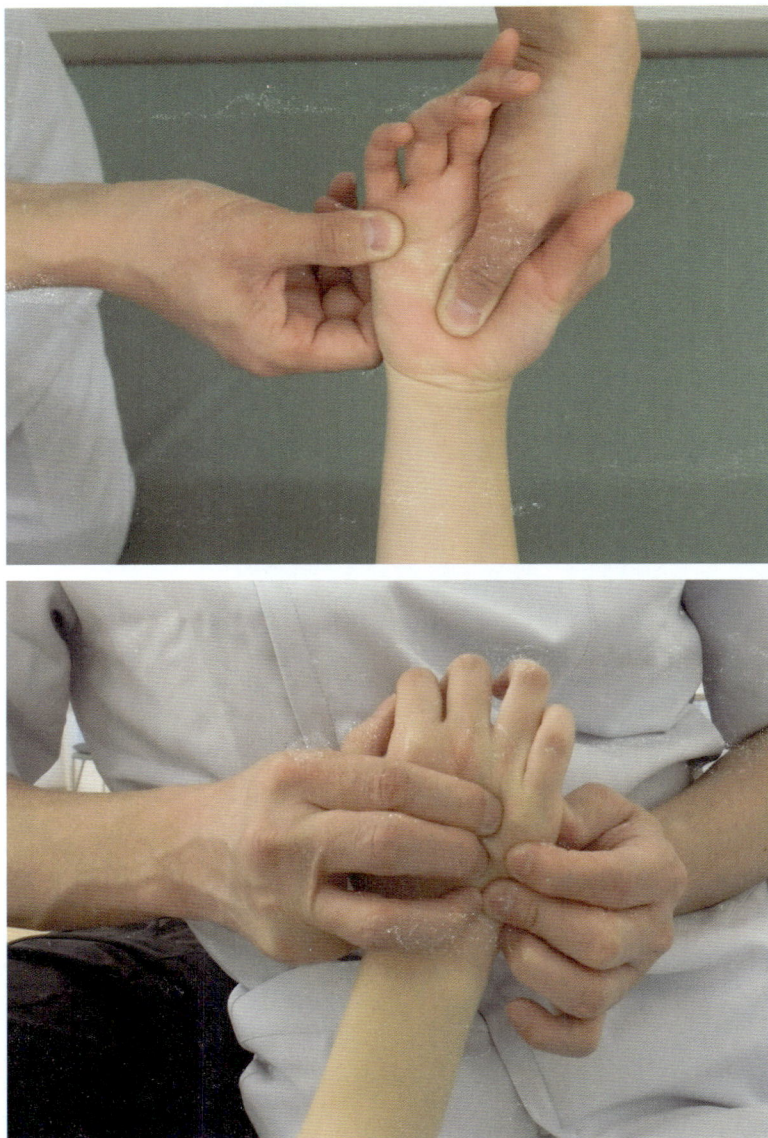

图4-22-2　小指对掌肌的拉伸操作

图①③所示物理治疗师右手拇指自掌侧、其他手指自背侧握住并固定患者第2~第4掌骨。使患者小指腕掌关节伸展、外展，进行与对掌运动方向相反（第5掌骨旋前）的运动。拉伸时，患者第2~第4掌骨容易朝背侧移动，因此物理治疗师需用手指从背侧对其进行固定（③④）。

此外，如图①②所示，拉伸时，物理治疗师使患者小指腕掌关节外展、伸展，同时使患者第5掌骨稍微旋前（向对掌运动的反方向回旋）。

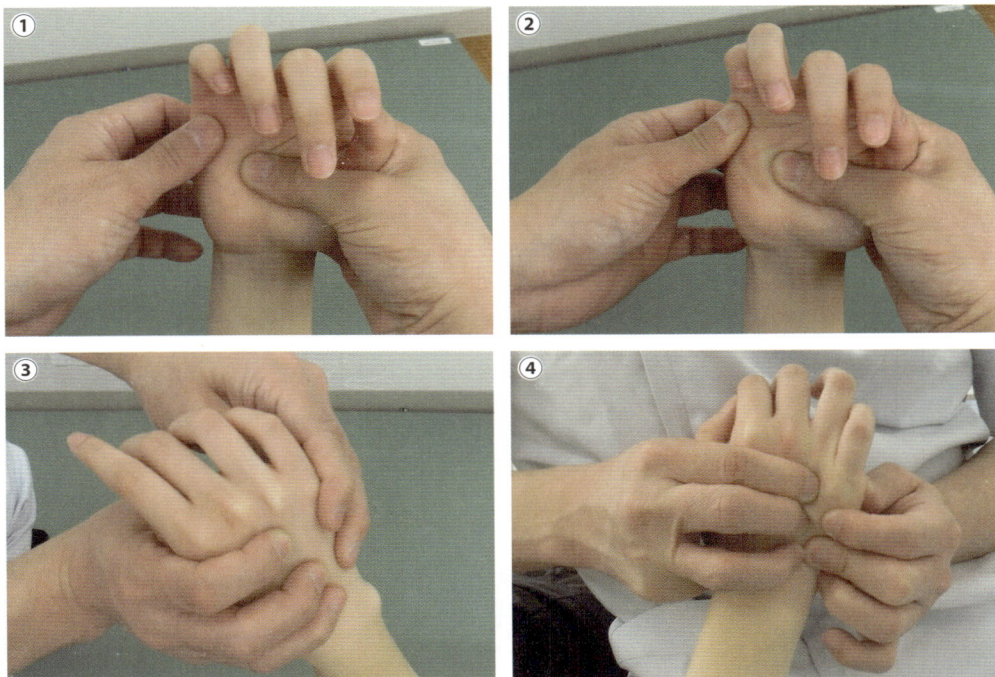

图4-22-3　小指对掌肌的拉伸——拉伸顺序

物理治疗师左手固定患者第2~第4掌骨，右手握住患者第5掌骨，使小指腕掌关节伸展、外展，同时使其进行与对掌运动方向相反的回旋（第5掌骨旋前）。

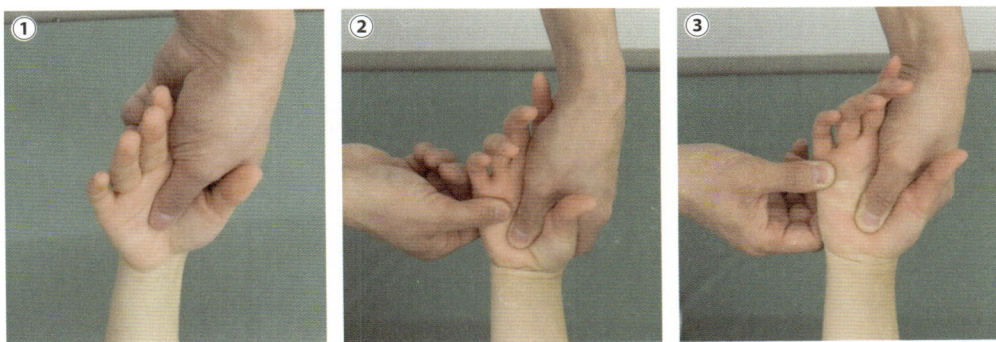

蚓状肌 lumbrical muscle

起点	指深屈肌腱
止点	第2~第5指指背腱膜

支配神经	❶正中神经 ❷尺神经
神经节	❶C6、C7 ❷C8、T1

骨间背侧肌 dorsal interosseous muscle

起点	第1~第5掌骨对缘
止点	第2~第4指近节指骨和指背腱膜

支配神经	尺神经
神经节	C8、T1

骨间掌侧肌 palmar interosseous muscle

起点	第2掌骨内侧面和第4、第5掌骨外侧面
止点	第2、第4、第5指近节指骨底和指背腱膜

支配神经	尺神经
神经节	C8、T1

■技术要点

肌肉走向与功能	■ 经过掌指关节掌侧，近端指间关节、远端指间关节背侧	▶ 使掌指关节屈曲，近端指间关节、远端指间关节伸展
	■ 蚓状肌起于指深屈肌腱	▶ 根据指深屈肌腱收缩变化，选择性地拉伸各个手内在肌（狭义）
	■ 蚓状肌起于指深屈肌腱	▶ 拉伸蚓状肌时，腕关节背屈
	■ 蚓状肌起于指深屈肌腱	▶ 拉伸骨间肌时，腕关节掌屈
	■ 骨间掌侧肌经过掌指关节内收–外展轴内侧	▶ 通过掌指关节外展进行拉伸
	■ 骨间背侧肌经过掌指关节内收–外展轴外侧	▶ 通过掌指关节内收进行拉伸

拉伸操作要点	■ 近端指间关节、远端指间关节首先屈曲，掌指关节最后伸展

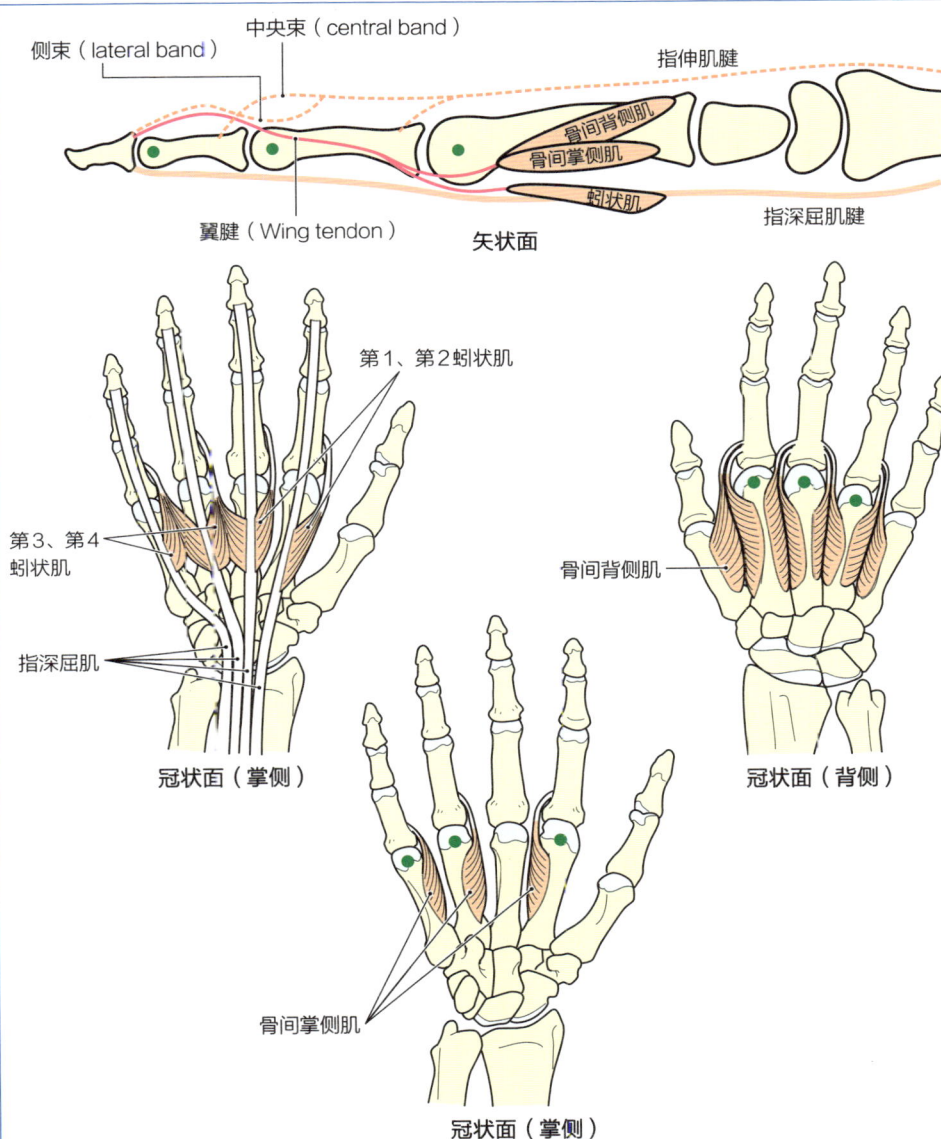

側束（lateral band）　中央束（central band）　指伸肌腱

骨间背侧肌
骨间掌侧肌
蚓状肌

翼腱（Wing tendon）　矢状面　指深屈肌腱

第1、第2蚓状肌

第3、第4
蚓状肌

指深屈肌

冠状面（掌侧）

骨间背侧肌

冠状面（背侧）

骨间掌侧肌

冠状面（掌侧）

蚓状肌起于指深屈肌腱，止于第2~第5指指背腱膜。

骨间背侧肌起于第1~第5掌骨对缘，止于第2~第4指近节指骨和指背腱膜。

骨间掌侧肌起于第2掌骨内侧面和第4、第5掌骨外侧面，止于第2、第4、第5指近节指骨和指背腱膜。

蚓状肌、骨间背侧肌、骨间掌侧肌被称为狭义上的手内在肌，跨掌指关节、近端指间关节、远端指间关节，为多关节肌。

三种肌肉均经过掌指关节掌侧，近端指间关节及远端指间关节背侧，可使掌指关节屈曲，近端指间关节及远端指间关节伸展。

蚓状肌起于指深屈肌腱，因此指深屈肌腱收缩可使其稳定。

蚓状肌经过第2~第5指掌指关节桡侧，可使关节桡偏。

骨间背侧肌经过食指、中指掌指关节桡侧，中指、无名指掌指关节尺侧，可使这些关节外展。

骨间掌侧肌经过食指掌指关节尺侧，无名指、小指掌指关节桡侧，可使这些关节内收。

图4-23-1　狭义手内在肌的拉伸——思考方法

一般来说，拉伸指伸肌时呈伸展位，但是拉伸狭义手内在肌时情况有所不同。狭义手内在肌经过掌指关节掌侧，近端指间关节背侧、远端指间关节背侧，因此拉伸狭义手内在肌时，使患者掌指关节伸展，近端指间关节及远端指间关节屈曲，进行拉伸。

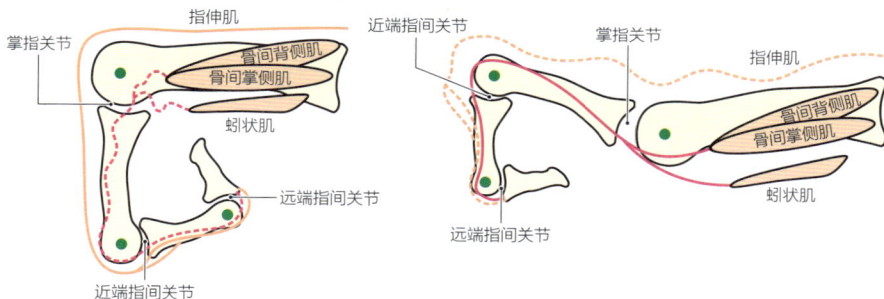

图4-23-2　蚓状肌的拉伸——概要

拉伸蚓状肌时，使患者腕关节背屈。近端指间关节、远端指间关节屈曲，使蚓状肌起点处的指深屈肌腱放松，但是由于经过腕关节掌侧，因此腕关节背屈时，腕关节会恢复一定程度的收缩。物理治疗师将蚓状肌起点拉至关节近端，由此蚓状肌先于骨间肌得到拉伸。

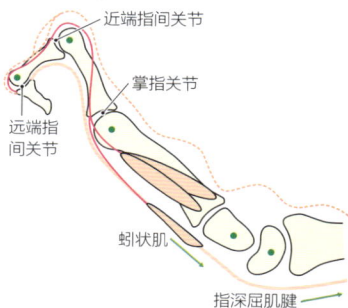

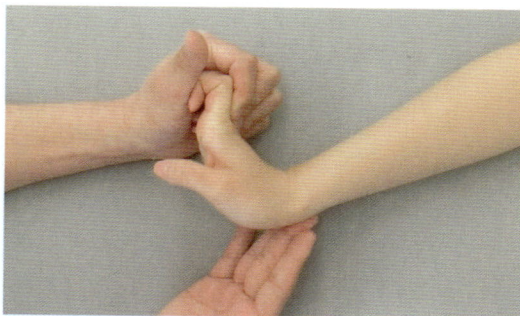

图4-23-3　骨间肌的拉伸——概要

拉伸骨间肌时，患者腕关节掌屈。患者腕关节掌屈，使蚓状肌起点处的指深屈肌腱放松。蚓状肌起点放松，容易被拉至关节远端，此时的蚓状肌难以拉伸。因此这时骨间肌先于蚓状肌得到拉伸。

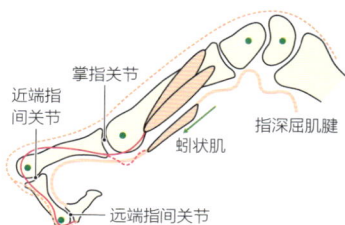

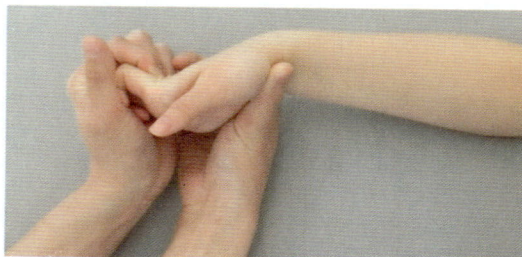